U0043155

THE FIRST SHOTS

疫苗戰爭

全球危機下 Covid-19 疫苗研發揭密
一場由科學家、企業、政府官員交織而成的
權力遊戲與英雄史詩

The Epic Rivalries and Heroic Science
Behind the Race to the Coronavirus Vaccine

Brendan Borrell
布蘭登・波瑞爾——著　吳國卿、王惟芬、高霈芬——譯

重要的不是批評家，不是那個指出大力士如何跌倒，或點明哪些地方可以做得更好的人。榮譽歸於實際在競技場上的人，他的臉被塵土、汗水和血沾汙；他勇敢地奮戰；他犯錯、他再三失敗……他了解偉大的熱情、偉大的奉獻精神……在最理想的情況下將獲得最終的勝利，而如果他不幸失敗，至少是在大無畏中失敗，所以他的地位不應與那些不懂得勝利或失敗的本質、冷漠而膽怯的人相提並論。

——西奧多・羅斯福（Theodore Roosevelt），
一九一〇年四月二十三日，
掛在國家衛生研究院疫苗研究中心
葛拉漢辦公室牆上的版本

目次

登場人物

（二〇二〇年新冠肺炎疫情期間）

白宮

◆ 唐納・川普（Donald Trump）：總統

◆ 麥可・彭斯（Michael Pence）：副總統

◆ 馬克・梅多斯（Mark Meadows）：總統幕僚長❶

◆ 喬伊・格羅根（Joe Grogan）：白宮國內政策委員會主任

◆ 黛博拉・柏克斯（Deborah Birx）：白宮冠狀病毒工作小組協調官

◆ 傑瑞德・庫許納（Jared Kushner）：總統資深顧問、川普女婿

◆ 亞當・柏勒（Adam Boehler）：美國國際發展金融公司執行長、庫許納的朋友

---

❶ 梅多斯在二〇二〇年三月三十一日取代麥克・馬瓦尼（Mick Mulvaney）擔任幕僚長。

華盛頓特區美國衛生與公眾服務部總部

◆亞歷克斯・阿札爾（Alex Azar）：部長

◆保羅・曼戈（Paul Mango）：主管政策的副幕僚長

◆布列特・吉羅爾（Brett Giroir）：主管衛生的助理部長

◆麥可・卡普托（Michael Caputo）：主管公共事務的助理部長

◆羅伯特・凱雷克（Robert Kadlec）：主管衛生部防備應變處的助理部長

◆麥可・卡拉漢（Michael Callahan）：衛生部防備應變處特別顧問、麻薩諸塞總醫院員工內科醫生

◆里克・布萊特（Rick Bright）：生物醫學先進研究與開發局局長

位於馬里蘭州貝塞斯達的國家衛生研究院

◆法蘭西斯・柯林斯（Francis Collins）：院長

◆安東尼・佛奇（Anthony Fauci）：國家過敏與感染疾病研究所所長

◆約翰・馬斯科拉（John Mascola）：國家過敏與感染疾病研究所疫苗研究中心主任

◆巴尼・葛拉漢（Barney Graham）：國家過敏與感染疾病研究所疫苗研究中心副主任

◆基茲梅基亞・科貝特（Kizzmekia Corbett）：國家過敏與感染疾病研究所疫苗研究中心研究員

◆傑森・麥克拉倫（Jason McLellan）：奧斯丁德州大學前研究員、現任副教授

◆賴瑞・柯里（Larry Corey）：國家過敏與感染疾病研究所資助的新冠肺炎預防網絡共同領導人；弗雷德哈欽森癌症研究中心前主任

位於喬治亞州亞特蘭大的疾病管制與預防中心

◆羅伯特・雷德菲爾德（Robert Redfield）：主任

◆安妮・舒查特（Anne Schuchat）：首席副主任

◆南希・梅森尼爾（Nancy Messonnier）：國家免疫與呼吸系統疾病中心主任

位於馬里蘭州銀泉的食品藥物管理局

◆史蒂芬・韓恩（Stephen Hahn）：局長

◆彼得・馬克斯（Peter Marks）：生物製品評估和研究中心主任

華盛頓特區曲速行動計畫

◆古斯塔夫・波爾納（Gustave Perna）將軍：營運長
◆蒙塞夫・施勞威（Moncef Slaoui）：首席科學顧問

金剛狼（Wolverines）

◆詹姆斯・羅勒（James Lawler）：內布拉斯加大學醫學中心臨床與生物防禦研究所所長
◆馬修・希普本恩（Matthew Hepburn）：曲速行動疫苗小組領導人
◆理查・哈契特（Richard Hatchett）：流行病預防創新聯盟執行長
◆卡特・梅契爾（Carter Mecher）：退伍軍人事務部資深醫事顧問

疫苗製造商

莫德納（Moderna），mRNA疫苗

◆史戴芬・班塞爾（Stéphane Bancel）：執行長

- ◆史戴芬・哈吉（Stephen Hoge）：總裁
- ◆塔爾・札克斯（Tal Zaks）：醫療長
- ◆德瑞克・羅西（Derrick Rossi）：共同創辦人

輝瑞（Pfizer）——生物科技（BioNTech），mRNA疫苗

- ◆艾伯樂（Albert Bourla）：輝瑞執行長
- ◆米卡艾爾・多爾斯頓（Mikael Dolsten）：輝瑞科學長
- ◆卡塔琳・卡里科（Katalin Karikó）：生物科技主管治療法的資深副總裁

Novavax，蛋白質次單元疫苗

- ◆史坦利・爾克（Stanley Erck）：總裁兼執行長
- ◆格瑞格里・葛倫（Gregory Glenn）：科學長

阿斯特捷利康（AstraZeneca），病毒載體疫苗

- ◆門內拉斯・潘加洛斯（Menelas Pangalos）：生物製藥研發部執行副總裁
- ◆莎拉・吉爾伯特（Sarah Gilbert）：牛津大學詹納研究所教授

嬌生（Johnson and Johnson），病毒載體疫苗

◆亞歷克斯・戈爾斯基（Alex Gorsky）：執行長

賽諾菲（Sanofi），蛋白質次單元疫苗

◆韓保羅（Paul Hudson）：執行長

默克（Merck），活性減毒嵌合疫苗

◆肯恩・弗雷澤（Ken Frazier）：執行長

前言

中華人民共和國上海市公共衛生臨床中心
二〇二〇年一月三日星期五下午一點三十分

樣本瓶送來時密封在一只金屬盒中，它是從約八百公里遠內陸的武漢市、在緊急情況下送達這裡的。在二〇一九年十二月二十六日，一個男人帶著咳嗽和高燒出現在武漢市中心醫院。這名病患四十一歲，在華南海鮮批發市場工作，那是一個有一千個攤位的忙碌市場。在人口一千一百萬的武漢市高聳的摩天大樓下，載著堆疊籠子的卡車從鄉間開進這個市場，籠子裝著像是竹鼠和貉（有著黑眼圈的亞洲狐近親）等動物。一些商販甚至販賣眼鏡蛇，牠們被誇稱既美味又具有療效。這些籠中的動物都等著被宰殺，然後放在柴火上燒烤，或泡在滷汁中烹煮。

武漢的冬季意味有霧、小雨和華氏四十幾度的氣溫，寒冷的季節。這名市場工人已經病了近一個星期，他的咳嗽逐漸嚴重到胸部感到劇痛。細菌性肺炎和流行性感冒的檢驗結果呈現陰性，其他常見的呼吸道病原體檢驗也是如此。三天後，他被緊急送進該醫院的加護病房時一直吃力地喘氣。醫生將他麻醉後，把呼吸器的透明長管插入他的氣管，以代替執行他的肺部已無法做的工作；第二根管子從他的鼻子蜿蜒進入胃部以供應食物。有一陣子還插了第三條管子，沿著氣管直到他肺部最深的支葉。醫生透過這條管子注入無菌生理食鹽水，並吸出一種泡沫狀的粉紅液體到一只瓶子。肺部清洗的樣本保存在酒精中，和乾冰一起裝在金屬盒，然後被送到上海近郊的一所公共衛生中心，那裡有一位名叫張永振的微生物學家等著收件。

張永振小時候的夢想是當將軍，率領士兵上戰場打仗，但後來他成為以保護同胞健康為己任，並在世界舞台上展現中國科學能力的科學家。回顧當年他在北京的中國疾病預防控制中心工作，他的同僚經常會在清晨三點接到他寄的電子郵件，或者有訪客順道到他辦公室喝早茶時，卻發現他蜷曲在一張黑色小皮沙發上，原來他前一晚就睡在這裡。

張永振知道這種急性肺炎病例從十二月就陸續從武漢市的醫院傳出，甚至時間還更早，但當地官員並未坦白呈報實際的情況。他們剛開始決定不報告中央當局，並下令摧毀病毒樣本。然而在十二月三十日，一份通告刊登在武漢市政府的網站：

市衛生健康委關於報送不明原因肺炎救治情況的緊急通知

各有關醫療機構：

根據上級緊急通知，我市華南海鮮市場陸續出現不明原因肺炎病人。為做好應對工作，請各單位立即清查統計近一週接診過的具有類似特點的不明原因肺炎病人，於下午四點前將統計表（蓋章掃面件）報送至市衛健委醫政醫管處郵箱。

聯繫人：毛冰 85697893 李瑩 85690943

郵箱：whsyzc@126.com

附件：相關信息上報

武漢市衛生健康委

這是一則來自武漢市衛生健康委員會的「緊急通知」，發給「所有相關醫療機構」，告知「一種不明原因的肺炎」。衛生健康委員會要求各醫院當天下午四點前，呈報任何病徵符合該描述的病人統計數字。第二則通知則告知衛生健康工作人員為可能的疫情爆發預做準備，開始組織專家團隊，快速診斷病患，和研擬一致的治療和傳染控制計畫。通知寫道：「未經授權的單位或個人不得發布醫療資訊。」

第二天，地方官員公布更多資訊，並發給國際通訊社一則標題為「中國調查有二十七病例的呼吸道疾病爆發」的報導。世界衛生組織（World Health Organization，WHO）——總部設在日內瓦的聯合國機構——的成員國有義務分享疫情爆發的細節。當世衛組織詢問中國有關這則報導時，政府官員說無需擔心。這種新的病原體似乎從動物傳給人，和狂犬病或西尼羅病毒（West Nile virus）類似，但現在沒有證據顯示可以從人傳給人。當局在一月一日關閉華南海鮮市場，並告訴世衛組織沒有醫療工作人員受到感染。

兩天後，在上海一棟有著紅寶塔式屋頂的建築裡，張永振和他的團隊打開那個金屬盒，在他們的生物安全等級三級的氣密實驗室展開工作。生物安全等級三級是僅次於最安全的四級的實驗室級別，專用來研究可能在空氣中傳播的致命病毒。進入這個實驗室必須通過兩道自動關閉的門。進門後，技術人員用手套臂在一個玻璃櫃中工作，玻璃櫃會吸出和過濾任何被汙染的空氣。

張永振手中的樣本充滿了細菌和病毒。他利用週末的時間從肺部沖洗液中分離出許多人類基因，然後為其餘的基因片段定序。許多基因片段來自活在人體口腔的有機體，包括來自牙菌斑和造成牙齦炎的細菌。張永振也看到大量來自偶爾可能導致已生病者發生肺炎的機會性細菌的基因。埋在所有這些通常無害的人體過客底下的是，一長串對任何人來說都不會搞錯的核糖核酸（RNA，一種對細胞有若干用途的訊息分子，包括作為製造蛋白質的樣板）❷：一種冠狀病毒。

張永振在近幾年來已開始專精於RNA病毒，這是一系列對人類最具危險性的殺手病毒，包括從一般感冒、流行性感冒，到伊波拉病毒（Ebola）、人類免疫不全病毒（HIV），以及在二〇〇二年造成大流行的嚴重急性呼吸道症候群（SARS）冠狀病毒。這些病毒在一個RNA的單鏈上攜帶它們的攻擊機制。雖然病毒有和我們一樣的通用基因密碼，而且用和我們一樣的化學成分構成，但許多科學家認為病毒不是生命體。和細菌或導致瘧疾的單細胞寄生蟲不同，病毒沒有移動、新陳代謝或自行複製的能力。病毒太小而無法以顯微鏡看見，最大的病毒大小和最小的細菌相當，但大多數病毒比細菌小數百倍。它們完全靠遵從其指令的宿主細胞生存。在細胞內，單一的病毒可以複製數千個自己，它們會逐一突破細胞膜，或在該細胞死亡時一次全部爆出。然後它們散出，再重複這個程序。在幾天內，宿主體內的病毒數量可以增加到數兆個。正如英國生物學家梅達沃（Peter Medawar）曾戲稱，病毒是「一則包在蛋白質裡的惡耗」。

---

❷其他病毒在它們的去氧核糖核酸（DNA）上攜帶遺傳物質，或者更罕見的是在雙鏈RNA上。

人類感染的冠狀病毒在一九六〇年代首次被發現，後來發現經常感染人類的冠狀病毒總共有四種，但它們很少製造出比打噴嚏更嚴重的症狀。然後在二〇〇二年十一月，ＳＡＲＳ出現在中國南方，症狀包括發燒和咳嗽，並可能進展為全面的肺部感染，甚至是心臟和肝臟衰竭。在隨後的八個月有八千四百三十七人染病，並有八百一十三人死亡，這是一場深深刻劃在張永振記憶的恐慌和混亂事件。在證明冠狀病毒是這場瘟疫的元凶後，中國警覺到這類病原體是一個必須嚴加提防的大威脅，要付出不亞於對潛伏在南海底下的美國潛艇的關注。ＳＡＲＳ病毒的源頭可以追溯到果子狸（Himalayan palm civets），是一種像貓鼬般的哺乳動物，在當地市場和香港各地常被販售。那些果子狸則似乎是被野生蝙蝠傳染而染病。

張永振可以看出這種來自武漢的新冠狀病毒，帶有許多從雲南省一種蝙蝠身上分離出來的冠狀病毒相同的基因組，這兩種病毒的基因組因為感染病患的時間和地點而有所差別。張永振在一月五日完成他的分析，希望儘快公布這種新型冠狀病毒的基因序列。他是當時少數取得基因組的中國專家之一，但這個消息並未公開。就在那個星期，武漢的公安正在召集在社群媒體張貼發現類似ＳＡＲＳ的冠狀病毒訊息的當地醫生。當局訓誡他們在網際網路上「散布謠言」，這在中國是犯罪行為。國家衛生和計畫生育委員會下達禁止公布基因組序列的命令，但有關疫情爆發的訊息持續在網路上傳開。當中國政府終於證實最近的疾病與一種冠狀病毒有關時，世衛組織讚譽有加，聲稱為病毒定序是「顯著的成就，並展現出中國管理新疫情能力的提升」。

不過，基因序列仍然未在線上公布。張永振的同僚和親近的朋友、住在澳洲墨爾本的愛德華・霍姆斯（Edward Holmes）說：「這似乎很荒謬。」一月十一日上午，張永振坐在上海機場的跑道準備飛往北京出差時，霍姆斯打行動電話給他。霍姆斯知道分析的結果，但不知道實際的基因序列。他告訴張永振世界各國的研究人員都急於獲得序列，張永振應該公布它。「我要霍姆斯給我一分鐘思考。」張永振說。每當張永振思考事情時，他眉頭的皺紋就加深。霍姆斯耐心等待。飛機引擎正在加速。

「我們必須現在就公布它。」霍姆斯堅持說。

「好，好，好。」張永振說。他掛了電話，並以電子郵件寄檔案給霍姆斯，檔案名稱為WH-Human_1。

然後霍姆斯以電子郵件連絡在蘇格蘭愛丁堡的朋友安德魯・藍包特（Andrew Rambaut），並告訴藍包特他已取得基因序列；藍包特主持一個名叫Virological.org的網站，為病毒迷提供訊息。當時已是愛丁堡的午夜過後，但藍包特是夜貓子。他要霍姆斯把檔案寄給他，然後他們兩人寫了一段簡短的描述，小心地避免觸犯那位已康復病患的隱私。最後，藍包特按了上傳鍵。那時是美國時間星期五晚上，但基因序列的連結很快在推特上瘋傳，並透過電子郵件群組、簡訊和Slack通訊軟體分享給了數千名研究人員。

「就這樣啟動了。」一名病毒學家寫道。

「以科學的速度傳開來。」另一名病毒學家說。

「神奇時光。」第三名寫道。

不過，張永振將不會得到他應得的歡呼。這位愛國的中國人將為違反政府禁令而付出沉重代價，因為當局立即採取行動沒收了他冰櫃裡剩餘的肺部沖洗液，我們只能如此推論，因為張永振從未直接明說。他們限制他在實驗室的活動，並把他當成國家的敵人。官方的說法是糾正，「從此麻煩事沒完沒了」則是霍姆斯的說法。接下來的一個星期，中國一面壓制國內、一面告訴世界沒有發現新病例。官方表示，從疫情開始以來，有四十一個人被初步確診並加以隔離，他們接觸過的七百六十三個人被密切追蹤。換句話說，這種冠狀病毒已經被控制住了。

首部曲

出現

2020年1月—2020年3月

第1章

聽起來像是，可能有戲

在張永振寄出新型冠狀病毒的基因序列之前四天，傑森・麥克拉倫（Jason McLellan）正站在猶他州帕克城（Park City）一個擁擠的滑雪用品店裡，等著購買一雙照他的腳熱塑形的新滑雪板靴。口袋裡的行動電話響起來，他低頭看螢幕，那是他的昔日導師、國家衛生研究院（National Institutes of Health，ＮＩＨ，簡稱國衛院）疫苗研究員巴尼・葛拉漢（Barney Graham）打來的。麥克拉倫七年前離開國家衛生研究院，現在是奧斯丁德州大學的副教授，不過他是那種穿著短褲和星際大戰T恤講課的教授。

麥克拉倫擠出店外去接電話。葛拉漢說，武漢市的肺炎群聚感染可能是由一種冠狀病毒所引起，他正在規劃儘快設計和試驗一種疫苗，他希望麥克拉倫加入。此時此刻，兩人都沒有想到人類即將面對一場瘟疫。當然，這個想法始終存在他的腦海，但那是因為他從事的行業的緣故。

身為醫生和病毒學家的葛拉漢是一個率直的中西部人，身高一百九十五公分，有著傾斜的寬闊肩膀，蓄著灰色的鬍鬚。他在國家衛生研究院的疫苗研究中心（Vaccine Research Center，ＶＲＣ）工作近二十年，研究特定病毒如何導致免疫系統失常。葛拉漢在談論他研究的病毒時，雙眼凝視著遠方，流露出像是牧場主人對郊狼又咬死一隻小牛那種不情願的尊敬。在剛滿六十歲時，曾是堪薩斯農場男孩的他為自己買了一輛有酒紅色座位的F-150皮卡車。他的車牌號碼是VAxIN8R。

疫苗研究中心距離美國國會大廈約十五公里，位於馬里蘭州貝塞斯達（Bethesda）草木蒼翠有如大學校園的國家衛生研究院裡的四十號建築。疫苗研究中心當初設立的目的是為了因應人類免疫不全病毒／愛滋病（AIDS）瘟疫，但葛拉漢鑽研的是較鮮為人知的疾病。他知道過去曾發生過許多次病毒從野生動物傳染給人類並引發嚴重後果的例子，人類免疫不全病毒即源自黑猩猩，很可能是獵人在宰殺動物取肉時受到感染。

正如葛拉漢曾和著名的傳染病醫生安東尼・佛奇（Anthony Fauci）討論過，科學家可以做一些事來協助人類為下一個瘟疫爆發做準備，佛奇就是徵召葛拉漢加入國家衛生研究院的人。源自動物的疾病過去可能局限於熱帶叢林的偏遠洞穴，現在卻對全世界帶來威脅，因為幾乎任何地方的人都能輕易在早上跳上一輛巴士、下午就搭上一架國際班機。在過去十年間，世衛組織曾宣告四次與人畜共通傳染疾病有關的公共衛生緊急事件：二〇〇九年的豬流感（swine flu）、二〇一四年和二〇一八年的伊波拉瘟疫，和二〇一六年的茲卡病毒（Zika）感染症。

一些專家稱未來可能發生的瘟疫為X疾病（disease X），而葛拉漢對我們人類能如何合作來阻止它有一些想法。目前約有一百二十種已知的病毒對人類有潛在危險，這些病毒可區分為二十五種不同家族，其中已核准疫苗供治療的只有十三種。全世界的衛生措施大多數專注於已出現的危險病原體，但整個病毒世界卻有一大片人類未知、缺乏研究和未加防護的空白。過去十年來葛拉漢曾主張也研究沒有疫苗的十二種病毒家族的代表，藉由擬訂一套策略來因應這些「原型病原體」，讓研究人員在將來萬一它們的近親出現時就能先有準備。葛拉漢希望人類不要總是落後瘟疫爆發一步，而是要領先一步。研究中國的新型冠狀病毒將是一個機會，可以展現在面對威脅時，科學能多迅速地採取行動。

葛拉漢知道沒有人比麥克拉倫更快。麥克拉倫是葛拉漢的結構生物學大師，他可以精確地告訴葛拉漢這種病毒每個部分的形狀。

麥克拉倫掛電話後，發了一則WhatsApp訊息給他在奧斯丁德州大學最聰明的研究班學生丹尼爾・瑞普（Daniel Wrapp），幾年前瑞普曾參與一項冠狀病毒疫苗的研究。他寫道：「葛拉漢準備嘗試從中國武漢取得冠狀病毒的基因序列，他想儘快弄出一套架構和疫苗。你想加入嗎？」

一分鐘後瑞普回覆訊息說：「如果不趕時間應該很容易，這聽起來可能很有趣。」

回到國家衛生研究院這邊，葛拉漢認為他在這個冠狀病毒基因序列有一條內線，那是他展開疫苗研究所需要的。在佛奇的建議下，他連絡中國疾病預防控制中心的主任高福，一位葛拉漢曾在幾次國際會議上認識的科學家。等了幾天沒有任何回音。最後國家衛生研究院取得Virological.org網站一月十日向全世界發送的基因序列。「它已經在網路上公開，所以誰都可以取得。」麥克拉倫在一則給他德州實驗室成員的訊息中抱怨道。

在星期六早上大約八點，瑞普從他在奧斯丁西校區附近的住家起床，並匆匆趕到實驗室。他把他的MacBook重重放到緊鄰窗戶的書桌上，書桌就在一長排散放著化學試劑和吸量管的黑色實驗室長桌尾端。他煮了一壺咖啡，為自己倒了一杯，然後開始工作。對這種新型冠狀病毒的整個研究計畫就是為了獲得一長串的字母，總共近三千個。包在蛋白質裡的惡耗。這長串的字母一開始如下：

ATTAAAGGTTTATACCTTCCCAGGTAACAAACCAACAACTTTCGATCTCTTGTAGATCTG
TTCTCTAAACGAACTTTAAAATCTGTGTGGCTGTCACTCGGCTGCATGCTTAGTGCACTCA
CGCAGTATAATTAATAACTAATTACTGTCGTTGACAGGACACGAGTAACTCGTCTATCTTCT
GCAGGCTGCTTACG……

這個序列的每個字母代表四種核苷酸鹼基之一，即構成通用遺傳密碼的分子：A代表腺嘌呤（adenine），G代表鳥嘌呤（guanine），C代表胞嘧啶（cytosine），以及T在這個特定的例子中代表尿嘧啶（uracil）。[3]在冠狀病毒中，這些指令被串在一起，形成RNA鏈。RNA分子類似它的雙鏈表親去氧核糖核酸（DNA），但RNA只由單鏈的核苷酸構成。一個細胞將RNA解讀為一連串三個字母的字，即編碼組（codons）。總共有剛好六十四個編碼組：四個鹼基的三個字母的每一種可能的組合。ATG的編碼組代表一個基因的開始，另外三個編碼組表示結束。剩下的六十個編碼組對應於二十個細胞可以製造的氨基酸，其中穿插一些冗餘的基因。

這些氨基酸就是建構蛋白質的積木，而你可以把它們想像成就像日常飲食的一部分，並以你的優格包裝盒上營養標示的公克來衡量。當你消化蛋白質時，身體分解它們成為個別的氨基酸，然後你的基因告訴細胞如何製造新蛋白質，並用上所有生物或半生物的工具箱裡幾乎無窮盡的各種夾子、彈簧和拉鍊。例如，抗體是身體免疫系統製造的蛋白質，用以捕捉病毒並讓它們失去活動能力。病毒本身大部分的組成部分也是蛋白質，一些蛋白質是架構，形成莢膜；另一些蛋白質是酶，是幫助病毒複製自己的化學分子。

一個基因就是一個特定的RNA或DNA為一種蛋白質編碼的序列，這種新病毒有完整的十六個基因，而瑞普剛在一封電子郵件看到寄來的其中一個基因序列。它始於第二一五六三個鹼基。這個基因為病毒表面像皇冠般約四十個的刺突編碼，讓這個病原體家族因而被取名為冠狀病毒。這些刺突的作用不在於裝飾，而是一種鎖撬，甚至可能像一把彈簧刀，大部分時候摺疊著以避免被免疫系統察覺。每個刺突由三個不同的蛋白質編成，當一個冠狀病毒刺突的頂端打開時，病毒可以接合一個人的細胞。每個人類細胞的外表覆蓋著不同類型的受體，其中有些作用像鑰匙孔，不同的病毒演化出可以撬開有不同鑰匙孔的鎖。在冠狀病毒的刺突蛋白質接合它所選擇的受體後，它便往外刺出、熔穿細胞膜，並注入惡毒的負載，第一個SARS病毒可以和常見於肺部細胞表面的ACE2受體接合。一旦進入細胞後，病毒便接管肺部和身體其他部分，慢慢吃掉宿主，並將它轉變成自己的樣子。

瑞普使用一套叫Geneious的程式打開這個刺突的序列，此序列以ATG開始，也就是甲硫胺酸（methionine）氨基酸的編碼；接下來的三個字母編碼組為TTT，代表苯丙胺酸（phenylalanine）；然後是GTT，代表纈胺酸（valine）。如此接續了三千八百一十九個字母直到TAA這個結束的編碼組，把這一千二百七十三個氨基酸串接在一起，你就有了整個刺突蛋白的序列：

MFVFLVLLPLVSSQCVNLTTRTQLPPAYTNSFTRGVYYPDKVFRSSVLHSTQDLFLPFFSNVT
WFHAIHVSGTNGTKRFDNPVLPFNDGVYFASTEKSNIIRGWIFGTTLDSKTQSLLIVNNATNV
VIKVCEFQFCNDPFLGVYYHKNNKSWMESEFRVYSSANNCTFEYVSQPFLMDLEGKQGNFKN
LREFVFKNIDGYFKIYSKHTPINLVRDLPQGFSALEPLVDLPIGINITRFQTLLALHRSYLTPGDSS

❸ 胸腺嘧啶（thymine）只在DNA中發現，而尿嘧啶只存在於RNA。兩種核苷酸鹼基在資料檔和軟體程式中都以T來代表。

SGWTAGAAAYYVGYLQPRTFLLKYNENGTITDAVDCALDPLSETKCTLKSFTVEKGIYQTSNFR
VQPTESIVRFPNITNLCPFGEVFNATRFASVYAWNRKRISNCVADYSVLYNSASFSTFKCYGVSPT
KLNDLCFTNVYADSFVIRGDEVRQIAPGQTGKIADYNYKLPDDFTGCVIAWNSNNLDSKVGG
NYNYLYRLFRKSNLKPFERDISTEIYQAGSTPCNGVEGFNCYFPLQSYGFQPTNGVGYQPYRVV
VLSFELLHAPATVCGPKKSTNLVKNKCVNFNFNGLTGTGVLTESNKKFLPFQQFGRDIADTTD
AVRDPQTLEILDITPCSFGGVSVITPGTNTSNQVAVLYQDVNCTEVPVAIHADQLTPTWRVYST
GSNVFQTRAGCLIGAEHVNNSYECDIPIGAGICASYQTQTNSPRRARSVASQSIIAYTMSLGAEN
SVAYSNNSIAIPTNFTISVTTEILPVSMTKTSVDCTMYICGDSTECSNLLLQYGSFCTQLNRALT
GIAVEQDKNTQEVFAQVKQIYKTPPIKDFGGFNFSQILPDPSKPSKRSFIEDLLFNKVTLADAGF
IKQYGDCLGDIAARDLICAQKFNGLTVLPPLLTDEMIAQYTSALLAGTITSGWTFGAGAALQIPF
AMQMAYRFNGIGVTQNVLYENQKLIANQFNSAIGKIQDSLSSTASALGKLQDVVNQNAQALN
TLVKQLSSNFGAISSVLNDILSRLDKVEAEVQIDRLITGRLQSLQTYVTQQLIRAAEIRASANLAA
TKMSECVLGQSKRVDFCGKGYHLMSFPQSAPHGVVFLHVTYVPAQEKNFTTAPAICHDGKAH
FPREGVFVSNGTHWFVTQRNFYEPQIITTDNTFVSGNCDVVIGIVNNTVYDPLQPELDSFKEE
LDKYFKNHTSPDVDLGDISGINASVVNIQKEIDRLNEVAKNLNESLIDLQELGKYEQYIKWPWY
IWLGFIAGLIAIVMVTIMLCCMTSCCSCLKGCCSCGSCCKFDEDDSEPVLKGVKLHYT

瑞普在另一個視窗打開初始SARS病毒的氨基酸基因序列，兩者有超過八〇%相同。他寫信給麥克拉倫：「刺突的序列看起來真的很像SARS，甚至它可能和ACE2接合。」

瑞普複製整個刺突序列並貼到一個空白的Word文件上，然後掃描這個刺突尋找一個離胺酸（K）和一個纈胺酸（V）在一起的地方。他在約三分之二的地方找到它：

FGAISSVLNDILSRLDKVEAEVQIDRLITGRLQSLQTYVTQQLI

他移動到這兩個字母，並以兩個P取代它們，代表氨基酸脯胺酸。瑞普知道，刺突組成的這個改變可能阻止活病毒的刺突在接合時向外刺出。被修改的刺突卡在這個狀態時，將暴露出它最脆弱的部位，也就是免疫系統必須學習攻擊的目標。這是疫苗的根本概念，一個以某種形式注入體內的假子彈，以便免疫系統為真正的入侵做好準備，不管是病毒、細菌或其他微生物，例如瘧原蟲。

瑞普做的兩個字母的改變，意謂著將葛拉漢和麥克拉倫實驗室十年的發現壓縮在十分鐘的時間。他把稱作S-2P設計的穩定化刺突序列附在電子郵件裡，在九點二十六分寄給國家衛生研究院。然後他為自己倒了第二杯咖啡。

葛拉漢利用週末仔細思考這個疫苗設計的其他性質，然後確定一個最終的序列。在一月十三日星期三，他穿過國家衛生研究院院區到行政辦公室所在的三十一號建築與佛奇見面。布魯克林藥劑師之子佛奇，以研究HIV用什麼詭計打敗身體的防衛著名，他已經七十九歲，但仍敏銳一如以往，像一具有著炯炯眼神和軍事將領般果斷的活處理器。他是高中籃球隊的隊長，也是球場上身材最矮小的球員之一。他曾有多次出任國家衛生研究院院長的機會，那是一項政治任命，但他選擇擔任其轄下國家過敏與感染疾病研究所（National Institute of Allergy and Infectious Diseases，NIAID）的所長，至今超過三十年。這個職位讓他能暢所欲言而無後顧之憂。在一九九六年十二月訪問柯林頓主政的白宮時，佛奇提議創設一個研究愛滋病疫苗的研究中心。二十五年後，葛拉漢告訴佛奇，疫苗研究中心在面對今日新敵人的挑戰上，正運用它所發展的所有科學工具。

但光靠科學還不夠。國家衛生研究院的團隊必須選擇正確的技術來製造它的刺突疫苗。葛拉漢不需要提醒佛奇，他和他的疫苗研究中心主任約翰・馬斯科拉（John Mascola）在幾年前茲卡疫情爆發時，一直找不到商業製造夥伴。但在最後一刻，疫苗研究中心的科學家被要求用一家叫莫德納（Moderna）的生物技術公司製造的疫苗在猴子身上做實驗，並得出令人喜出望外的結果。二〇一九年秋天，該公司執行長史戴芬・班塞爾（Stéphane Bancel）提議為葛拉漢想在瘟疫展示計畫中攻擊的下一個新疾病生產一批試驗疫苗。一月七日，班塞爾在他法國南部的度假住宅中讀到有關冠狀病毒的新聞。他寫電子郵件給葛拉漢，希望能趕快著手進行。

佛奇只問葛拉漢一個問題：「你需要錢製造這批試驗疫苗嗎？」

「不需要。」葛拉漢說。疫苗研究中心已撥出一些錢給這個計畫，而班塞爾還在找更多錢，他總是在找更多錢。

國家衛生研究院在第二天一月十四日上午十一點召開科學啟動會議。葛拉漢的博士後研究生之一基茲梅基亞・科貝特（Kizzmekia Corbett）想盡辦法找來許多學界的共同研究者，並要求葛拉漢催促那些沒有回應Zoom邀請的教授們。科貝特經常發推特文，她的推特主頁@KizzyPhD上以一張她穿著黑色禮服、戴仿珍珠項鍊、擦鮮紅唇膏的照片作為頭像。她的個人簡介寫道：「病毒學、疫苗學、陰道學（Vagina-ology）、葡萄酒學（Vino-ology）。我的推特是我自己的，我的科學是世界的。」科貝特一吋長的指甲很難讓人忽視，但她的膚色才是最吸引目光的。她是這個由白人和亞洲男性支配的領域罕見的黑人女性，而且她不畏懼置身其中。

科貝特在北卡羅來納州赫多密爾斯（Hurdle Mills）一條泥巴路盡頭的家長大，她的小學四周圍繞著菸草田。她在高中的科學課展露天分，獲得一項鼓勵少數族群的獎學金，帶她進入馬里蘭大學。大學期間的夏季，她在國家衛生研究院工作，並在那裡初次認識葛拉漢。他曾問她，十年後她希望會在哪裡。「我要取代你的職位。」她告訴他。葛拉漢知道將來有一天他一定會僱用她。「她真的膽子很大。」他說。後來她在北卡羅來納大學病毒學家拉爾夫・巴里克（Ralph Baric）的實驗室取得博士學位，科貝特稱巴里克是「冠狀病毒界的教父級人物」。

在啟動會議中，科貝特告訴團隊，莫德納已在星期一取得S-2P基因序列，將開始製造它的第一批疫苗。這家公司可以在四個月內，即到五月初，把這批試驗疫苗交到國家衛生研究院的臨床試驗地點。視訊會議的共同研究者被分派執行多項必要的前臨床試驗，這是第一劑疫苗在小規模的人體安全研究——即所謂的第一期臨床試驗——首度被注射前必須做的試驗。他們做的動物試驗將告訴研究人員疫苗是否可能奏效，以及是否安全到可以擴大使用在規模較大的臨床試驗上。國家衛生研究院的共同研究者也將發展和確認做人體研究所需要的試驗，這對他們來說都不是第一遭，但這次的方式卻是全新的：所有工作將同時進行。那就好像同時打造一輛新汽車的所有零件，一個團隊負責造引擎，另一個造懸吊系統，還有人準備在車子完成後做道路測試。對抗X疾病就必須用這種方式。

對每個人來說都很關鍵的第一步是，在特製的細胞培養液中培養刺突蛋白。然後麥克拉倫在德州的實驗室將取得刺突的影像，看改造過的序列是否一如預期地停止刺突的動作。另一方面，科貝特和葛拉漢將以老鼠來試驗，看疫苗是否能刺激生產對抗刺突蛋白的抗體。馬斯科拉的實驗室將在取得人體試驗的樣本時，進行相同的抗體測試。接下來，葛拉漢從醫學院時期的好友馬克・丹尼森（Mark Denison）和在納許維爾（Nashville）范德比大學的同事，將試驗那些從人體血漿分離出來的抗體，是否能中和帶著有功能刺突的活冠狀病毒。最後是科貝特的導師巴里克。巴里克實驗室裡的研究人員將在生物安全等級三級實驗室裡做一項危險的工作：用活冠狀病毒來試驗打過疫苗的老鼠，看牠們抵抗病毒的效果。

當會議結束後，所有團隊成員都知道他們該做的事了。當時他們還只是一批進行演習的預備隊，確保他們的程序已經完備，萬一疫情爆發就不會措手不及。已有一些有關冠狀病毒的簡短報導傳出，但世界大多數國家仍然沒有關注這種病毒和科學家的動靜，因為病毒問題通常得靠科學來解決。

為了製造刺突蛋白，瑞普製作的數位基因序列必須以ＤＮＡ的形式「印出來」。這個行業的標準作法是將這個程序外包，通常外包給GenScript，因為向這家公司訂購一段ＤＮＡ就好像在Instacart訂購雜貨那麼容易。這是世界牽一髮而動全身的另一個證明，因為這家有如此多美國研究人員依賴的公司總部位在中國，雖然它在紐澤西州皮斯卡特維（Piscataway）也有營運。

科貝特已在國家衛生研究院的視訊會議前幾天的一月十一日星期六，訂購了團隊的刺突序列。在那個週末，德州小組的研究人員王念雙開始有點擔心。「你要在GenScript合成整個基因嗎？」他在給麥克拉倫的WhatsApp訊息中寫道。他擔心GenScript將接到如潮湧般的訂單，因為有這麼多科學家將為他們的冠狀病毒研究尋求供應商的支援。雖然該公司已要求其中國員工取消休假，但訂單無疑的將堆積如山。王念雙警告，刺突蛋白DNA交貨「可能需要好幾個星期」。

王念雙有個點子。與其訂購可能晚到貨的一大批DNA——所謂的質體——他可以訂購五或六批小基因片段，並在二到四天內交貨。王念雙將在奧斯丁的實驗室把所有片段縫在一起，那將是費力且技術上很複雜的工作，但可以為團隊節省一些時間。從小在中國東部的泥巴房子被農民父母撫養長大的王念雙，沒有因為這點辛苦而退卻。他寫道：「我們應該做各種嘗試。」

王念雙日以繼夜地工作，在這個程序的每個步驟間就倚在一張辦公室滑輪椅上打盹。他為團隊的不同試驗製造了九個不同版本的刺突，或者刺突的片段。他在九天內完成所有片段的拼接，比科貝特第一批下給GenScript的訂單交貨早了整整兩個星期。這在疫情逐漸惡化的時候讓團隊得以領先一大步。王念雙寄給國家衛生研究院的DNA，將使科貝特的團隊得以培養刺突蛋白，並發展用來進行老鼠、猴子，甚至人類對疫苗免疫反應的試驗。

第2章

勇氣與懷疑

在一月第三個星期的瑞士達弗斯（Davos），街道上的積雪堆得老高，世界經濟論壇（WEF）正在這裡舉行，地區的機場私人飛機的交通如此擁擠，以至於附近的軍事基地為它們開放一條飛機跑道。至少有一百一十九名億萬富豪被列入二〇二〇年的賓客名單，他們將演講有關改變世界的大構想，並和世界領袖以及較低經濟階級的與會者閒聊，包括十幾歲的氣候活動份子格蕾塔・童貝里（Greta Thunberg）和大提琴家馬友友。

在前一個星期，一些新聞主播稱為「武漢流感」的新病例從四十一例激增到二百八十二例，還有少數確診的感染出現在泰國、日本和南韓。當財經新聞網CNBC的一名記者對英國大藥廠阿斯特捷利康（AstraZeneca，簡稱AZ）的執行長蘇博科（Pascal Soriot）提到這個話題時，他似乎很鎮定。他回答說：「現在看起來疫情似乎控制得很好。」被問到這個冠狀病毒對經濟潛在的衝擊時，另一家全球頂尖疫苗製造商賽諾菲（Sanofi）的執行長韓保羅（Paul Hudson）轉變話題，談起他公司的季節性流感疫苗為公司帶來了可靠的獲利。「我們盡力確保能生產足夠數量的疫苗。」他說。備受尊敬的美國公司默克（Merck）告訴CNBC，它將等候世衛組織的指示。

大致說來，大藥廠的結論是，追逐新興的傳染病無利可圖。正如默克和賽諾菲從自身在伊波拉和茲卡病毒的第一手經驗學到的，大多數疫情爆發都是很嚇人、佔據報紙頭版的事件，但很快就被人們完全忘記，至少在未受直接影響的人身上是如此。疫苗得花數億美元開發，且通常耗時數年、甚至數十年才能推出市場。很少疫苗的經歷如同默克一九六七年的腮腺炎疫苗一樣，它在四年內開發出來並獲准上市，直到今日還需求殷切。[4]一旦短暫的流行過去，就沒有人可以試驗你開發的疫苗，而且更重要的，也沒有人會購買你的疫苗。來自政府和基金會的外部資金——如果有的話——將很快枯竭，開發計畫將被擱置。高薪聘請的科學家將回到那些賺錢的計畫，恢復被打斷的生計。所以，何必強求？

莫德納執行長班塞爾抵達達弗斯前，早已清楚疫苗開發很少有成功的紀錄，他此行只有一個目標：確保為公司發展的冠狀病毒疫苗取得資金。班塞爾戴著工程師常戴的那種金屬框眼鏡，在剪裁合宜的西裝下有著長跑健將的身體。他從三十幾歲就參加達弗斯的年度會議，所以能完全融入這個環境。現在四十幾歲的他本身不是億萬富豪，但身價也相當可觀。如果那一年有一本書與他形影不離，那就是前迪士尼公司執行長羅伯特・艾格（Robert Iger）寫的《我生命中的一段歷險》（*The Ride of a Lifetime*）。艾格在書中寫到，打安全牌在企業世界中絕對無法讓人成功：「真正的創新只發生在人有勇氣的時候。」

正如葛拉漢決心證明疫苗設計在他的病原體預防模式下可以進展的比以前快，班塞爾看

---

[4] 二十世紀最多產的疫苗製造者希勒曼（Maurice Hilleman），據說在一九六三年從他自己的女兒琳恩（Jeryl Lynn）身上分離出了腮腺炎病毒，並藉由在雞蛋裡培養而弱化它。

到一個機會可以展現他的公司擁有的一種技術——信使ＲＮＡ（messenger RNA，mRNA）——能讓這種設計比競爭者更快實現。從一九八〇年代以來開發的大多數疫苗依賴一種模糊而耗時的程序，就是在一個裝滿基因工程化細胞湯的大不鏽鋼桶裡培養病毒蛋白。莫德納的方法是只把製造那些蛋白所需的指令遞送給人體細胞。這種疫苗就像冠狀病毒本身，會劫持我們細胞裡已經存在的機制。

你可能知道你的基因組——基因的總和——是包含在ＤＮＡ裡，而ＤＮＡ的形狀則像雙鏈的螺旋，其結構好像扭轉的繩梯。第二鏈扮演第一鏈的備份硬碟，形成包含你生存所需的所有基因一個重複而持久的存檔。例如，一個基因描述如何製造胰島素，是一種控制血糖的酵素；另一個基因決定你眼睛的色素數量。細胞核裡交纏的二十三對染色體是以ＤＮＡ組成，但ＤＮＡ在細胞內其實並沒有做多少事，做事的是ＤＮＡ過度活躍的搭檔mRNA，mRNA會在恰當的時機讓那些指令化為行動。

當一個特定的基因需要被表達——也就是轉變成蛋白——時，ＤＮＡ的雙鏈會暫時解開交纏，像拉鏈那樣拉開。然後像Scrabble字母般浮在細胞中的核苷酸，會沿著這些暴露的鏈自動安排，形成一個對應於特定基因的mRNA。然後這些短暫存在的單鏈分子衝出細胞核，並與核醣體連結，核醣體就是看起來像層疊煎餅的細胞工廠。在核醣體工廠裡，那些mRNA遞交拼接所需蛋白的指令。

莫德納的疫苗破解這個程序，把合成的mRNA直接送到細胞內。核醣體不在乎那些外來的mRNA來自何方。一連幾天——也許長達一星期，直到那些mRNA鏈腐壞——核醣體遵循它們的指令並產出蛋白。那個蛋白扮演一個假分子，讓身體能練習它的免疫反應。

這是一個很令人振奮的創意，但它行得通嗎？mRNA從未在世界任何國家獲准用於人體的疫苗或藥物，莫德納的財務前途完全看能否達成這個目標。在二〇一八年十二月，該公司在股市的首次公開發行股票規模創下全球生物科技業的最高紀錄，使公司估值達到七十五億美元。除了傳染病疫苗外，該公司的開發計畫中包括在罕見的基因疾病和癌症採用mRNA原理的治療法。但在莫德納創立至今的十年間，它從未在市場上成功地推出一項產品，在生物科技圈裡，對莫德納的懷疑逐年升高。一位頗具影響力的藥品界部落客曾批評說：「唯一可以確定的是他們PowerPoint投影片的說服力。」

這些話班塞爾全都聽在耳裡。批評者把他描繪成一個殘暴、不輕易饒恕、只關心股價的老闆——但這與最了解他的人對他的看法並不相符。他的惡意批評者忽略的是那些偉大的構想——那種可以改變世界、拯救世界的構想——需要花大錢，當然更不用說需要一個有足夠技術和足夠動機去籌措它們的人。班塞爾總是說，莫德納要不是獲得巨大的成功，就是徹底失敗。沒有其他可能。

班塞爾入住他在達弗斯擁擠的歐式旅館房間後，立即發出一封電子郵件給一個可以幫助他達成任務的人：一位名叫理查・哈契特（Richard Hatchett）的美國醫生，他也在達弗斯。哈契特主持流行病預防創新聯盟（Coalition for Epidemic Preparedness Innovations，ＣＥＰＩ），是一個總部設在挪威、由蓋茲與梅琳達基金會（Bill and Melinda Gates Foundation）在伊波拉和茲卡疫苗上市失敗後創立的組織。還有其他全球組織提供救命的疫苗給需要的國家，但流行病預防創新聯盟專注在為下一個流行病——Ｘ疾病——做準備。哈契特一直在密切觀察冠狀病毒的疫情，而他的幕僚之一已經與葛拉漢討論過。「過去二十年來我學到的每一件事都讓我感到很焦慮。」哈契特說。他看到班塞爾寄來的電子郵件後，回信答應立即會面。

哈契特有著雪白的頭髮和沒有血色的削瘦臉孔。他從機率的觀點來看待病毒世界。在與班塞爾會面時，哈契特表達他對武漢疫情爆發的擔憂。還沒有人能確定這種未命名的新型冠狀病毒有多大的傳染力，不過哈契特從流感的數學模型中知道，一旦新病毒株感染了三十到五十個人，一場大流行將無可避免，除非採取特殊的應變措施。如果這種新型冠狀病毒也適用此一模型，那麼世界已經遲了一步。

班塞爾向哈契特報告莫德納準備生產第一批臨床疫苗的最新狀況。他最近做了一次粗略的計算，並得到自己也很驚訝的結果。他發現莫德納可以使用該公司用於個人化癌症治療的小規模設備，生產第一批用於人體安全試驗的疫苗。這可以讓成本從原本三百萬到五百萬美元降至一百萬美元以下，確實很划算。

即使在會面前，哈契特和他的團隊就希望能參與這項試驗，並已迅速組織一個小組座談會以吸引注意。一月二十三日星期四下午，哈契特在外觀極其摩登的達弗斯會議中心宣布，流行病預防創新聯盟將提供莫德納一百萬美元，以生產首批用於國家衛生研究院第一期試驗的疫苗。輪到班塞爾說話時，他帶著法國腔以平易近人的方式解釋該公司採用的技術。他說那就像一套軟體，只需要為最新的病毒疫情做更新。

有人問他，他認為需要多長的時間推出疫苗。

「我還沒有時間表，」班塞爾說：「以前沒有人這麼做過。」

當班塞爾和哈契特陸續走出會議室時，他們用手機檢視來自中國的最新消息。武漢的高鐵火車站擠滿了旅客，他們穿著羽絨外套，戴著口罩，爭搶著想搭上最後一班離開這個城市的火車。機場已經關閉，當局已開始封鎖主要道路。電影院已關門、網路咖啡廳已斷線，雜貨店的貨架空蕩蕩。湖北省各地現在有超過五千萬居民的行動受到限制，中國最大的節日假期農曆春節，已被正式取消。

在記者會兩天後，班塞爾發出一封緊急訊息給葛拉漢、佛奇和疫苗研究中心主任馬斯科拉。「我已縮短我在歐洲的行程，明天將飛回美國。」他寫道。他將直接到華盛頓特區為臨床試驗擬訂策略，並已開始尋求額外的政府資金。「我們現在需要投資，以便擴大mRNA製程的規模。」他寫道：「所以有許多要談的事，但我們會搞定。」

國家衛生研究院領導的團隊仍在努力為前臨床試驗培養修改過的刺突蛋白，包括確保它已相當穩定；另一方面，莫德納的科學家、工程師和技術人員，正在趕超製造mRNA疫苗本身的進度。每一批疫苗都必須檢驗以確保RNA與初始的基因序列相同，最終的疫苗也必須妥善地消毒和確保安全性。莫德納推出臨床級候選疫苗最快的時間紀錄是十個月，那是一款茲卡疫苗。在冠狀病毒計畫的頭幾天，該公司資深董事漢米頓・班尼特（Hamilton Bennett）問一位團隊成員，計畫的時程表會是如何。他得到的回答是：一百二十天。「那太瘋狂了。」他說：「你確定嗎？」不確定，實際上他們只是希望儘快製造出疫苗。團隊成員決定他們將夜以繼日地工作，並且每星期工作七天。「病毒不休假的。」一名工程師告訴班尼特：「所以我們也不能休假。」不久後，工程師把他們的時間表縮減一半到六十天。如果動物試驗進行順利，到了三月就會有一種可用來進行第一期試驗的疫苗。

班塞爾並非唯一跟病毒賽跑的人，如果他在自己的記者會後打開電視，他將看到格瑞格里・葛倫（Gregory Glenn）的臉。葛倫是另一家生物科技公司Novavax的科學長，他正接受彭博新聞和CNBC的訪問。葛倫坐在他位於馬里蘭州蓋瑟斯堡（Gaithersburg）的公司總部一張桌子後，穿著西裝外套和未扣第一顆鈕扣的牛津襯衫。「我必須承認這是很令人興奮的時刻，」葛倫說：「這將是個測試案例。」他說，Novavax已加入冠狀病毒疫苗競賽。

如果莫德納是疫苗世界的蘋果公司，一家人人稱羨、既酷炫又資本滿溢的公司；那麼

Novavax就是諾基亞（Nokia），一家仍然在賣東西、但你不確定有誰在買的舊公司。該公司註冊商標的封裝（encapsulation）技術Novasomes，是以延時釋放機制開發的顯微脂肪泡泡，用在雞隻的疫苗，但它們證明用在一種護膚產品「Nova肌膚保養系列」（Nova Skin Care）更有價值。而拜它們綿密的口感所賜，Novasomes最終被用在低脂肪的女童軍餅乾上，和理察・西蒙斯（Richard Simmons）的西蒙斯九七%無脂肪餅乾。三十年後，Novavax已放棄Novasomes產品，但仍嘗試——但未成功——在市場上推出一種人類疫苗。

該公司專注於蛋白質次單元疫苗（protein-subunit vaccines）。和莫德納的mRNA疫苗——傳遞如何製造刺突蛋白的指令給身體細胞——不同，Novavax的疫苗傳遞刺突蛋白本身。蛋白質次單元疫苗發明於一九八〇年代的基因工程革命期，而雖然它們的製造需要的時間比mRNA疫苗來得長，但這種技術有很可靠的紀錄。你可以在各種有機體裡培養病毒蛋白，從大腸桿菌細菌到菸草株都可以。回顧一九八〇年代，在出任Novavax疫苗發展部主管之前很久，高爾・史密斯（Gale Smith）就已發明一種用於最快、最奇怪的平台技術：毛毛蟲卵巢細胞。不管什麼時候有任何傳染病疫情爆發，包括從豬流感到伊波拉等，Novavax就會在這些細胞中製造一種候選疫苗，並發布連串的新聞稿來拉抬一下它的股價。但每一次公司都讓投資人失望，也讓自己失望。這一次，葛倫和史密斯希望結果會有所不同。

為了有助於達成目的，Novavax找上巴爾的摩的新興生物科技公司（Emergent BioSolutions）。新興生物科技公司主要為其他公司製造藥品，而且擁有一整套為預防瘟疫生產藥品的設備，只是難得有機會派上用場。在一月二十四日星期五晚上，Novavax製造部門主管布萊恩・韋伯（Brian Webb）打電話給新興生物科技合約製造部主管塞伊德・胡塞因（Syed Husain），說：「我對你有一個瘋狂的要求。」

他告訴胡塞因，葛倫和他的團隊正嘗試從流行病預防創新聯盟的哈契特爭取幾百萬美元資金，因為該聯盟已公開徵求提議。韋伯希望新興生物科技提供一個估計，看如何協助Novavax製造一種臨床版的候選疫苗——雖然Novavax還沒有決定疫苗的設計。沒問題，胡塞因說。他的團隊將開始粗略估計一些數字，下星期的某個時候就可以給出東西。「你什麼時候需要它？」他問。

「最理想是星期一上午。」韋伯說。

****

在大西洋另一邊，莎拉・吉爾伯特（Sarah Gilbert）正在研究第三種疫苗。歐洲已出現頭三個冠狀病毒病例，而英國廣播公司（BBC）的《新聞之夜》（Newsnight）想聽聽這位牛津大學的教授正在做什麼研究。年紀不到六十歲的吉爾伯特神情專注、沉默寡言，留著及肩的紅髮，不善於與人聊天說話。她在牛津大學的詹納研究所（Jenner Institute）工作，而此研究所就是以十八世紀發明天花疫苗的先驅愛德華・詹納（Edward Jenner）為名。該研究所有一家小疫苗工廠的管道，是詹納研究所的分支Vaccitech公司的部分設施。吉爾伯特不喜歡受到注目，但是她的上司卻很愛出鋒頭，一個名叫艾德瑞安・希爾（Adrian Hill）的愛爾蘭人。希爾當然知道，如果他們想要這件事成功，他們需要投資，而吸引投資需要宣傳。

最後吉爾伯特還是接受電視訪問，並以這所英語世界最古老的大學當作背景。她告訴《新聞之夜》牛津團隊偏好的科技稱作病毒載體疫苗（viral vector vaccine）。不像莫德納疫苗自己遞送刺突基因，牛津的方法藉由注射刺突基因到一個無害的病毒來創造一種特洛伊木馬，然後讓該病毒進入一個人體細胞，並指引細胞的機制製造刺突蛋白。透過活病毒遞送指令，有可能以遞送改變過的刺突蛋白做不到的方式刺激免疫系統。

這種技術的第一步是辨識正確的病毒以作為載體。首先，你需要一種人體免疫系統從未見過的病毒，以便在感染細胞時不會被阻止。但另一方面，這種病毒必須被減弱，以使它本身不會有危險。幾年前吉爾伯特曾開發一種伊波拉疫苗，她的團隊使用一種來自黑猩猩的感冒病毒——是一種腺病毒——而且它在人體無法複製。由於牛津的研究人員已經用那種疫苗做過後面階段的臨床試驗，他們相信它具備快速應用在冠狀病毒的優勢。與Novavax和莫德納的疫苗不同，牛津的研究人員承諾，他們的疫苗只需要施打一劑，所以更容易在全球迅速施打。接下來的幾個月，在吉爾伯特底下工作的人將從不到十個人增加到超過二百五十人。

截至此時，這個冠狀病毒才首度入侵美國。在二〇二〇年一月十九日，一個三十五歲的男子走進西雅圖地區一所急診中心，有乾咳和感覺噁心的症狀。他看過冠狀病毒疫情爆發的新聞，所以感到有點擔心，因為不久前他才去探望在武漢的家。他說，在武漢認識的人都沒有生病。他坐在一張椅子上，頭略往後仰，醫生把一根長棉拭子插入他的鼻子，直到觸及鼻咽壁，最後，醫生把拭子抽出；第二根拭子被用來抹他喉嚨的背面，可能讓他有作嘔的感覺。這兩根拭子被放進裝著明膠和營養混合液的小瓶，以避免病毒劣化，然後送往疾病管制與預防中心（Centers for Disease Control and Prevention，CDC，簡稱疾管中心）做分析。

在一月二十日下午送回來的檢驗結果呈陽性。唐納•川普（Donald Trump）總統正在達弗斯，而CNBC的記者堵到他。「我們已完全控制它。那只是來自中國的一個人。」總統說，他雙臂張開，手心朝上，臉上是他的註冊商標：什麼，我會擔心？看看我。「一切都會很好。」此刻正在參議院審議彈劾他的案子，才是他最關心的問題。

三天後在德克森參議院辦公大樓，佛奇坐在一張木桌後，對二十幾位參議員發表不對外公開的簡報。除了這位國家衛生研究院流行病研究所主任外，兩位美國衛生與公眾服務部（United States Department of Health and Human Services，HHS，簡稱衛生部）其他部門的主管也出席會議。這三個人即將面對國會議員提出的無數問題。

坐在佛奇右邊的是領導疾病管制與預防中心的病毒學家羅伯特・雷德菲爾德（Robert Redfield），該中心的醫生和科學家肩負監看公共衛生、調查流行病疫情，以及預防新病原體進入美國的職責。身為虔誠天主教徒的雷德菲爾德有著魁梧的身材和一臉純白的大鬍子，看起來像中世紀的修道士。和佛奇一樣，雷德菲爾德專精於ＨＩＶ領域。一九九〇年代還在華特里德國家軍事醫療中心（Walter Reed Army Medical Center）時，他監督愛滋病疫苗VaxSyn的臨床試驗，後來證明是一項令他難堪的挫敗。他把那款疫苗當作治療藥而非預防藥來實驗，想藉以提升已經感染ＨＩＶ患者的免疫系統。雷德菲爾德最後因為在一場會議上對結果做了過度樂觀的詮釋，而面對科學不當行為的指控，雖然調查讓他免於指控的罪名，但這件事在他的同儕間仍餘波未平。

佛奇的左邊是一個臉色紅潤的男人，穿著不合身的灰色西裝，名叫羅伯特・凱雷克（Robert Kadlec）。凱雷克不是科學家，但他曾經是雷德菲爾德在華特里德國家軍事醫療中心時的學生之一。他曾擔任空軍軍醫，現在是主管衛生部裡一個較少人知道的部門——衛生部防備應變處（HHS Assistant Secretary for Preparedness and Response，ＡＳＰＲ）——的助理部長。疾管中心裡有一萬名僱員負責追蹤疾病，國家衛生研究院裡有二萬名人員專注在生物醫學研究，但凱雷克只有八百名員工，一年幾十億美元的預算也遠遠比不上更大的機構。儘管如此，只要凱雷克接到行動命令，他在任何疫情爆發之際都可能扮演關鍵角色。衛生部防備應變處就像衛生部裡的特種作戰部隊，它應該為任何衛生緊急事件做好準備，不管是在颶風來襲之後、遭到核武攻擊，或是流感疫情爆發時。

參議院的會期已開始，議員們輪番拷問這三個人。國會議員有多擔心？美國應該像中國那樣，也考慮封城嗎？美國應該關閉國際邊界嗎？還需要採取哪些措施？

雷德菲爾德告訴參議員他已經在一月三日和中國疾管當局主管高福談過話，但沒有得到多少有用的訊息。美國現在從中國得到的訊息比二〇〇二年SARS疫情時多，但這不表示訊息有用。雷德菲爾德也說，現在美國已經有第一個活病毒樣本，疾管中心將可快速開發診斷檢測盒和擬訂追蹤足跡（track-and-trace）計畫。他相信病毒可以在散播到美國社區前受到控制。

佛奇談到疫苗研究中心的努力，它們不只包括在疫苗方面與莫德納合作，還成立一個合夥組織來篩檢康復病人的血漿，以取得刺突抗體和分泌它們的白血球。這些細胞有可能加以複製，以製造單株抗體治療藥，可以在疫苗獲准上市前就推出供病患使用。他指出，首次SARS疫情在沒有疫苗或治療法下自己消失。他說，新型冠狀病毒對美國人的風險仍然很低，所以沒有關閉邊界的必要。

在國會山以鮑伯博士（Dr. Bob）聞名的凱雷克愈來愈感到憂心。他告訴參議員，現在還太早，無法確定疫情爆發的來源。它最可能是一場自然外溢事件，正如中國人宣稱的；但它也可能是從中國的許多病毒實驗室之一意外洩漏出來的。例如，武漢病毒研究所多年來一直進行蝙蝠冠狀病毒研究。「每當發生新奇的疫情，那就有可能是一種生物武器，或者那可能是未來的生物武器。」他以不祥的語氣警告。

凱雷克繼續告訴參議員，如果疫情擴大，美國將面對哪些潛在的弱點。衛生部防備應變處在前一年曾舉行一場橫跨十二州、名為赤色傳染（Crimson Contagion）的演習，假想發生來自中國的流感瘟疫。假想情況中預測有一億一千萬人遭到感染、七百七十萬人住院，並有五十八萬六千人死亡。凱雷克做結論說，為了對抗像這樣的瘟疫，衛生與公眾服務部需要超過一百億美元的新經費，其中一部分用於製造疫苗。主要的挑戰之一將是確保聯邦政府不同部門間的緊密合作，因為它們將面對各州要求協助對抗疫情的競爭。凱雷克也告訴參議員，美國在重要醫療供應品上極度依賴中國，包括藥品和能濾除病毒的N95口罩。他說，如果疫情持續擴大，供應鏈將承受沉重的壓力。

凱雷克當時沒有透露內情，他如此擔心的部分原因是，他有武漢情況發展的內幕消息。兩天前，他接到一名勇敢的美國醫生打電話給他，這位醫生當時正身處於重災區的中心。

第3章

沒有禁止，也沒有授權

武漢原本不在麥可・卡拉漢(Michael Callahan)一開始的行程裡。他在一月十七日經過約三十小時的飛行後，踏出降落在中國南京的一架飛機。這位美國醫生期待見到他的中國朋友，兩位二〇〇二到二〇〇三年SARS疫情爆發期間他在香港認識的抗疫工作者。他一直藉由為他們的學生和子女寫推薦信給美國大學，還有每隔兩年訪問中國三到六個星期以從事禽流感的合作來保持與他們的友誼。「我們已經變得更老，也更禿，但我們還是同樣的人。」他說。

身材削瘦的卡拉漢年輕時是救護車隨車醫生和住院醫生，他曾在飛機墜毀和登山意外的情況下拯救人命。他稱這些孤立的事件其實是同一件事，都是他初始熱情的延續：災難醫療。在嘗試過海嘯和地震的醫療救援後，他開始參與疫情救援。第一次經驗發生在一九九三年，當時他跟隨疾病管制與預防中心的病毒特別病原體分部，調查美國西南部一場致命的漢他病毒疫情爆發。很快的，他開始搭乘飛機往返亞洲和非洲，每次有疫情爆發，他似乎總是第一個出現在現場。有一次他必須為一名發狂的伊波拉病患注射鎮定劑，同時得避免他自己穿的生物防護衣被札出洞來。「你要是被傳染了，就非死不可。」他說。

在二〇〇〇年代初，卡拉漢的生涯第一次出現出乎意料的轉折，當時美國政府派遣他從事一項不同於尋常的任務。他的目標是與俄羅斯和前蘇聯共和國時代最機密的生物武器實驗室的一些科學家組成聯盟。「這些人為俄羅斯管理國家死亡研究所，不是嗎？」卡拉漢說。

他的工作是協調他們的力量以對抗疾病，而不是將它武器化。他記得與這些殺手站在一個苔原湖旁釣鱒魚，然後邊烤魚和聽俄羅斯民謠，一邊聽他們叨絮如何把孩子送進一所好大學。他們交給他禽流感病毒的樣品，並建議他如何躲避俄羅斯可怕的聯邦安全局。「今天晚上別離開。」有一次他們告訴他。又有一次則說：「你現在必須離開俄羅斯！」當他們的科學家之一意外地用裝著致命病原體的注射器戳到自己時，卡拉漢奮不顧身地協助治療她。

後來卡拉漢加入國防部，在那裡從事加速疫苗與藥物發展的工作，和建立一套國際疾病監視系統，透過十幾個國家的地方醫院協助，其中包括墨西哥、奈及利亞和印尼。現在已經五十七歲的卡拉漢已回歸平民生活，他的頭髮確實逐漸稀疏，日子不再像過去那麼忙碌，但他也沒有鬆懈下來。

位於長江畔的南京是中國古代的南方首都，和今日的科學中心。那裡是躲避波士頓冬季的宜人地方，因為卡拉漢在波士頓哈佛大學的麻州總醫院有一份兼職的工作。卡拉漢帶著行李坐在金茂威斯汀飯店大廳，服務員把房間的鑰匙卡遞給他時，他不禁笑了起來。這棟旅館有四百個房間，而我每次都住進相同的房間？他心想。那是個很好的房間，清潔的浴室、厚實的床墊，那也是一條線索。自從中國駭客偷走一個裡面有他的高階安全許可證明資訊的資料庫後，卡拉漢知道有人可能會監視他的一舉一動。「我不是長得那麼帥的男人，但在我上酒吧喝啤酒時，你可能以為我是布萊德・彼特（Brad Pitt）。」他說：「我就是目標。不過，你知道，我們都受過那種訓練。」

卡拉漢幾個星期來都在密切注意來自南京上游約五百公里處武漢的訊息。卡拉漢抵達後不久，他的中國醫生同僚注意到一則協助控制疫情的全國性警訊。卡拉漢想到還有其他重災區就感覺胸口緊繃起來，那種高度警戒的狀態讓他感覺特別充滿活力是有原因的。如果他到了武漢，他知道不能告訴妻子自己的計畫，那只會讓她徒增憂慮。他不能隨便告訴其他人，畢竟，他沒有獲得到武漢旅行的官方許可。「那是沒有禁止、也沒有授權的情況。」他說。

他還是去了武漢，並住進另一家旅館，避免引起注意，然後等著他的朋友傳訊息給他。「他們必須檢查以確保情況對我很安全。」在一月二十二日，卡拉漢穿上醫療防護衣、戴上N95口罩和護目鏡，以便通過武漢市中心醫院的入口，那是一座從該市空曠的街道拔地而起的長靴狀玻璃建築。他在那裡的同事把他登記為「臨床客座教師」，這個頭銜讓他能以觀察者的身分進入病房。第二天武漢封城，卡拉漢剛好進到這場疫情爆發的原爆點。

他很快從呼吸愈來愈急促、心情愈來愈絕望的武漢感染病患身上，看到熟悉的恐怖和困惑的眼神。也許他們從空氣中吸進了幾百個病毒分子，然後入侵者降落在他們的鼻毛上，或深入鼻竇和上呼吸道。兩天過後，受害者感覺喉嚨背面發癢，那是情況不對勁的第一個跡象；然後一些地方開始有幾個細胞死亡，釋放出求救的化學訊號。在冠狀病毒感染的初期階段，免疫系統發動一波一般性的防衛，加快製造黏液以淹沒入侵者，並在病原體和細胞間創造一種實體障礙。它也放大那些求救訊號並動員白血球——免疫系統的步兵，這就是咳嗽和打噴嚏開始的時候，也許還有點發燒。由於從未暴露在這種病毒下，人體並沒有對抗它的手段。

逐漸的，更特化的白血球抵達現場，這個程序在年齡較大和免疫系統較弱的病患可能得花更久的時間。在這段加速期，身體會啟用特定的武器來對抗病毒：抗體。抗體是有黏性的Y形蛋白質，會附著在其他分子上。你的血清有五分之一的重量是由這種白色的黏稠物構成，透過組合的魔術，身體製造的抗體種類有如仙女座星系的星星，多達一兆種。其中有些抗體會碰巧黏住冠狀病毒，但只有極少數抗體能在個別的病毒感染新細胞前使它失去能力。然後，這些被抗體黏住的病毒被掃除乾淨，由身體內的家庭清潔工吸走。

在抗體反應仍在升高時，冠狀病毒大體上可以任意地複製自己，這是病毒的大好機會。病毒一次一個地咬破人體細胞，將它們變成有傳染力的粘液。粘液流下受害者的喉嚨，進入並感染更難清除的肺部。身體發動它風險最大的防線——派出殺手T細胞，去尋找被感染的細胞，並觸動它們的自毀按鈕。隨著肺部裡面的戰區白熱化，附帶傷害變得無可避免。一半的免疫系統與另一半打仗，紅血球爆破並吐出它們的血紅素，一種富含鐵的分子，會在肺部造成大破壞，就像不小心把手榴彈掉在戰壕裡。隨著受創的肺部充滿垂死細胞的有毒黏液，病患感覺就像要溺斃。這種絕望的感覺在病患實際被溺死前很久就已發生，所以醫生的職責就是維持病患的鬥志，用自己肺部的力量來對抗疾病，並以輔助的氧氣、類固醇和止痛藥來協助他們。當藥物在病患身上不再發揮作用、當氧氣也幫不上忙、當脈衝式血氧機指數掉到七〇、六〇、五〇……卡拉漢的同僚唯一能讓病患活著的方法是：麻醉他們，並為他們接上呼吸器。

那些呼吸器裝在有輪子的基座上，所以可在病患不再需要用它時很快移至下一位病患身旁。但是卡拉漢也看到，病患被接上呼吸器的速度要比脫離呼吸器的速度快得多。病例數從數十個激增到數百個，每一次呼吸管被插入某個人的喉嚨，空氣中就充滿了感染的病毒分子霧。卡拉漢幫助他的同僚設置所謂的層流式（laminar-flow）房間，就像他在ＳＡＲＳ疫情時所做的一樣，把風扇安裝在窗戶以便把被汙染的空氣吸出去。醫院的房間即將用罄、呼吸器即將缺乏，即使在這個早期階段，他就可以看出這場疫情將比ＳＡＲＳ更加嚴重。

卡拉漢正在目睹最戲劇性、最立即帶來衝擊的嚴重感染，即它對肺部、心臟和腎臟造成的壓力。但當你如此刺激免疫系統時、當身體不斷引爆這些手榴彈時，有些損壞是無法修復的。那些足夠幸運能活著離開加護病房的病患，出院後將無法恢復正常的生活，他們將繼續有呼吸困難的問題、可能一輩子咳嗽不斷，關節和胸部的痛楚也將在餘生中如影隨形。有些人可能有腦霧（brain fog）問題，使他們難以專注，經常感到恐慌、抑鬱揮之不去；其他人可能定期出現發燒和畏寒，伴隨著心跳加速或其他心律不整的症狀。卡拉漢知道，即使是較不嚴重的冠狀病毒感染也可能導致人體的正常機制混亂，使人出現皮疹和掉頭髮。

卡拉漢用了將近一星期時間在現場協助他的同事保持醫院的運作，學習病毒對人體的侵害，並記錄醫生們用哪些藥物來對抗病毒。中國官員正計畫加強武漢的隔離措施，甚至禁止居民外出購買食物。卡拉漢搭乘小船——黑市通道——渡江並返回南京，在那裡他與同僚和武漢兩家醫院的加護病房架設視訊連線，以便提供建議和追蹤病患的情況。卡拉漢知道他必須向在美國政府的朋友報告自己看到的狀況。

衛生與公眾服務部的總部位於韓福瑞大樓（Hubert H. Humphrey Building）裡面，一座粗獷主義的八層樓水泥建築，跨立在一條穿過首都的地下公路隧道和一條輸送首都汙水的主要下水道上。此部門控制超過一兆美元的預算，比整體的軍事預算還高，而它號令的機構包括國家衛生研究院、疾病管制與預防中心、食品藥物管理局（U.S. Food and Drug Administration，FDA，簡稱食藥局）、美國聯邦醫療保險與補助服務局（Center for Medicare and Medicaid，CMS），和幾個較不為人知的分部，其中之一即衛生部防備應變處。

在六樓，凱雷克陰森、沒有窗戶的辦公室裡面一團亂。辦公桌和茶几上幾乎每一吋空間都堆疊著高聳的文件、活頁夾和牛皮紙夾；一小塊空間放著一碗糖果，上面插著一面美國國旗。

在一月二十八日星期二，凱雷克和布列特・吉羅爾（Brett Giroir；卡拉漢的前導師，現任衛生部主管衛生的助理部長）都接到卡拉漢的電子郵件。他告訴他們，他看到的資料顯示病例的數量是向世衛組織報告的四倍。有二萬三千人與確診者接觸而接受每日觀察。在他密切觀察的二百七十七名病患中，有二十二人已出院，一人死亡。病毒在人體內保持活躍約九天，他認為這對病患是「一大挑戰」。冠狀病毒最狡猾的一個特性是，有些人感染後病況很嚴重，有些則不嚴重。這種病毒較難控制，因為它們可能輕易躲過檢測。卡拉漢寫道，無症狀和輕症病患「將把病毒散布到遙遠的社區」。這種新型冠狀病毒是一種嚴重的疾病，但其致死率卻因人而異。它不是有一半感染者死亡的伊波拉，但它比導致六十五歲以上感染者出現〇・一%死亡率的季節性流感嚴重。他警告凱雷克和吉羅爾，在第一次SARS疫情爆發中有效的單株抗體治療法，已證明在對抗新型冠狀病毒中無效。

凱雷克認識卡拉漢已二十年，而這位傳染病醫生現在見過的新型冠狀病毒染病人數，可能超過任何其他美國醫生。但卡拉漢說的與凱雷克稍早從疾管中心得到的保證，或與來自情報圈幾近空白的資訊並不一致。「我最有信心的兩個資訊來源什麼都沒有告訴我。」凱雷克說：「沒有人知道發生了什麼事。」過去兩天來，中國湖北省報告的確診病例增加了六五%，從二千七百四十四例變成四千五百一十五例，這證實了卡拉漢說的較可信。

凱雷克開始想像美國境內可能展開的大混亂，而避免危機將是他的職責。在上午九點與部門的一些領導人開會後，他把吉羅爾拉到一邊，問他對卡拉漢的訊息有什麼看法。理著平頭髮型、下巴方正的吉羅爾外表威武，總是穿著美國公共衛生服務軍官團（USPHSCC）的深藍色制服，因為他是該團的首席醫生。他同意情況似乎很嚇人，他們必須說服衛生部團隊的其他人要升高美國對抗這種病毒的因應措施，包括說服部長亞歷克斯・阿札爾（Alex Azar）。

在幾天內，凱雷克已和卡拉漢簽訂六個月的工作合約，要他藉由他的中國連絡人的情報，協助衛生部防備應變處提供病毒情報，並建議如何在美國境內因應病毒。「實體地點和會議將由衛生部防備應變處決定。」他的工作說明上寫著。「他將被期待根據事件命令系統（ICS）的時間線（全天候行動通路：二小時到機場；自主資源）做反應。他將不是美國政府官員，將不代表美國政府的意見，將不與媒體或社群媒體溝通，而且將假設所有資訊都必須遵循SBUC/PNOFORN（敏感但非機密／不可向外國人透露）規範。」換句話說，這個在武漢的野人將隨時隨地聽候美國政府的召喚。

第4章

我們的竊聽器和瓦斯檢查員

衛生與公眾服務部的任務控制中心就是部長的作戰中心，位於凱雷克辦公室外走廊另一頭的開放式大房間，房間兩側有成排的電腦工作站。三面牆壁上的螢幕顯示出該部正在監控的危機資訊和影片。在二〇二〇年一月底，部長作戰中心開始活躍起來，從三級動員的虛擬演練變成較緊急的二級，投入的人員包括徵召而來的緊急應對人員、前軍方人員和醫療專業者，任務是協調各州、地方和聯邦機構的冠狀病毒疫情對策。

一月二十八日星期二整個晚上，凱雷克在部長作戰中心的團隊忙著打電話，並焦急地監看一面螢幕，上面顯示朝向阿拉斯加海岸線靠近的一個光點。那是卡利塔航空（Kalitta Air）的波音七四七包機三一七號航班，是在武漢封城後國務院載運兩百多名美國僑民回國的第一架飛機，預定在阿拉斯加時間晚上九點三十分前降落在安克拉治國際機場。那裡的氣溫遠低於冰點。在部長作戰中心，團隊成員正忙著連絡安頓那兩百名美國僑民的地方。

衛生部防備應變處的標語是「為國家公共衛生和醫療緊急支援做準備」，讓人聯想起冷戰時偏執的「臥倒找掩護」口號。凱雷克的辦公室不只因應像正在從武漢擴散出來的公共衛生緊急事件，它也主導為下一步可能牽涉推出新藥品和疫苗上市的各種準備。在該部門二〇一九年製作的資訊影片中，凱雷克看起來像電視氣象播報員。他站在部長作戰中心裡，穿著一件米黃色西裝，戴著淡黃色領帶。他的白髮被撥到一邊，無框的眼鏡架在他發亮的鷹勾鼻上。他有顫抖的嗓音，說話經常音調比別人高。「如果發生大眾傷亡事件，」他說：「像是清查一個地區的所有醫院有多少可用的病床這種簡單的事情，也可能耽誤太久的時間。」然後他不太肯定地重複說：「一定有更好的方法。」你可以想像他的屬下忍不住搖頭。凱雷克不是當推銷員的料。

不過，他是情報頭子的料。在疫情爆發早期，他傾聽一群他在小布希年代就認識的生物安全專家的談話。凱雷克為他們取名為「金剛狼」（Wolverines），這是一個出自一九八四年的電影《赤色黎明》（*Red Dawn*）的名稱，故事是一群起義的農民保護美國免於俄國人入侵。這些金剛狼都是卡拉漢的好朋友，每個人都有自己的專長。例如挪威流行病預防創新聯盟的主席哈契特，和退伍軍人事務部顧問卡特・梅契爾（Carter Mecher），他們曾在二〇〇〇年代進行研究，證明在缺乏藥物或疫苗時，低科技的方法在對抗疫情爆發上有潛在的價值。他們發現，在一九一八年的流感大流行時，像是關閉學校和教堂，和勸告大眾「避免群聚」等保持社交距離的措施，使實施的城市死亡率降低了一半。

在一份金剛狼製作的電子郵件清單中，哈契特寫道，豬流感的陰影至今仍纏繞著他；豬流感曾刺激一場疫苗競賽，但後來並不像預期的那樣致命。「那是狼來了的情況。」哈契特如此形容它。除了對莫德納和另外兩家公司的小投資外，他猶豫不決流行病預防創新聯盟該投資多少錢在疫苗開發上，以及該如何說服害怕「政治尷尬」和「資金管理不良指控」的捐款人。他寫道：「我被困在這個兩難的困境中。歡迎你加入思考如何以最審慎的方式進行……。」

詹姆斯・羅勒（James Lawler）也表達他的看法，他不把這件事視為狼來了的情況。和卡拉漢一樣，羅勒也經常親自上火線，他是奧馬哈內布拉斯加大學醫學中心的內科醫生，那裡有一個隔離病房區，可以處理世界上最凶險的疾病。「歷史上最被輕描淡寫的大事……。」他半開玩笑地寫道，龐貝城只是「碰上一場小塵暴」、廣島經歷「一次糟糕的夏季熱浪」，至於武漢，「只是一個嚴重的流感季」。

在國防部主持一個疫苗計畫的軍醫馬修・希普本恩（Matthew Hepburn）回應說，他也面臨兩難的困境。他寫道：「我正面對一個很類似的情況，就是不想過度反應而傷害可信度。我的看法是，我們應該暫時把這件事視為下一場大瘟疫，如果疫情消散或者沒有那麼嚴重，我們隨時可以縮小規模。」

對凱雷克來說，因應瘟疫的教戰手冊可以濃縮為他所稱的四個S：第一是「保護（shield）脆弱者」，例如老年人和體弱多病者；第二是「遮蔽（shelter）易感染者」，這表示透過保持社交距離或強制封鎖來打斷較大的社區傳染鏈；第三是「拯救（save）染病者」，使用任何可得的藥物和設備；最後是「維持（sustain）補給品」，例如提供醫生個人保護裝備。

雖然他的團隊成員正在研究疫苗，但那在凱雷克對冠狀病毒的檢傷分類（triage）準則中並未排在前頭。那是準備的一部分，而不是因應之道。在X疾病發生時，通常已經來不及做準備了。疫苗必須花幾年的時間開發，且提議的候選疫苗經常失敗。凱雷克必須專注在眼前的事情：一場迫近的災難。他控制了國家戰略儲備系統，即一系列裝滿價值八十億美元藥物、疫苗和醫療補給品的倉庫，但只能在發生危機時用於支援個別的州和地方政府。沒有一個儲備系統大到足以因應長時間的全國性瘟疫，但美國卻可能在遭遇一場全國性瘟疫時，面臨已被忽略多年的國家儲備。

二十多年前，凱雷克曾協助草擬創立衛生部防備應變處的法律，但他從沒料到有朝一日會由他來領導。他在紐約長島甘迺迪機場東邊的一個社區長大，父母是捷克裔，曾在二次世界大戰期間被納粹監禁。他們只想遠離戰爭，但凱雷克著迷於有關戰鬥機駕駛員的電影，包括由葛雷哥萊・畢克（Gregory Peck）主演的《晴空血戰史》（*Twelve O'Clock High*）和詹姆斯・史都華（Jimmy Stewart）的《戰略空軍》（*Strategic Air Command*）。他在一九七〇年代進入科羅拉多泉市的美國空軍學院，在那裡受到嚴格的訓練和管束。他上求生和戰技課，並且必須正襟危坐進餐。

他的目標是成為一個航空軍醫，在他的想像中那是一個照顧飛航機組員的醫生。一九八四年，他被分派到靠近佛羅里達州墨西哥灣岸哈爾伯特（Hurlburt）基地的第一特種作戰聯隊。接下來的四年間他在基地成為以創新聞名的人物。大多數航空軍醫專注於航空醫療——G力等因素——但凱雷克的興趣在作戰醫療（operational medicine），也就是在戰場上治療士兵。「那是個冷門的領域。」他說。他與陸軍遊騎兵把一架C-130運輸機的後部改裝成一個迷你醫院，而這讓他贏得年度航空軍醫的頭銜。

他就是在這段期間遇見得過諾貝爾獎的微生物學家約書亞・雷德伯格（Joshua Lederberg）；雷德伯格後來寫道：「人類繼續支配地球的最大威脅是病毒。」凱雷克協助雷德伯格評估基地因應生物武器的能力，並對這個主題愈來愈著迷。他在華特里德國家軍事醫療中心獲得碩士學位後，被徵召加入北卡羅來納州布雷格堡（Fort Bragg）的特種作戰部隊訓練。幾乎就在一九九〇年八月二日凱雷克開始工作後，海珊（Saddam Hussen）入侵科威特。聯合特種作戰司令部指揮官韋恩・道寧（Wayne Downing）找上凱雷克，對他說：「鮑伯，你是我們的竊聽器和瓦斯檢查員。」伊拉克有一項進行中的生物武器計畫，包括一個惡名昭彰、偽裝成養雞場的設施。道寧派遣凱雷克前往沙烏地阿拉伯邊界一個反恐單位擔任軍醫，他大部分時間花在反覆看《動物屋》（*Animal House*）和《巨蟒劇團》（*Monty Python*）的電影，直到他被召喚從直升機拉出死去的士兵並將他們裝進屍袋。

凱雷克接著推動美國政府歷來第一個生物武器疫苗計畫，為逾一千名海軍海豹部隊、陸軍遊騎兵和三角洲部隊施打兩種因應伊拉克儲備的戰劑炭疽桿菌和肉毒桿菌毒素的疫苗。然後，在大約三年間，他被派任中情局的祕密情報部工作，聽取叛逃者的報告和執行與生物武器有關的戰場行動。

在一九九八年寫的一本書中，凱雷克描述幾公斤的炭疽桿菌孢子散播到紐約市各處就足以在幾天內殺死數十萬人。他思考美國能如何因應這類事件，並做出美國將受到嚴重打擊的結論。疾管中心專注在公共衛生監測，追蹤肥胖率和痲疹疫情。國防部和國家衛生研究院的研究人員則研究傳染病，但這些機構都沒有足夠的手段或職權把它們的發現帶到市場。至於聯邦緊急事務管理署（Federal Emergency Management Agency，FEMA，簡稱緊急管理署）可以在短期內調度人員和補給品到全國各地，但它並非衛生機構。誰知道緊急管理署在面對生物武器攻擊時能發揮什麼功用？

凱雷克寫道，他思考的結論是，美國需要「一個有效能、經過演練，而且協調一致的反應機制」，能夠結合不同機構的衛生相關機能。他想像要有龐大庫存的「必要抗生素、免疫球蛋白和疫苗」，而且「能在幾小時內準備好供施打」。他也認為政府必須自己生產某些疫苗，因為市場上沒有供應炭疽桿菌疫苗。至少在災難發生前不會有。

凱雷克向任何想聽的人訴說他的生物恐怖攻擊假想情況，但很少人願意聽。然後九一一事件發生，緊接著是炭疽桿菌攻擊：一連串匿名信件寄給媒體組織和民主黨參議員，殺死五個人並使十七人生病。突然之間凱雷克變得炙手可熱。他被徵召進入小布希總統的國土安全委員會工作，並在那裡遇見佛奇。「我們曾一起經歷過數次戰爭。」佛奇說：「我總是告訴他，我比較擔心自然發生的疫情，而不是有些人故意釋出什麼東西。」但兩個人發現他們有共同的興趣。凱雷克協助佛奇在國家衛生研究院的機構取得一些國土安全委員會的預算，用來發展對抗炭疽桿菌和天花的新疫苗。[5]

凱雷克找到國會山的盟友，其中最重要的是北卡羅來納州參議員理查・波爾（Richard Burr）。這位古怪的共和黨參議員經常開著他的一九七三年福斯老爺車，帶著凱雷克到各處跑；他的車子底板破了幾個洞，保險桿的貼紙上寫著保守派的口號。凱雷克擔任波爾的生物恐怖主義小組委員會幕僚長，在二〇〇四年，國會通過《生物防禦計畫法》（*Project Bioshield Act*），提供六十億美元經費供政府採購和儲備物資，以防範炭疽桿菌、天花等生物威脅。在聯邦緊急事務管理署因應二〇〇五年卡翠娜風災徹底失敗後，凱雷克協助波爾草擬法案設置了衛生部防備應變處，和它的藥物與疫苗發展分支機構生物醫學先進研究與開發局（Biomedical Advanced Research and Development Authority，BARDA，簡稱生醫研發局）。

當二〇〇九年凱雷克離開政府時，他嘗試轉進私人顧問和遊說公司，但他沒有這方面的技巧。「我就是沒有賺錢或當推銷員的熱情，」他說：「這讓我太太大失所望。」部分原因是這位前情報工作者沒有花很多時間培養生意人脈，不像過去經常分享情報線索給他在中情局的連絡人那般。二〇一三年年底，他回去為波爾在參議院情報委員會工作，並準備兩年後退休。當川普總統二〇一六年當選時，波爾問凱雷克是否願意擔任衛生部負責防備與應變事務的助理部長。

我願意不拿薪水做這個，凱雷克想。他的麻醉師妻子安（Ann）對這個轉折不太高興。他們的雙胞胎女兒瑪格莉特（Margaret）和薩曼莎（Samantha）當時還是高中生，當他告訴她們可能接受這項任命時，換來的是她們的抱怨。比較敢言的瑪格莉特兩年前出櫃為同性戀，她用焦糖醬在一碗冰淇淋上向父母表達這個訊息。一天晚上，她在廚房向父親叫著說：「我不要你為那個爛人做事！」她說，川普是靠仇恨的政見贏得選舉。他家人以三票對一票反對他接受這個工作。

「他們打電話給我，我必須接電話。」凱雷克回答說：「如果我不接這個工作，別的笨蛋會接。」

凱雷克認為自己是柯林・鮑威爾（Colin Powell）派的共和黨人，一個有社會良心的國安鷹派，但他不是意識形態掛帥的人，他的心思都在複雜的衛生和安全事務上。他在向衛生部防備應變處報到時，拿出他在五角大廈任職時的名片，上面印著「凱雷克的軍醫信條」。第四條是：「驕傲、自滿和本位主義殺死的軍人多過於子彈、炸彈或飛彈。」約翰・雷德（John Redd）是一位有公共衛生意識的醫生，是衛生部防備應變處醫療任務的執行官，每當凱雷克從軍事角度談事情時就會讓他不自在，但兩個人逐漸喜歡並讚賞彼此，凱雷克總是熱切地

---

❺發展一種新天花疫苗變成葛拉漢在國家過敏與感染疾病研究所的第一項計畫。

聽雷德談他在華盛頓特區以外的工作經歷。「他對華盛頓特區的人稱為『戰場』的事很感興趣。」雷德說。

凱雷克不知道該怎麼評價川普總統，而且不期待和他會有多少互動。像衛生與公眾服務部這麼大的組織運作不需要他向總統報告，而是向衛生部部長——在當時是湯姆・普萊斯（Tom Price）——報告。在凱雷克開始工作八個星期後，普萊斯被迫辭職，由阿札爾接管。在此同時，凱雷克必須應付接踵而來的颶風侵襲，先是八月颶風哈維在德州帶來的洪水，然後是九月掃平波多黎各的颶風瑪莉亞。他和總統飛到德州，隨著總統到各處會見地方官員。第二年，衛生部防備應變處忙著解決川普自己製造的災難：凱雷克的團隊必須讓行政當局在南方邊界拆散的數萬名移民家人重新團聚。

凱雷克很早就發現，他的部門已背離他想像中該有的使命。他的災難醫療救援小組（DMAT）人數被削減到二千二百人，雖然國會的預算允許編制四千五百人，而且他們已不再被訓練如何管理傳染病。凱雷克也在颶風瑪莉亞期間對疾管中心感到不滿，該中心花好幾個小時才回應衛生部防備應變處要求使用當時由該中心控制的國家戰略儲備系統。同樣讓凱雷克困擾的是，疾管中心已動用部分專用儲備在其他計畫上，而這導致白宮管理與預算局把戰略儲備交由衛生部防備應變處來控制。

不久後，凱雷克開始在這個吝嗇的預算局裡以要求挹注鉅額經費來強化儲備而聞名。

瘟疫？喔，是嗎？管理與預算局每年的回覆都是如此。每當滔滔不絕的凱雷克從喬治・華盛頓為他的軍隊接種天花疫苗談起時，白宮幕僚就會緊皺眉頭。凱雷克不明白為什麼白宮當局不了解他對生物武器威脅的憂慮，也許這些人缺乏想像力，不了解即使是低概率的假想情況也是不容美國掉以輕心的事。也許他們只是抄短線，正如他們否認氣候變遷的事實。他們猜想，當百年一次的災難發生時，有很大的機率川普已經不在白宮了。

作為政治任命公職人員的不成文守則之一是，沒有白宮的許可，你不能向國會遊說撥款。但如果你在國會的支持者剛好問及你機構裡缺少什麼，你就沒有理由不告訴他們。在二〇一九年一場衛生部防備應變處預算聽證會裡，參議員波爾問他的老朋友一個慢速下手球問題。「鮑伯博士，」他說：「我第一個問題很簡單，我們已經準備好因應我們的公共衛生威脅了嗎？」

「我們距離這個目標還很遙遠。」凱雷克回答道。他擔心美國還沒準備好面對一場恐怖攻擊或是來自亞洲的瘟疫。例如，在二〇〇九年豬流感期間，歐巴馬政府已分發四分之三的儲備N95口罩，但從未補回儲備。凱雷克從接管後被迫做一些創造性的會計，但他希望國會把他的預算提高為兩倍。「我們運作的資源只有大約一艘航空母艦的一半……而我們基本上是要保護三億二千萬人。」他告訴波爾。他獲得了一些額外的預算，但並不如預期。

不久後，凱雷克在二〇一九年秋季一場產業界的活動中發表演說，重申他希望獲得更多預算。「我們正在等候下一件大事發生，因為我們知道一定會發生。」他告訴群眾：「那可能是一種冠狀病毒，但我們截至目前還沒有對策。」二〇二〇年一月三十一日星期五下午四點後不久，曾任律師和藥品公司主管的阿札爾部長走上白宮簡報室前面的講台，展現他在耶誕節假期留的大鬍子。阿札爾是剛成立的白宮冠狀病毒工作小組主任，其任務是告知公眾其所面臨的威脅狀況，和協調政府各部門因應疫情的步調，包括國務院和國土安全部。

這對衛生部而言是一項艱鉅的任務，因為該部在白宮、甚至在他自己的部屬眼中的地位已變得有點動搖。阿札爾是一位備受尊敬的眼科醫生的兒子，他是大老級的共和黨人，有著注重紀律的管理風格，專注於規劃與程序，但屢屢遭到混亂的川普白宮的挑戰。阿札爾在小布希時代ＳＡＲＳ疫情爆發時擔任衛生部副部長，當時他和凱雷克就已彼此認識。不過，與冷靜而不帶情緒的凱雷克不同，阿札爾有時候會生氣、心存怨恨，他在過去確實如此，但在危機時刻他必須把這些都擺一邊，才能讓人心渙散的衛生部團結起來。

阿札爾剛開始指派國家衛生研究院的佛奇和疾管中心主任雷德菲爾德加入工作小組，然而阿札爾的父親教導他對科學的崇敬，將被白宮任命的官員逐漸消磨殆盡，包括最讓阿札爾氣餒的是來自奧爾巴尼（Albany）的激進保守派共和黨人喬伊・格羅根（Joe Grogan）。曾任管理與預算局官員的格羅根在白宮西廂三樓主持一個勢力龐大的國內政策決策圈，並且一心一意反對任何與阿札爾有關的提案。格羅根已徹底打敗阿札爾早期嘗試讓藥品定價透明化的提議，並在一場墮胎取得的人體組織是否能在聯邦研究中使用的鬥爭中戰勝阿札爾。雖然宗教信仰虔誠的阿札爾反對墮胎，他卻與佛奇和其他國家衛生研究院科學家站在同一邊，主張採用較寬鬆的政策。

站在工作小組前的阿札爾說話時揚起眉毛，像一位第一天上課的教授，清晰地說出那個許多人還不很熟悉的詞：「冠狀病毒」。他宣布總統將行使他的權力以禁止大部分來自中國的旅客。「總統川普從上任以來就清楚表達：他的優先要務是美國人民的安全。」阿札爾說，一如他經常做的那樣公然地奉承他的老闆。從中國回來的美國公民將必須隔離十四天，外國人則完全禁止進入美國。政府中的中國鷹派已提議這種措施好幾天，但阿札爾只在得到這兩個機構的主管支持下才同意這種作法。

阿札爾第一個邀請對記者說話的人，是穿著深藍色三件式西裝的雷德菲爾德，疾管中心在早期是協調美國冠狀病毒因應對策的指定機構。「這在中國是一次嚴重的衛生事件，」雷德菲爾德說：「但我要強調目前對美國公眾的風險仍然很低。」他提供最新的統計數字：美國有六個確診病例，另有一百九十一人正接受調查。雷德菲爾德相信疾管中心仍可以控制冠狀病毒，避免它在美國境內引爆疫情。該機構已開始在二十個機場過濾入境旅客，方法是詢問旅客是否有特定症狀以及測量體溫。

凱雷克站在旁邊小心翼翼地看著雷德菲爾德。雖然疾管中心提供可信賴的公衛傳播管道，但他知道這個機構可能動作遲緩且與外界隔絕，裡面充滿著坐辦公桌研究數字的人。他認為，疾管中心的幕僚只管寫報告，他們不對緊急事件做反應，這是創立衛生部防備應變處的原因！不過，在雷德菲爾德的科學家承認冠狀病毒無法控制前，凱雷克的衛生部防備應變處將繼續扮演支持的角色。畢竟，現在他也只能發牢騷。

然而在關上門後，阿札爾陣線兩大分支的成員已經開始為如何處理從武漢返國的兩百名撤退者而爭吵。疾管中心正在擬訂隔離指南，以描述如何在醫院中隔離染病的患者。它對滿滿一架七四七客機上的旅客該如何處置保持沉默。在要執行隔離時，疾管中心把問題留給各州，而各州則雙手一攤，全無頭緒。衛生部防備應變處的幕僚遲遲才被要求幫忙為這些旅客尋找住房，因為疾管中心盡責的隔離官馬丁・席特龍（Martin Cetron）堅持照手冊做，每一次他們的計畫不符合標準時就讓工作陷於停頓。最後，凱雷克半哄騙地在南加州的馬奇空軍基地（March Air Reserve Base）為撤退者找到房間。

在一月三十一日記者會快結束時，一名記者問阿札爾一個問題：「如果情況惡化，你們的百寶袋裡有哪些法寶？」阿札爾指示凱雷克回答這個問題。這是凱雷克從疫情開始後第一次正式公開露面，但他既沒有雷德菲爾德的科學權威，也沒有佛奇的能言善道。「我在這裡的角色在這個階段真的是預防性質的。」他解釋說：「我們正採取一種很審慎、但很深思熟慮的方法，以確保不管發生什麼情況我們都有所準備。」

第5章

穩定刺突

在一月的最後一個星期，科貝特體重減輕了七磅，而且根據她的估計，總共睡了二十個小時。她每天很早就到國家衛生研究院的疫苗研究中心，一直到天黑後很久視力模糊，筋疲力盡了才離開。科貝特認識葛拉漢快十五年了，她已經把他的實驗室當成第二個家，每天與桌上的離心分離機、基因定序器，和專門用來消毒錐形瓶、量筒與清洗團隊每天使用的其他實驗玻璃器皿的洗碗機為伍。有一次葛拉漢走進實驗室並聽到陽極（Young Jeezy）的《我們拿吧：惡棍動機一〇一》（*Let's Get It: Thug Motivation 101*）從電腦喇叭傳來時，他停駐腳步好一會兒，然後轉身返回自己的辦公室，沒有發出任何抱怨。科貝特在推特上開玩笑說，這就是一個能順應「文化敏感性」的老闆。

莫德納的疫苗計畫中有一個在科貝特底下工作的學生「歐露」・雅畢歐娜（Olubukola "Olu" Abiona），她負責培養冠狀病毒刺突蛋白。雖然莫德納mRNA疫苗的設計是在人體生成刺突，但研究人員必須在實驗室的培養桶中製造自己的刺突。這些刺突是一項試驗的關鍵成分，將可決定疫苗是否在老鼠、猴子和人類身上製造正確的免疫反應。研究人員也將把蛋白交給共同研究者，讓他們進行診斷性試驗和單株抗體治療。通常一開始會在一個一公升的燒杯裡培養少量的蛋白，但團隊必須培養很多，以便莫德納的候選疫苗抵達時能準備就緒。

科貝特的電話響起。她看到雅畢歐娜傳來一則訊息。「冠狀病毒團隊的先生和女士，」她寫道，她和實驗室的搭檔已濃縮和過濾四公升的營養湯，製造出二十二毫克的大量蛋白，相當於一百片雪花的重量，足夠使用兩個星期。「耶，太棒了。」雅畢歐娜說。

科貝特跑過去，給她一個擁抱。她認為「耶，太棒了」應該可以用來作為他們疫苗的名稱（「遺憾的是，我認為莫德納不會同意。」她後來寫道：「我們會在疫苗試驗中稱它為『好棒棒』。」）。幾分鐘後，葛拉漢打電話給科貝特，要求報告最新情況。雖然他們距離很近，但她總是在直接向他報告時感到很緊張。她後來在推特上說，每次看到打來的電話號碼是他時，她的「頭髮就因為緊張而變成爆炸頭」。她告訴他這個消息，然後他說，她愛怎麼稱呼這個疫苗都可以。

葛拉漢和科貝特在一月三十日晚上都緊張不安，等著瑞普印出麥克拉倫的實驗室在德州培養出來的刺突蛋白照片。沒有人知道它是否已被穩定化，或呈現出有效疫苗的正確構造。如果蛋白的形狀太容易改變，正確的抗體就無法找到它們的目標，所有研究人員的努力將付諸流水，那二十二毫克的蛋白將被沖進馬桶裡。莫德納可能必須放棄它已開始生產的疫苗。

那天下午稍晚，瑞普把裝滿刺突蛋白的瓶子拿到放置分子顯微鏡的建築，那是一台稱作Krios的機器，瑞普描述它「有點像電影《2001太空漫遊》（*2001: Space Odyssey*）裡的那顆巨石」。正如他之前已演練過許多次的那樣，他把蛋白溶液吸到細網格子上，仔細擦乾多餘的水分，並將溶液冷凍。然後他把托盤插入機器，讓機器以高能光束將蛋白轟擊成電子。

「大約一個小時後，一個重大的科學結果就要見真章，而我有一點緊張。」那天晚上他傳訊息給他女朋友說。不久後，他寄給她一張黑白照片，看起來像夜空的攝影底片：白色的天空上有著黑色的星星。但它們實際上不是星星，「那些小水滴是蛋白。」他寫道，她則回他：「耶！」在仔細檢視過那些照片後，團隊發現這些刺突蛋白鎖定的形狀正是最有機會成為疫苗的形狀。

當葛拉漢聽到這個消息時，他感覺到一股刻意克制的欣慰。第一個障礙已經通過，但他曾經歷這個程序許多次，知道距離終點線還有漫長的路。回顧二〇〇〇年時，佛奇徵求葛拉漢回疫苗研究中心來主持臨床試驗，葛拉漢是HIV／愛滋病界的新星。葛拉漢從一九八〇年代就認識佛奇，當時兩人都為歷來第一支HIV疫苗VaxSyn做臨床試驗工作，該疫苗後來由雷德菲爾德推廣為治療藥。雖然初始的VaxSyn試驗沒有成功，它卻代表這個領域的重大里程碑。大多數科學家會毫不遲疑地接受國家衛生研究院的高薪工作，因為他們能主導該領域中最重要的研究，還能協助阻止殺死近五十萬名美國人的傳染病蔓延。不過，葛拉漢卻猶豫不決。

他的問題是，疫苗研究中心把重點放在HIV，而他卻對一種大多數人從未聽過的險惡病原體感興趣：呼吸道融合病毒（RSV）。呼吸道融合病毒在一九五六年首次被發現，就在沙克（Jonas Salk）宣布他的小兒麻痺疫苗之後三年，後來此種病毒變成新生兒的主要死因之一，科學家立即研究開發它的疫苗。在一九六〇年代華盛頓特區兒童醫院的一場臨床試驗中，被施打疫苗並在後來感染這種病毒的嬰兒和學步兒童，最後出現一種更嚴重的疾病。他們之中有十八名住院、兩名死亡。這個事件是一個極具破壞性的轉折，讓愈來愈多人發現疫苗這個領域雖然初期有許多突破，最終還是來到撞牆期。葛拉漢心想，疫苗怎麼會讓疾病更惡化？

葛拉漢覺得如果他能解答這個問題，一定也能解開人類免疫系統的其他許多問題。他告訴佛奇自己願意加入疫苗研究中心，只要能繼續兼做呼吸道融合病毒的研究。「我們迫切需要他，所以我們達成協議。」佛奇說。這個決定後來協助讓疫苗研究中心在因應X疾病的能力方面成為美國的先鋒。

葛拉漢對科學的興趣可以追溯到他小時候在家庭農場上的生活。他出生於堪薩斯市，父親是牙醫，把家搬到南部的小鎮佩奧拉（Paola）以飼養馬、牛和豬。當葛拉漢不打籃球或寫功課時，他和他兄弟就協助照顧牲口，而這意味經常會弄壞設備。雖然葛拉漢知道如何修理曳引機，並且在高中畢業時代表全班致詞，他在一九七一年進入休斯頓的萊斯大學時課業仍落後他的同儕。在一次物理學測驗中有一個題目的答案是極小的數字，小數點後接著好幾個零，它小到葛拉漢心想他乾脆就寫零。他答錯了。他的室友比爾・格魯伯（Bill Gruber）是個城市老油條，把這個錯誤當成一個大笑話。葛拉漢告訴他，這種錯誤絕不會再發生。

葛拉漢回到堪薩斯市念醫學院。當他向父母介紹他打算結婚的對象醫學院同學辛西雅・譚娜（Cynthia Turner），而她是一位黑人單親媽媽時，他父母因此而大吃一驚。「剛開始他們很猶豫，擔心那對我的家庭會有什麼影響。」葛拉漢說：「幾個月後，大家終於有了一致的看法。」

辛西雅讓葛拉漢重新認識了他的基督教根源。他被教養為一個長老會教徒，但在年輕時迷失了方向，只專注於自己和對知識的追求。他擁抱演化論，但從未感覺科學可以解釋生命從無生命中發生和繁衍的問題。「我們很難了解有生命的複雜有機體如何從基本的化學分子中形成。」他說。一天晚上他突然醒來，然後筆直地坐在床上，幾個小時後得知爺爺已經過世，這個經驗震撼了他。辛西雅帶他參加她教堂的儀式，讓他逐漸對性靈的領域更加開放。他在許多事物上看到上帝的手，包括他自己的人生道路。「恩典的定義是『不配得到的恩寵』，」他說：「我感覺我生命中只有幾件事展現出不配得到的恩寵。」

在他們即將完成醫學院學業時，這對新婚夫妻發現在同一個城市很難找到申請住院醫師訓練的地方。接受精神病醫師訓練的辛西雅提議要到曾經是黑人醫學院的納許維爾梅哈里醫學院（Meharry Medical School）試試，而葛拉漢則申請到范德比大學。一九七九年葛拉漢在那裡開始他的住院醫師訓練，後來才發現田納西州在前一年取消了禁止跨種族通婚的法律。「如果我早知道，我可能就不會跑到那裡了。」他說。他相信那是恩典。畢竟，葛拉漢就是在范德比大學首次探究神祕的呼吸道融合病毒。

在葛拉漢追求成為最好的醫生之際，他變得嫻熟於攝影，因為他透過攝影來記錄疾病的各種樣貌，足足蒐集了七本投影片夾。只要他發現自己的病患有任何不同尋常或重要的症狀，就會不厭其煩地發表為病例研究。他在范德比大學的主管之一威廉・薛福納（William Schaffner）看出這個年輕醫生有不同於他人之處，所以葛拉漢在住院醫生訓練期滿後就被僱用為教職員。然後，葛拉漢做了一件在當時異乎尋常的事：他開始在同一所大學裡攻讀微生物學的博士學位。范德比大學的一位行政管理員得知這件事後展開調查，薛福納不得不掩護他。每一次這位管理員連絡他，他就會刻意等很久才回應。「最後我把他磨到放棄。」薛福納說。

葛拉漢永不滿足的好奇心帶他進入呼吸道融合病毒的世界，與天花是近親的呼吸道融合病毒在健康的成人身上無害，他們一生中的不同時期可能攜帶多種該病毒而不受影響；但在新生兒、老年人和免疫系統較弱的人中，它在世界各地每年造成約二十五萬個死亡病例。呼吸道融合病毒沒有治療的方法，而且在一九八〇年代沒有人願意冒險再製造另一種疫苗。呼吸道融合病毒感染情況最嚴重的嬰兒——大多數為早產兒——不成比例地以黑人和窮人為主。傳染病並非公平的殺手，它們通常襲擊人口中資源最少和受到最少保護的人。葛拉漢不是小兒科醫生，但他積極參與納許維爾的黑人社區，加入由辛西雅的叔叔擔任牧師的皮斯加山聯合循道會。葛拉漢認識大多數參加一九六〇年代呼吸道融合病毒疫苗試驗的孩子，他們正好也都來自黑人家庭。

撰寫論文期間，葛拉漢的協作夥伴是國家衛生研究院的研究員布萊恩・墨菲（Brian

Murphy）。墨菲重新檢驗來自失敗的呼吸道融合病毒臨床試驗的血清，他的發現之一是施打過疫苗的嬰兒製造了許多無用的抗體——每製造一種能中和呼吸道融合病毒的抗體，就另外製造了五種無效的抗體。那些額外的抗體無法避免細胞被感染，反而可能黏住彼此，在肺部形成使疾病惡化的凝塊。

利用他在醫院巡房的空檔，葛拉漢藉由在老鼠身上重現這個問題做研究。他很快發現當抗體反應失控時，免疫系統的其他部分也會機能錯亂，你可以說免疫系統似乎對它面對的威脅規模感到困惑。我們已經知道，健康的免疫系統對病毒的反應之一是派出殺手T細胞去摧毀被感染的細胞，但對仍在細胞外面的較大闖入者——像是與病毒不同的細菌、花粉或寄生蟲——身體會製造粘液、發炎和稱為嗜酸性粒細胞的戰鬥細胞。這種反應我們歸類為與過敏有關，而且這種反應會減少殺手T細胞的數量，通常會讓身體更難清除小氣管中的病毒。葛拉漢看到施打疫苗的老鼠基本上會發展出一種對抗抗體凝塊的過敏反應，而非對抗病毒本身。

在接下來的二十年，葛拉漢轉到國家衛生研究院，並擘畫一條研究人員可以追隨的路徑，以確保未來的呼吸道融合病毒疫苗不會讓這種疾病惡化。呼吸道融合病毒疫苗是用一種殺手病毒製造的，但用來殺死病毒的化學物質也會破壞病毒的結構。如果身體利用損壞的病毒作為其抗體反應的樣板，那些抗體將不如預期。葛拉漢的結論是，與其在一種呼吸道融合病毒疫苗中使用整個病毒，不如根據呼吸道融合病毒表面稱作融合蛋白（fusion protein）的特定蛋白來製造疫苗。在病毒降落在細胞之上後，這種蛋白會轉變為融合後的構造以便進入細胞。在融合後的蛋白上製造抗體就像你已經中彈後再穿上防彈衣，問題是沒有人知道如何用融合前的病毒來製造一種疫苗，甚至沒有人知道融合前的狀態是什麼樣子。

而且沒有人願意幫助葛拉漢找出答案。

當麥克拉倫二〇〇八年以後博士研究員的身分出現在疫苗研究中心時，他的計畫是研究ＨＩＶ。他來到葛拉漢的樓層完全是因為一場幸運的意外。麥克拉倫原本要與樓上名叫鄺彼得（Peter Kwong）的人共同做研究，但那裡已沒有任何辦公室空間。個性謙遜的麥克拉倫在底特律惡名昭彰的八哩路（Eight Mile Road）長大，卻意外地走上一條通往最頂尖科學的路。他的專長結構生物學正要成為疫苗設計領域不可或缺的部分。與泰諾（Tylenol）藥片或抗生素膠囊裡微小、簡單的分子比較，疫苗是由較大的醜陋分子構成的奇怪混合物，連製造者都不知如何去描述或解釋它們。每當麥克拉倫的ＨＩＶ研究碰到難題，他就過來和葛拉漢說話，因為葛拉漢就是那種每個人都想找他說話的人。「他是我見過最好的人，完全不會擺架子。」麥克拉倫說。葛拉漢對麥克拉倫的看法也很相似。每次兩個人談話時，相較於分子，更了解老鼠的葛拉漢總是很委婉地暗示，麥克拉倫嘗試用於ＨＩＶ的各種新奇技術可能成功運用在尋找呼吸道融合病毒疫苗上。

葛拉漢向麥克拉倫解釋，用一種較不容易觸發的融合蛋白來設計呼吸道融合病毒疫苗極其重要。麥克拉倫嘗試幾種不同的技巧，但都沒有成功。幾年過去了，然後一天晚上他一面看電視，一面搜尋Google的專利資料庫，看到一家公司的一項專利發現兩種新抗體可以避免呼吸道融合病毒感染細胞。奇怪的是，兩種抗體都未附著於該公司在實驗室製造的融合蛋白。他們是如何阻止病毒的？麥克拉倫的直覺是，這家公司已找到只對短暫存在的融合前形式的蛋白產生作用的抗體。他設計一項同時製造抗體和融合蛋白的實驗，並發現抗體可以在蛋白的融合前狀態中正確地鎖住蛋白。

葛拉漢和麥克拉倫使用一種稱作X光晶體繞射的技術，製造出這種抗體黏合蛋白的立體影像，並明顯地呈現出融合前和融合後結構的差異。當該蛋白改變形狀時，它暴露出不同的角落和縫隙，也就是所謂的抗原表位，這解釋了為什麼人體製造的這麼多融合後形式的抗體無法中和病毒。麥克拉倫、葛拉漢和鄺彼得（樓上那個人）很快發展出一種在他們的融合蛋白中改變兩個氨基酸的技術，讓結構堅硬到足以永久鎖住融合前狀態。這個穩定化的蛋白可以用來作為身體製造呼吸道融合病毒中和抗體的樣板；換句話說，就是疫苗。葛拉漢在老鼠身上做試驗，穩定化的融合前蛋白製造的中和蛋白，是融合後蛋白的十倍之多。

葛拉漢嘗試解決一個問題，想打破阻止疫苗製造商成功開發呼吸道融合病毒疫苗的障礙。但正如科學的路徑經常十分曲折，一個發現引向另一個發現，正當葛拉漢和麥克拉倫即將完成他們的研究時，他們聽說沙烏地阿拉伯出現一種新疾病。二〇一二年六月，一個有嚴重肺炎症狀的沙國男性住院，必須接上呼吸器，標準的病毒測試結果為陰性。當這位男性十一天後病故時，醫生把痰液樣本寄到荷蘭一所實驗室，並確認加害者是一種冠狀病毒。他們為該疾病命名為中東呼吸綜合症（ＭＥＲＳ），致病的病毒似乎從蝙蝠傳給駱駝，然後再傳給人類。兩個月後，這種疾病傳遍波斯灣城市穆巴拉茲（Al-Mubarraz）的阿赫薩醫院（Al Ahsa Hospital），有二十三個病例，十五個人死亡。到二〇一三年八月，七十四人在沙烏地阿拉伯感染這種病毒。沙烏地當局限制那一年前往聖城朝聖的人數，並要求有慢性病的年老穆斯林待在家中。

葛拉漢實驗室裡的黎巴嫩裔美國人哈迪・雅辛（Hadi Yassine）博士後研究員，在十月已買好朝聖的機票。在他的旅途中，他的同伴之一病況嚴重到必須住院，雅辛自己在飛回家的班機上也出現嚴重的咳嗽。當葛拉漢聽到雅辛和他的一個同伴生病時，他擔心他們感染了ＭＥＲＳ。實驗室的檢測發現雅辛沒有感染，但他感染了另一種冠狀病毒：ＨＫＵ１。對大多數人來說，ＨＫＵ１溫和有如感冒，但雅辛的症狀似乎較為嚴重。

葛拉漢為這個消息感到寬慰，但這場虛驚讓他和麥克拉倫更覺得應把他們的目標鎖定在為ＭＥＲＳ病毒開發一種實驗性疫苗。這個世界已在十年內看到兩種冠狀病毒疫情爆發，「它會再度發生。」葛拉漢告訴麥克拉倫：「我們沒有任何有關冠狀病毒結構的資訊，所以這是我們真正要解決的問題。」和呼吸道融合病毒融合蛋白一樣，MERS病毒刺突在它從細胞釋放出來後不久，會自動從融合前狀態轉變成融合後狀態。不過，團隊還找不到正確的抗體來抓住它。他們陷入了困境。

葛拉漢建議他們看看HKU1。他們很快發現HKU1刺突的融合前結構比MERS病毒的刺突來得穩定。他們已經用X光晶體繞射見過呼吸道融合病毒蛋白的結構，但這個程序對大而鬆軟的蛋白如冠狀病毒刺突不管用，所以他們找上加州拉霍亞（La Jolla）斯克里普斯研究所（Scripps Research Institute）的安德魯・華德（Andrew Ward）幫忙。華德急速冷凍這種刺突蛋白，用低能量電子照射它產生二維影像，然後用數千張影像建構出三維的融合前結構模型——歷來首見的人類冠狀病毒。

這個溫和的HKU1病毒變成他們的原型病原體，提供一種在較危險的冠狀病毒破解刺突機制的方法。特別的是，他們可以標定HKU1刺突的原始氨基酸序列上柔性鉸鏈區域的位置。他們可以為MERS刺突排列HKU1鉸鏈區域的序列，並開始了解讓MERS刺突這麼容易觸發的個別氨基酸是怎麼回事。

麥克拉倫的博士後研究員王念雙開始修改刺突基因，以測試硬化MERS鉸鏈區域和避免它刺入細胞的方法。在二十個被用來製造人類蛋白質的氨基酸中，脯胺酸已知可以提供最大的硬度給分子結構。王念雙設計一百多種不同的序列，在略微不同的地方插入一個脯胺酸。

當他在實驗室的細胞培養液裡培養這些修改的刺突時，他可以或多或少測量它們有多少鎖定在融合前狀態。其中有一種序列的硬化刺突增加了十倍，當王念雙在相同的地方插入兩個脯胺酸時，他看到硬化刺突增加多達五十倍。王念雙把這個發現向世界最知名的科學期刊《自然》（*Nature*）投稿，但很快被退稿。《自然》不認為那是一個重大的發現。在六個月內，王念雙又遭到兩次退稿。「我很鬱卒。」王念雙表示。

科貝特剛好就在這個時間來到葛拉漢的實驗室開始他的博士後研究。她在國家衛生研究院測試S-2P設計——以兩個脯胺酸穩定的刺突——是否可以作為疫苗來保護老鼠免於MERS。它有效。王念雙把科貝特的新數據納入他的論文，然後又遭到兩次退稿後，它終於在二〇一七年刊登於《美國國家科學院院刊》（*Proceedings of the National Academy of Sciences*）。這個團隊發現了他們相信是一種可以對付許多種、甚至所有冠狀病毒的疫苗設計。

但他們還沒有證明它能有效應用在真實的疫情中。

第6章

老派和新派

二月三日星期三的破曉前，格瑞格里・葛倫從他在馬里蘭州鄉下的家族葡萄園開車前往位於蓋瑟斯堡第一場路的Novavax總部，這是一條安靜的街道，兩旁都是二樓和三樓的建築，是數家生物科技公司創立的地方。事實上，葛倫的第一家疫苗公司Iomai過去就開在Novavax對街的一棟紅磚建築裡，而Novavax後來把那棟建築改建成它的生產設施。葛倫把車停入停車場後並未熄火，他可以看到Novavax的招牌已從那棟紅磚建築移走。Novavax最近已賣掉紅磚建築的租賃權，連同裡面的設備，甚至是裡面的員工。在該公司起起伏伏的三十年歷史中，它從未成功地把一種疫苗推出市場，現在它已沒有能力製造臨床級的疫苗供人體試驗，葛倫不確定他的公司在這種狀態下能再存活多久。

另一輛汽車駛入停車場，那是一名GenScript的主管終於把冠狀病毒刺突的序列送來了。和葛拉漢的團隊訂做較小的基因序列並自己組合起來不同，Novavax和許多家公司爭搶獲得它訂購的合成刺突序列。兩個星期前Novavax的訂單已準備好裝載到一架聯邦快遞（FedEx）的飛機，但中國的班機秩序陷於混亂。氣急敗壞的葛倫打電話給GenScript的主管，並說服他們再度製造刺突序列——這一次是在該公司的紐澤西廠裡生產。在二月二日星期二晚上，一名主管用自己的汽車裝上一包貨物，開車四小時南下和葛倫的團隊會面，以履行這個重要的清晨交貨約定。

Novavax的苦難並未澆熄葛倫對工作的熱情。六十多歲的葛倫是接受陸軍訓練的小兒科醫生，當他的時程表安排了某家公司的發現會議（discovery meeting）時，他就會變得生龍活虎，那些會議通常會發表疫苗開發初期階段的最尖端科學技術。他和主持臨床前研究的高瘦科學家高爾・史密斯會一起進入二樓的一間會議室，燈光會暗下來，投影機開動，然後是一張接著一張的圖表，和看起來像連在一起的撞球的分子三維影像。

回顧史密斯發展出來的舊平台，Novavax曾計畫用毛毛蟲卵巢細胞培養它的刺突蛋白。雖然這個概念已屢次證明可信，但在那些細胞內製造的每一個新蛋白都需要耗費時間調整其純化和製造程序，這與莫德納的mRNA疫苗隨插即用（plug and play）的方法有很大差別。

Novavax的整體程序從利用另一種病毒的力量開始，這種病毒感染的對象是昆蟲而非人類。當活毛毛蟲感染這種桿狀病毒後，牠們會滲出一種白膠直到死亡，並在樹枝上乾掉像一個舊痂，且硬得有如石頭。如果你用顯微鏡檢查那個乾掉的膠，它看起來像裂開的水晶。年輕的史密斯在一九七〇年代末就已知道，這種膠是由單一的蛋白構成，而這種蛋白則以它的形狀被命名為多角體蛋白。在病毒四周晶體化的蛋白像雪花那樣，保護它直到另一隻毛毛蟲幾天或幾年後經過，並且吃下它。晶體在毛毛蟲的肚子裡融化，然後病毒開始自我複製。

令人難以置信的是毛毛蟲在感染期間製造的這種膠的數量，可能超過牠們細胞內的任何其他蛋白，牠們變成把病毒散布到世界的機器。史密斯找到一個方法來修改這些桿狀病毒讓毛毛蟲製造它想要的蛋白的基因，並在一九八七年應用於VaxSyn的HIV蛋白。雖然那個疫苗沒有成功，但史密斯的毛毛蟲細胞讓Flublok（賽諾菲巴斯德〔Sanofi Pasteur〕加強版的季節性流感疫苗）和Cervarix（葛蘭素史克〔GlaxoSmithKline〕的人類乳突病毒〔HPV〕疫苗）得以開發出來。

二〇〇四年史密斯來到Novavax，葛倫六年後也加入。他們兩人計畫為世界市場推出第一種呼吸道融合病毒疫苗。這個團隊在二〇一三年開始進行人體試驗，當時葛拉漢和麥克拉倫才剛發表他們的穩定化融合前蛋白，而Novavax已解決用毛毛蟲細胞製造融合後疫苗的難題。如果Novavax以穩定化的蛋白重新開發疫苗，葛倫和史密斯知道他們將被競爭者趕上。Novavax繼續執行它的計畫，在美國進行一項近一萬兩千名年長成人的試驗。

葛拉漢和麥克拉倫在這段期間可以看到葛倫對融合前技術的突破不太高興。「他們的態度有點像『這個嘛，融合前技術可能沒有那麼棒』，接下來就是吹噓和行銷。」麥克拉倫說。到了二〇一七年，葛倫已停止稱Novavax的疫苗是融合後蛋白，而開始稱它為「基因融合前」（prefusogenic）技術。葛拉漢說：「在融合前的概念蓄積這麼多動能和知名度後，他們捏造出一個新名詞。」科學界幾乎沒有人相信Novavax所創造的新詞。

除了玩文字遊戲，重要的還是臨床試驗，而在二〇一六年九月，Novavax宣布試驗失敗。但該公司加倍下注，對懷孕婦女進行第二次試驗，期望疫苗能保護她們的小孩。然而這次試驗也不成功，數千萬美元付諸東流。Novavax關閉疫苗生產設施，並裁員八百名員工中的七百五十名，包括三分之二的研究人員。在二〇一九年間，該公司股價下跌九〇%，Novavax的假日派對只能在休息室供應披薩和可樂。「我得了創傷後壓力症候群。」葛倫說。

當新冠病毒疫情在二〇二〇年一月初爆發，全世界有潛力的疫苗製造商紛紛向葛拉漢徵詢疫苗設計的建議。生物科技公司（BioNTech，簡稱BNT）——莫德納mRNA的競爭者，公司設在德國美因茲（Mainz）——執行長烏爾・薩欣（Uğur Şahin）告訴葛拉漢，他計畫立即試驗數種選項，包括葛拉漢的穩定化刺突，然後他將比較各版本在老鼠試驗的結果。與楊森製藥（Janssen，嬌生公司〔Johnson and Johnson〕的藥品部門）有關係的哈佛研究人員丹・巴勞希（Dan Barouch）計畫在猴子上做相同的試驗，利用腺病毒作為載體，和牛津團隊之前一樣。至於牛津團隊——粗魯、冷漠的那一群——他們已經大步邁向自己的道路：吉爾伯特正將自然而未穩定化的序列用在她的疫苗上。誰知道？也許穩定化並沒有所說的那麼好。就因為它在呼吸道融合病毒和MERS病毒上似乎很重要，並不保證在新型冠狀病毒上也是如此，這一切都還沒有定論。

對Novavax來說，這個賭注實在很大。葛倫知道，推出冠狀病毒疫苗就是一切，它若非證明蛋白基疫苗長期的價值，就是讓它們從此成為過時的東西。葛倫可以確定的一件事是，他的公司不應該冒任何險，Novavax將採用葛拉漢的方法來穩定刺突蛋白。葛倫明顯地放下個人顏面，他連絡葛拉漢，問有沒有可能他們可以合作。葛拉漢表達他的方向，和他的團隊發表的論文和專利。他歡迎Novavax為它的疫苗向政府申請技術授權。

葛倫和史密斯將必須從學術界徵募自己的合作對象，組成一個必須與國家衛生研究院的實力及其大手筆投資mRNA競爭的團隊。他們將很快敲定自己的主要成員——曾與葛拉漢和麥克拉倫共同研究MERS的顯微鏡專家華德——他們也已連絡一位奧克拉荷馬州的研究人員，他將在靈長類動物身上試驗Novavax的疫苗。不過，他們第一個找來的共同研究者是麥特·佛利曼（Matt Frieman），一個馬里蘭大學的病毒學家，他可以使用大學的生物安全等級三級的實驗室來研究新型冠狀病毒。幾週前佛利曼幾乎就要結束自己的冠狀病毒計畫，因為過去七年來他申請的計畫經費幾乎都被拒絕。「我沒有足夠的錢維持實驗室運作。」他表示。

一旦疫情爆發證實是由一種冠狀病毒引起，他急切地想參與任何開發計畫。他寫電子郵件給疾管中心的朋友，問是否有任何「加入」的機會。幾天後，他連絡一家生物科技公司。「有沒有興趣研究武漢冠狀病毒？」佛利曼寫道。沒有興趣。

然後在一月二十一日星期一，佛利曼接到史密斯從Novavax寄來的電子郵件。「從新聞看來似乎冠狀病毒已經回來了。」史密斯寫道，他問佛利曼有沒有興趣加入。佛利曼只花了不到幾分鐘考慮。他知道自己在疫苗開發過程將只扮演一個小角色——在人體臨床試驗過程中的一小段，但如果沒有他提供的資料，Novavax和監管當局將沒有信心讓試驗繼續進行。他告訴史密斯願意加入。佛利曼必須做的第一件事是取得活病毒。正如張永振十一天前所展示的，基因序列讓新病原體的具體細節能以數位形式立即散布到全世界，這表示只要取得序列就可以在幾天內製造出候選疫苗。不過，像病毒等生物樣本通常必須在實驗室內培養，並以老方法透過像聯邦快遞和DHL寄送。需要活病毒是因為必須評估抗體預防感染的效果和用來進行關鍵的試驗，例如故意讓施打疫苗後的老鼠或猴子暴露在病毒之中以評估疫苗的有效性。移動這些病毒跨越國際邊界必須通過層層關卡，正如中國的情況就是如此，甚至有些國家可能拒絕分享樣本。即使在病毒自己找到方法進入美國後，研究人員仍四處尋找樣本。

佛利曼連絡的另一個人是他的朋友兼同事娜塔莉・桑柏格（Natalie Thornburg），她是在疾管中心呼吸道病毒部門做研究的免疫學家。在一名華盛頓州居民於一月二十日被確診為第一個美國病患後，裝病毒的小瓶已被冷凍並運送到疾管中心位於亞特蘭大的總部，然後兩名桑柏格的資深科學家把病毒樣本分到一個組織培養盤的九十六個孔裡。他們添加了綠猴腎細胞（Vero cells）以供病毒感染並複製，這種不尋常的細胞最早是取自非洲綠猴的腎臟，而且它們有異常數量的染色體。大多數細胞在每次複製自己後就會衰老，但這種細胞可以「長生不老」，意思是它們可以無限期地保存在實驗室的培養皿裡。桑柏格的團隊把感染細胞的培養皿保存在人體體溫下，用牛血來供給養分，並以抗生素來防止細菌侵入。

她的團隊每天檢查綠猴腎細胞，尋找那些冠狀病毒感染的證據。在顯微鏡下，健康的綠猴腎細胞看起來像小愛斯基摩皮艇，兩端呈延長狀，中間的細胞核呈圓形的結構。一旦被感染後，細胞出現泡泡而變成泡沫狀，最後細胞膜爆破。在細胞開始死亡時，桑柏格的團隊必須為內容物定序，以確保它們是由冠狀病毒而非其他隨機的病毒所造成。然後他們從培養盤取下細胞的一層，將它稀釋以培養更多這些仍未命名的冠狀病毒。「有人必須為這些東西取個名字，我們才知道如何為玻璃管貼標籤。」桑柏格在一月底發推文說。

在一月三十日，桑柏格寄一封電子郵件給佛利曼，告訴佛利曼他已加入「校隊」。她把她的病毒庫存分給國家衛生研究院裡的一個設施，讓該設施開始為研究圈培養更多病毒，但她也準備寄一些病毒給佛利曼和八個其他的實驗室。一週後她發推文說：「這一週碰到許多挫折，但第一輪的病毒已經寄出。」不久後，兩小瓶病毒抵達佛利曼的郵箱。佛利曼把一瓶放進冷凍櫃，用另一瓶在實驗室做培養。如果病毒經過一段時間出現變異，他隨時可以用另外一瓶重新開始。經過幾天後，他已經準備好在他的老鼠身上試驗這種病毒。

一天早上佛利曼和他的研究生羅伯・哈普特（Rob Haupt）把白色個人防護設備穿在藍色薄醫服上，並接上圍在腰部像腰包似的呼吸器，呼吸器則以手風琴狀的管子連接到他們的兜帽和臉罩後面。佛利曼打開開關，他的兜帽因為空氣吹到臉上並從脖子附近排出而緊繃。他只能聽到馬達的呼呼聲，有點像浮潛的感覺。兩個人通過閘門，進入生物安全等級三級的實驗室。實驗室裡有一排排架子放置著透明塑膠盒，每個盒子都貼了標籤，並裝著老鼠。

佛利曼把第一隻老鼠抓出盒子，並注射麻醉劑氯胺酮。然後他把老鼠遞給哈普特，哈普特在老鼠耳朵夾上一個金屬製的數字夾。接下來佛利曼拿一根裝滿病毒的吸液管，將病毒注入老鼠粉紅的鼻子裡，並將牠放回籠子，老鼠幾分鐘後才會醒來。哈普特和佛利曼每天把每隻老鼠放在一具小秤上，記錄牠們的體重。這些老鼠都穩定維持約二十克的重量，牠們似乎都沒有染病。當幾天後佛利曼解剖其中一隻老鼠時，他看到完全健康的粉紅色肺部組織，其他研究人員也發現同樣的情況。第一種SARS病毒能夠感染老鼠，但新型冠狀病毒的刺突在一個關鍵區的一個單一氨基酸發生改變，使它無法附著於老鼠版的人類ACE2受體。佛利曼需要B計畫。他連絡威斯康辛州一家正在研究基因修改普通感冒病毒的實驗室，那種修改就像科學魔法一樣，將賦予他的老鼠人類的ACE2受體，讓牠們能感染這種新型冠狀病毒。

那需要兩個星期的時間，不過，和國家衛生研究院的團隊以及與疫苗製造商合作的研究人員一樣，在Novavax的候選疫苗進入第一期試驗前，佛利曼擁有可以開發和試驗的工具。該公司推進它的蛋白基疫苗的速度和其他公司一樣快，但面對像莫德納這樣的競爭者時這樣夠快嗎？

不應該令人意外的是，大多數美國人這時候可能還把冠狀病毒視為別人家的事，就好像聽到南美洲的一場土石流，或非洲下撒哈拉的一場饑荒。只是一場悲慘的、孤立的事件，它的急迫性甚至比不上日常發生的瑣事——送小孩上學、完成老闆要求做的會議報告。

公共衛生界的成員甚至表示，媒體報導的冠狀病毒疫情太過誇大。它們比較像是反覆播放的聳動災難片，反而讓人們忽略了全球衛生的真正挑戰。在二月二日，中國公布疫情的最新統計數字，總共有三百六十一人死亡和一萬七千二百零五個確診病例，推特上有人描述這個情勢為「可怕」。前疾管中心流行病學家喬爾・塞拉尼基奧（Joel Selanikio）反駁說：「我無法了解『可怕』這個說法，想想本季光在美國就有超過一萬五千人死於流感，在中國人數可能還更多。」他寫道：「對中國每年二十五萬人死於交通意外和一百五十萬與菸草有關的死亡，要用什麼詞來形容？」

二月三日天還沒亮就到辦公室工作的科貝特回應了塞拉尼基奧有欠思慮的推文說：「我的天……聚光燈一離開流感生物學家，他們就開始鬧脾氣。」她反脣相譏說：「這就像大家都認為『所有生命都重要』，除了病毒學家以外。是的，親愛的……所有呼吸道病毒都重要，所以冠狀病毒重要。」

科貝特和葛拉漢知道，科學界還有一些人更具體地表達出對冠狀病毒疫苗展望的懷疑。例如，冠狀病毒可能演化以逃避免疫，或對刺突蛋白的中和抗體可能不足以預防嚴重的感染。畢竟，約一五%的普通感冒是由冠狀病毒造成，但現在還沒有預防它們的疫苗。人們可能反覆感染導致普通感冒的冠狀病毒，雖然目前還不清楚這是因為免疫減退或病毒變異所致。小兒麻痺或麻疹的情況並非如此，自然感染這兩種病毒可提供數十年的免疫力。

人體對付一種熟悉的病原體方法應該像這樣：一旦病毒侵入後，身體製造稱作漿細胞的特殊細胞。它們是抗體工廠，可以每秒產生多達兩千個抵抗疾病的分子。但這個過程在新陳代謝中的成本高昂，因此在感染消退後，漿細胞逐漸減少，循環的抗體也是如此。漿細胞通常生存幾天，最多幾個月。不過，這些細胞有一些仍存留於骨骸中數年，分泌少量的保護性抗體進入血液以防萬一。然後另一類免疫細胞是記憶B細胞（memory B cell），進入扁桃腺和淋巴結等地方，它們像守夜者那樣等候。記憶B細胞不分泌中和抗體，而是像小探針那樣附著在細胞膜外面。如果這些老記憶細胞再度偵測到病毒，它們就會再度活躍並製造另一波漿細胞。

疫苗的成功取決於那些記憶細胞，但碰到冠狀病毒，一些人擔心我們的身體有失憶症。舉例來說，在一項研究中，曾染患ＳＡＲＳ病毒者的記憶細胞在六年後暴露於相同的病毒下卻未能重新啟動。如果確實如此，這表示身體必須從頭開始由彈藥庫裡無數的抗體中選擇最佳抗體的程序。而冠狀病毒將永遠有機會避開作為身體第一道防線的抗體，並進入細胞。這時候身體唯一阻止它的方法，是透過更複雜、更警戒的殺手T細胞（killer T cell）來爆破自己的細胞。懷疑者說，想快速又簡單地製造出冠狀病毒疫苗只是白日夢，疫苗可能只有一些效果，幾個月後免疫力就會消失，然後我們必須從頭來過。

葛拉漢真心認為獲得對冠狀病毒的免疫力已指日可待，藉助疫苗可能比自然免疫來得好。和呼吸道融合病毒一樣，早期對冠狀病毒的憂慮之一，是人的身體還沒有能力對自然感染產生中和抗體的反應。刺突易受影響的區域——鎖撬——只暴露很短的時間，然後刺突就轉變成融合後構造，這個工具似乎混淆了身體的防衛。但葛拉漢相信當刺突成功地被固定在融合前的結構時，人體可以學習如何長時間擊退病毒。

證據正要出現，至少是其中一些證據。二月四日星期二，科貝特再三更新莫德納寄給她的包裹追蹤號碼——它的第一批疫苗，稱作mRNA 1273。不過，當它抵達時，快遞員一直等到科貝特下樓來出示她的身分證才願意把它卸到裝卸區。接下來，她召集數個同事，他們匆忙進入有一群獸醫和助理負責照管老鼠的地下室動物照顧室。科貝特和團隊抽取血液樣本，然後把不同劑量的疫苗注射到三組各十隻的老鼠身上，第四組則注射鹽水安慰劑，像科貝特這樣的老手可以一分鐘為一隻老鼠施打疫苗。這個階段的目標是證明疫苗可以刺激抗體的製造，這一步必須發生他們才能展開人體安全研究。完成這件事後，團隊將繼續試驗老鼠和猴子，以蒐集更強力的有效性證據，然後才能擴大人體研究和投入更多自願者和金錢。

雖然今日藥物和疫苗在人體試驗前應該先做動物試驗似乎是理所當然的事，但這是出人意料相當晚近的發展。一直到一九三八年美國食品藥物管理局才要求公司在產品上市前必須先提出安全資料，但即使在當時該局仍未明確規範公司必須進行哪些試驗，而且對進行人體臨床試驗也沒有任何規範。在一九五八年的國會聽證中，一位名叫路易斯・拉薩尼亞（Louis Lasagna）的醫生抱怨食藥局鬆散的規範。「只因為省略對實驗動物做毒性試驗可以節省時間和金錢，而把人當作最先做毒性試驗的動物，這是應該被譴責的。」他如此表示。

五年後，食藥局終於更新它的規範，建立公司和組織對人進行新產品試驗的一套正式程序。在進行第一期臨床試驗前，研究的贊助者必須提出試驗用新藥（IND）申請，提出基本動物毒性資料，證明藥物或疫苗用於人體可能安全，或者至少短期使用是安全的。試驗用新藥也包括公司製造程序的資訊、首次人體安全研究計畫書，以及為什麼公司認為產品有理由發揮效用。

莫德納已把動物毒性試驗發包給合約實驗室，而國家衛生研究院則處理免疫性研究。二月十九日約中午，為科貝特工作的三名學生開始測試施打疫苗老鼠的刺突抗體。他們把血液樣本放進離心分離機以分離較濃的紅血球細胞和較輕的含抗體血清，然後準備有數十個孔的塑膠盤，每個孔的表面黏了刺突蛋白。他們把每隻老鼠的血清加入孔中，以人體的溫度培養約一個小時後把血清清洗掉。如果之前的血清裡含有刺突抗體，那些抗體現在將附著在還黏在盤子的刺突蛋白。

為了確定這個程序是否發生，他們把一種特製的偵測抗體加入盤中。這種偵測抗體會附著在其他抗體上，並帶著一種會改變顏色的酶。團隊成員再次清洗盤子，沖掉任何未附著的抗體。最後他們加入一種觸發酶變色的化學劑，黃色愈鮮豔，就表示老鼠產生的附著在刺突的抗體愈多，這個在免疫實驗室的標準測試被稱作酵素結合免疫吸附分析法（ELISA）。

其中一位名叫辛西婭・齊瓦沃（Cynthia Ziwawo）的學生回憶看到第一個盤子幾乎立即變黃，疫苗已促使老鼠製造出附著在刺突蛋白的抗體。

沒有人知道這些抗體能不能中和病毒。要確定這一點必須把含抗體的血清放進裝了活細胞的培養皿，看它是否能阻止病毒感染。他們必須在未來幾個月在所有針對老鼠、猴子以及最終的人體上，進行數百次這種中和試驗。

科貝特和她的團隊沒有在程序繁雜的生物安全等級三級實驗室裡進行所有這些活冠狀病毒試驗，而是決定做一些聽起來極其複雜、但在病毒學界已變得相當日常的事：創造一個假病毒。假病毒有一組包裝在蛋白外套裡的基因指令，蛋白外套上則覆蓋著冠狀病毒刺突。和真的冠狀病毒一樣，假病毒以它的一個刺突接合一個細胞，然後注入它的基因，但那些基因不會告訴細胞複製假病毒，而是告訴細胞製造螢光素酶，也就是讓水母發出綠光的酶。當研究人員後來把細胞切開並添加一種化學藥劑時，被感染的細胞就會亮起來。如果細胞沒有發出亮光，科貝特將知道假病毒沒有進入細胞，意味他們的老鼠已製造夠多的寶貴中和抗體，足以避免感染。

不過，國家衛生研究院團隊不打算等大約一個月來讓假病毒中和化試驗完成，才要求食品藥物管理局准許展開人體試驗。食藥局只需要相信疫苗有希望，而且由莫德納自己做的研究有充分的資料顯示它沒有強烈毒性。葛拉漢在辦公室等待以便在當天晚上儘快看到酵素結合免疫吸附分析法的結果。在第二天二月二十日與莫德納的電話連絡中，他告訴團隊好消息：一切準備就緒。

莫德納當天就向食藥局提出試驗用新藥申請。四天後，一輛卡車在黎明前從位於麻薩諸塞州諾伍德的公司工廠開出來，往西南穿過紐約市和費城，載著首批人體級mRNA 1273疫苗奔往國家衛生研究院。附在這批寶貴貨物上的是一具全球衛星定位系統追蹤器，和每隔幾分鐘記錄一次溫度的資料記錄器。和Novavax的疫苗只需要冷藏不同，mRNA疫苗如此脆弱以至於沒有保持冷凍就會開始腐壞，特別是在運送時更是如此。如果在路上任何時候車內的溫度升高超過莫德納的規格，該公司就必須放棄這批疫苗，蒙受巨大損失並從頭來過。

班塞爾為整趟八小時的旅程忐忑不安。這是因為有前車之鑑：回顧二〇一五年，莫德納正在準備它歷來第一次疫苗試驗，那是一支禽流感疫苗，而裝莫德納疫苗的盒子正好放置在卡車最熱的部分上方。等疫苗抵達邁阿密時，它已經烤壞了，莫德納不得不重製疫苗並再度出貨。第二批疫苗雖熬過旅程，但臨床試驗地點的冷凍櫃無法保持夠低的溫度。邁阿密的大挫敗讓這家新創不久的生物科技公司損失數十萬美元。

這一次沒有出現差池。當天晚上，疫苗抵達國家衛生研究院，從卡車卸下後移入一個冷凍室保存。在國家衛生研究院團隊等候食藥局批准進行第一次人體試驗之際，科貝特和葛拉漢加緊進行距離完成還很遙遠的動物試驗。

第7章

疫情爆發

冠狀病毒疫情爆發已經一個月，大多數美國人還半信半疑。在一月底，一艘名為「鑽石公主號」（Diamond Princess）的郵輪駛出日本，並在越南、台灣和香港的港口停靠。這艘船高度離水面十三層樓，長度相當於三個足球場。它是一艘巨大、閃亮、白色的龐然巨輪，儼然一座海上城市。

船上有三千七百人，包括來自田納西州的阿諾德・霍普蘭德（Arnold Hopland）和珍妮・霍普蘭德（Jeanie Hopland）夫婦。霍普蘭德夫婦把握了最後一分鐘優惠的機會，為自己訂了最底層甲板有舷窗的艙房。他們兩人都七十幾歲，而且第一次到遠東旅遊。在太平洋上十分寒冷，阿諾德喜歡泡在日光甲板上的按摩池，直到他的臉龐曬成粉紅色。在晚上，他會略過表演，留連在鋼琴酒吧，啜飲無酒精雞尾酒，和琴師交換冷笑話。[6]

當郵輪在二月一日星期六停靠在倒數第二站的沖繩時，霍普蘭德夫婦被告知他們必須在港口量體溫才能出去觀光，他們排很長的隊等候日本工作人員檢查文件和量額溫。等到出關時已經太晚，所以他們自己在市區漫步兩個小時，然後返回郵輪。霍普蘭德夫婦第二天早上將在橫濱上岸，所以行李已經打包好了放在門外。

吃過晚餐後，這對夫婦玩了一盤棋，擴音器傳出一則宣布：所有人離開郵輪的時間將延遲二十四小時，因為日本當局將檢查這艘船，霍普蘭德和他妻子當下沒有想太多。第二天，他們聽到消息：鑽石公主號有一名一月二十五日在香港上岸的旅客已確診染上冠狀病毒；十一天後的現在，船上有十個人已經感染。所有旅客未來十四天將被隔離於自己的艙房中。

回頭看看美國，衛生部部長阿札爾需要錢。從武漢飛回的僑民班機和機場的篩檢作業正在消耗他為快速因應疫情而獲得的一億五千萬美元衛生與公眾服務部特別預算。美國的醫療體系現在只有兩週的N95口罩儲備可用來保護醫護人員免於感染，正如凱雷克曾警告過官員，大多數口罩在國外生產，而且許多國家已鎖住出口訂單。萬一全國性疫情爆發成真，美國將在幾週內耗光已經逐漸耗竭的一千兩百萬個儲備口罩。凱雷克已與3M公司談判一項五十萬片口罩的交易，但衛生部防備應變處沒有多餘的預算來購買。

二月四日星期二晚間九點，川普總統將在國會大廈眾議院議事廳發表國情咨文，那天晚上正當阿札爾在一間華麗裝飾的休息室等候，準備與川普內閣的其他成員進場時，他走向白宮預算局局長羅素・瓦特（Russell Vought）。他告訴瓦特，這件事很急迫，白宮必須向國會要求追加預算撥款。「壓力愈來愈大。」他說。阿札爾第二天將在國會山做一項不公開簡報，他說川普政府不能讓民主黨主導話語權。「為什麼要忍受這種政治攻擊？」

禿頭、戴眼鏡的瓦特面有難色，他向來不支持國家戰略儲備系統和凱雷克的部門未雨綢繆的要求。他告訴阿札爾他會考慮是否要求撥款，但金額必須小一些。「它不能是一份許願

---

❻「你聽說燈芯絨枕頭的新故事嗎？它們正在製造頭條（headlines）。」

清單。」他說。

阿札爾的幕僚根據來自疾管中心、衛生部防備應變處和國家衛生研究院的要求，擬出約一百億美元的內部預算數字，和凱雷克原本的估計差不多。阿札爾了解遊戲規則：不管瓦特批准的數字是多少，國會裡出手闊綽的民主黨人一定會再加碼。他把內部要求減半，然後再減少一些以防萬一；第二天，衛生部向瓦特提出四十五億美元的要求，包括十億美元給衛生部防備應變處。

阿札爾在國會耐著性子接受民主黨眾議員的拷問。當撥款委員會的資深議員羅薩・德勞羅（Rosa DeLauro）追問他有關政府是否要求更多經費時，他照規矩保持沉默，只說衛生與公眾服務部將在需要追加預算時提出。

第二天，瓦特告訴阿札爾，他要求的數字太高了。瓦特說，六天後的二月十二日，他將備詢有關川普二〇二一年預算要求的議題，阿札爾將必須在那天過後才提出預算的問題。冠狀病毒可以等。

二月十日星期一，卡拉漢抵達韓福瑞大樓，這是他上班的第一天。當凱雷克的行政助理來接他時，助理伸出手來自我介紹，卡拉漢只是瞪著他的手。在重災區待兩個星期就能對一個人造成這種影響。

離開中國後，他在新加坡短暫停留，會見在那裡因應冠狀病毒的同僚，然後更改他回國的機票，以便在靠近華盛頓的杜勒斯機場降落，而非原訂的波士頓。進入凱雷克的辦公室後，卡拉漢以他激昂、急迫的語調，重述他在武漢的醫院所見到的恐怖情況：走廊上的病患、醫療人員棄守他們的崗位、即將耗盡的氧氣供應。

「我的天！」凱雷克對他的老朋友說。

世衛組織在那一週正式為這種疾病命名：COVID-19，即「二〇一九年冠狀病毒疾病」（coronavirus disease 2019）的縮寫；也給了新病毒一個名稱：SARS-CoV-2。凱雷克知道，衛生部防備應變處很快將應要求在美國因應日增的威脅中扮演更大的角色。但何時？怎麼做？誰將根據什麼權力發號施令？會是阿札爾嗎？還是工作小組？總統？在這個特定的關頭，所有目光都聚焦在疾管中心，而該中心的看法是一切都要看如何控制，要靠透過機場篩檢和追蹤足跡計畫來防堵病毒入侵美國。「我把一切都交給我的專家。」阿札爾在工作小組會議上說。他堅持要佛奇和雷德菲爾德隨時跟在他身邊，以便對媒體談話或向總統簡報。他深信科學在決策程序中提供資訊的能力，但隨著疫情發展日益惡化，這種信心將面臨挑戰。

疾管中心在當時已檢測三百三十個人，只有十二個人呈陽性，聽起來很令人鼓舞。但一些官員開始懷疑有多少病例可能成為漏網之魚。「如果病例開始在社區發生，我們將不會有第二次機會來維持美國人的信心。」國土安全部代理副部長肯恩・庫奇內利（Ken Cuccinelli）在週末寄給阿札爾和工作小組其他成員的電子郵件中警告：「我提議我們分配大量時間來討論改變我們的運作態度，以便在減緩疫情上變得更積極。」

等待並觀察的陣營和必須採取行動的陣營即將發生衝突之際，日本當局正面臨解除鑽石公主號的隔離並提早釋放旅客的壓力。在星期一晚上，凱雷克寫電子郵件給日本厚生勞動省副大臣鈴木康裕，建議由美國立即派遣一個醫療團隊。為了強化防備工作，凱雷克和鈴木康裕討論在東京奧運會前進行一次疫情爆發演習。「鑑於我們過去十八個月已討論過這類假想情況，這可能不在我們意料之中，但它是完美的案例。」凱雷克寫道：「我們的共同努力和規劃已帶來意料之外的紅利。」

第二天早上七點，日本首相安倍晉三已批准這項行動，但凱雷克無法動員他所需要的其他政府部門的支持；又過了一天，鑽石公主號上已有一百三十五名旅客被檢測出感染新冠病毒。這對凱雷克來說不是好消息，但星期三他出席一項有關該郵輪的國會簡報，疾管中心首席副主任安妮・舒查特（Anne Schuchat）說，日本方面表示情況已經獲得控制，旅客最好還是留在他們的艙房接受隔離。

她說完後，田納西州議員菲爾・羅伊（Phil Roe）嚴厲駁斥她，說他的選民霍普蘭德就被困在那艘郵輪上，並告訴他情況還未完全控制住。霍普蘭德形容那艘船就像「一個培養皿」，病毒並未被控制，口罩和手套的發放不夠快，而船上的工作人員則紛紛病倒。「我們必須撤出船上的旅客。」羅伊說。

凱雷克當時已決心繼續進行這項行動。會議後，他走向羅伊，問他能不能直接與霍普蘭德通話。那天晚上九點，凱雷克舉行緊急會議，召集來自疾管中心和國務院的官員。他們打電話給霍普蘭德，請他報告郵輪上悲慘的狀況。

國務院和疾管中心同意凱雷克進行撤離行動，但要他答應不把冠狀病毒檢測為陽性的人帶回國，感染的旅客必須在日本的醫院隔離。這麼複雜和高風險的行動在美國歷史上從未進行過，而且出差錯的可能性很高，但沒有人能指控凱雷克不敢冒險。在打過電話後，他告訴鈴木康裕將展開這項行動。

卡拉漢正在波士頓協助他的幕僚準備不可避免的大量病患湧現，這時候凱雷克打電話來，要他立即上飛機。卡拉漢匆匆把西裝和冬季外套塞進一只聯邦快遞的紙箱，寄回他在科羅拉多州的家，然後前往塔吉特賣場（Target）買了價值一百五十美元、可以在行動結束後拋棄的廉價人造纖維衣服。他從波士頓的羅根機場飛到洛杉磯國際機場和其中一位金剛狼羅勒會合，羅勒已挑選二十一架電動空氣清淨呼吸器，兩個人分別裝進他們的手提箱。

他們飛到東京後，再與三名凱雷克的災難醫療救援小組成員會合，這些小組裡面有醫生、護士和緊急醫療技術人員。在四十八小時內，這個團隊已在鑽石公主號上設立一個調度中心，並篩檢約四百名美國旅客，區別出那些有行動問題或慢性病問題而在萬一感染時風險最高的人。

困在艙房十天後的霍普蘭德夫婦想盡快離開。二月十六日晚上他們聽到房間門口有人敲門，珍妮穿上外套和戴上口罩，打開門時看到一名日本人站在門口。「你的檢測是陽性。」他說：「你不能離開。」珍妮必須到醫院做檢查，阿諾德則可以飛回家。不過，他一定也已經感染病毒！「檢測是在五天前做的，而我隨時都跟她在一起。」他說。他決定繼續在船上再隔離十天，然後等珍妮出院後和她一起回家。

另一方面，當其他旅客已坐上開往東京機場準備搭乘返回美國班機的巴士後，消息傳出他們其中有十四人也呈現陽性。時間已經很晚了，機場空無一人，外面的馬路正下著雨。卡拉漢急著想檢查飛機的狀況，但他和羅勒被告知必須在附近的一棟建築裡等候。不過，趁著招呼他的人不注意時，卡拉漢跑了出去，奔向飛機，衝上階梯去仔細檢查了一番。

由於巴士又耽擱了四個小時，在華盛頓特區的凱雷克怒懟他的同僚，疾管中心和國務院都對是否讓飛機起飛猶豫不決。凱雷克深信醫生拯救病人的誓言優先於公共衛生控制病毒的原則，他指出國務院團隊已在兩架飛機上掛了三公尺高的塑膠布，以隔離任何在十二小時的飛行途中出現症狀的旅客。「我們的原則是不拋棄任何美國人！」他咆哮道。

由於取得檢測的結果會有幾天時間上的落後，返國的飛機上勢必有其他感染的旅客。機員等待的時間分分秒秒過去，加上沒有其他處置旅客的辦法，國務院站在凱雷克這一邊。疾管中心撤回對這項行動的支持，最後飛機還是起飛了。卡拉漢和羅勒在飛行大部分時間全副武裝待在旅客區，他們穿戴的空氣清淨機馬達全程運轉。

一回到美國，兩名醫生伴隨他們的病患進入羅勒在內布拉斯加州的醫療隔離艙。撤離的旅客將被隔離在軍事基地，但對至少有十六名之前檢測為陰性但再度檢測為陽性的病患，軍方的態度出現改變。在部長的作戰中心，凱雷克的副手凱文・耶士基（Kevin Yeskey）整個晚上沒睡，忙著打電話給醫院和州級與地方衛生部門，嘗試尋找病房。「就這一次請幫個忙，」他懇求說：「收留這個人吧。」他設法在加州科斯塔梅薩市（Costa Mesa）找到一所關閉的精神醫療設施，但該市控告聯邦政府，導致這個計畫被擱置。這令人很洩氣，但凱雷克的團隊設法達成任務，找到接納撤離者的替代方法。

二月二十日星期四，《華盛頓郵報》（*Washington Post*）刊登一則報導，描述在日本現場的混亂情況，暗示凱雷克正拆毀疾管中心為阻止冠狀病毒入侵美國所建立的防衛要塞。換句話說，凱雷克和他的防疫牛仔是美國最大的威脅。川普總統看到這篇報導，氣呼呼地打電話給阿札爾，他要開除必須為這件事負責的人。

阿札爾支吾其詞。他可以把凱雷克推出去當作獻祭羔羊，或者說在現場很難做決定，但實際上是駐東京大使館的代辦大使做的決定。所以是國務院而非衛生與公眾服務部該負責。「去找蓬佩奧（Mike Pompeo）吧。」他聳聳肩，為他在韓福瑞大樓的部屬提供掩護。

由於疾管中心官員不願意承認他們在阻止病毒進入美國的這件事上已經失敗，政府防疫機構的其他部門實際上已陷於癱瘓。在部會會議上，疾管中心堅持沒有理由執行關閉學校和保持社交距離的措施，除非有證據——明確的證據——證明病毒已在社區傳播。對疾管中心來說，那表示病毒已在美國的許多地方從個人傳染給個人，以及再傳染給第三個人。根本的問題是，疾管中心在它的亞特蘭大總部還沒有進行夠多的檢測，所以不可能達到他設定的高證據標準，而且該中心運送到各州的檢測盒使用起來還有問題。

二月二十一日星期五下午，凱雷克和阿札爾參加工作小組會議，進行一項桌上演習，模擬疫情可能的發展。他們把行動電話放在戰情室外面的保管箱，地點就在白宮西廂地下室的一個機密情報隔離施設（sensitive compartmented information facility，SCIF）裡。來自各單位的工作小組成員圍坐在一張橢圓形桌子，包括運輸部和國土安全部的人員，以及白宮顧問和幕僚。

在接下來的兩小時，凱雷克分析兩個假想情況，在他發給工作小組成員的資料上代號分別為紅色和藍色。在紅色假想情況中，他設想新型冠狀病毒在小區域爆發，就像SARS的時候那樣，這些疫情可以透過積極的地方公共衛生反應來控制。在這個假想情況下，醫療用品供應鏈或關鍵基礎設施可能面臨小風險。不過，凱雷克告訴工作小組，跡象顯示群聚已擴大到超過控制點。這將導致藍色假想情況，即潛伏的和較不嚴重的病毒將席捲全國。病例將每隔五天到七天增加一倍，正如武漢的情況。醫療品供應將必須配給，醫院容量將不足以處理所有病患。要減少傳染將需要「廣泛的社區減緩措施」，和由他所屬的衛生部防備應變處領導的「全國層級的反應」。

在會議結束前，阿札爾再度提起錢的問題——還沒有撥下來的冠狀病毒追加預算撥款。他說，下週他將在幾個眾議院和參議院委員會作證有關二〇二一年預算的事，民主黨人將生吞活剝他。川普的幕僚長麥克・馬瓦尼（Mick Mulvaney）環視在座者。如果不先把追加預算送到國會，阿札爾無法出席聽證會。他說：「把它搞出來。」

第二天星期六早上，阿札爾在貝塞斯達凱悅飯店的每日燒烤餐廳吃早餐時，打電話給白宮預算局的瓦特詢問預算撥款的事。瓦特說，阿札爾要求的四十五億美元在新預算中必須削減為十二億五千萬美元，外加五億三千五百萬美元從原先留給伊波拉病毒的經費轉移過來。凱雷克只能從整筆撥款中獲得五億一千五百萬美元，足夠買一些N95口罩和手套，剩下來的已經不多。對疫苗和治療藥的重大投資，將必須等到下個預算年度開始的二〇二〇年九月。

第8章

完全在掌控中

當卡拉漢從日本返回美國時，他並不是處於信心滿滿的狀態。他把行李丟在凱雷克的辦公室，前往參加隔壁房間正在開會的陽春會議室。與十幾名幕僚坐在長桌四周的是領導剛成立的冠狀病毒醫療對策工作小組的里克・布萊特（Rick Bright）。

卡拉漢和布萊特早已認識，布萊特曾在疾管中心研究診斷工作，也曾在Novavax和全球衛生組織ＰＡＴＨ研究疫苗。二〇〇九年豬流感疫情爆發時任職於國防部的卡拉漢需要一個疫苗專家，他僱用布萊特擔任顧問。第二年卡拉漢推薦他到衛生部防備應變處的藥物發展部門生物醫學先進研究與開發局工作。和政治任命的凱雷克不同，布萊特是美國兩百萬名透過競爭性僱用程序獲得公職，並逐階晉升的全職政府僱員。

現在他是生醫研發局局長，經常協助私人公司、大學、甚至國家衛生研究院的早期研究進入商業市場。雖然國家衛生研究院可以與公司合作，並撥給它們數千萬美元的研究經費，但只有生醫研發局有法定權力為商業產品簽訂數以億美元計的發展和併購交易。在冠狀病毒疫情迅速擴大的情況下，抗病毒藥物代表拯救病患和避免醫院超過負荷的手段之一。

這個任務本來就不容易，但短期來看，製造和囤積數十萬、甚至數千萬劑疫苗來治療感染者的可行性，顯然遠高於開發並製造讓健康人口獲得免疫力所需的數億劑疫苗。

布萊特蓄著剪得很短的白髮，有一張光滑、孩子氣的臉，說話帶著鼻音。卡拉漢一走進會議室，他馬上開始說話。「要是卡拉漢博士能回覆他的電子郵件，並且承擔起他在衛生部防備應變處的臨床職責就好了。」他說。

「你在說什麼？」卡拉漢瞪著他看。卡拉漢在日本時，布萊特一直催促他以一種未批准上市的抗病毒藥物，用在被安置於日本醫院的鑽石公主號美國病患身上。居然敢怪我，卡拉漢心想。這個實驗室科學家——或者以卡拉漢的用詞來說是「老鼠醫生」——坐在華盛頓特區的辦公室，告訴一個身經百戰的戰場救援醫生該怎麼做。布萊特催促他使用的藥物稱作瑞德西韋（Remdesivir），是由一家以高昂的產品價格而惡名昭彰的生技公司吉利德（Gilead）所製造，它的C型肝炎藥每顆高達一千一百美元。

卡拉漢的看法是，瑞德西韋是一種正在尋找疾病的藥。在二〇一四年賴比瑞亞的伊波拉疫情中，卡拉漢曾看過它的徹底失敗。它必須透過靜脈施打，而且需要多次注射和密切的監控——對在昏暗的帳篷裡穿著生物防護衣忍受熱帶高溫的醫生是極高的要求。更糟的是，地方醫生注意到它出現導致肝毒性的跡象，而伊波拉病患往往已瀕臨肝衰竭邊緣。卡拉漢的中國友人曾告訴他，瑞德西韋不是什麼好藥，所以卡拉漢不準備建議讓鑽石公主號的病患使用它。「他們已經病得快死了。」他以他慣用的語氣說：「我不會給他們一種已知對肝臟有毒性的藥物。」

但布萊特還不罷休。「有些臨床專家不同意你的看法，卡拉漢博士。」他責怪道。卡拉漢拉下臉來。他在大家面前訓斥布萊特，貶抑他的專業資歷。凱雷克的首席幕僚布萊恩・休伊（Bryan Shuy）制止他們。後來布萊特寄了一封電子郵件給卡拉漢，向他保證他們是同一個團隊的。卡拉漢後悔他脾氣失控，但不管他是在哪個團隊，那絕不會是布萊特的團隊。「我只是把他放在他的位置。」卡拉漢說：「對我來說，那不是很專業的位置。」

這時候最迫切的問題之一是，無症狀的人是否正在散播病毒？這取決於鼻腔和上呼吸道中有多少病毒，它們隨時會透過咳嗽和打噴嚏散播出去。當羅勒要求疾管中心允許測試在內布拉斯加州隔離的無症狀撤離者時，疾管中心的雷德菲爾德和舒查特以道德理由拒絕，說那些人可能感覺他們沒有別的選擇。你們是在開玩笑嗎？羅勒心想。

來自鑽石公主號的數字證實了羅勒最擔心的事。在船上的四百名美國人中，五十八名確診受到感染，其中十二人無症狀，而四十六人有症狀；約四分之一的確診病患需要住院，而有二%需要加護病房。凱雷克聽到這些數字大為震驚，因為疾管中心再三告訴他已經控制住情況。

二月二十四日，卡拉漢和羅勒前往亞特蘭大與疾管中心的領導人會談。他們不是政府官員，但希望表達他們對撤離鑽石公主號美國旅客行動的不滿，並在政務官員間斡旋一項和平協議，因為他們懷疑政務官員在媒體上匿名批評衛生部防備應變處。在疾管中心總部，兩人來到十二樓並進入主任辦公室，雷德菲爾德和包括舒查特和疾管中心隔離處處長馬丁・席特龍在內的幾位高階官員已經到場。

卡拉漢提醒雷德菲爾德和席特龍，他的職業生涯就是從疾管中心開始的。他說，但是他對疾管中心在行動現場控制傳染作業的鬆散感到失望。羅勒接著說明現在光是檢測有症狀者已經不足夠了，雷德菲爾德沒說很多話。後來羅勒和卡拉漢與一位與會的疾管中心科學家搭乘電梯下樓，這位科學家說：「如果我們發現有社區傳染的話……。」

「拜託。」羅勒說：「我們都知道已經有社區傳染。」

「我知道，但我們還沒有證實。」那個人回答說。羅勒和卡拉漢交換一個不可置信的眼神。

在當時，美國官方證實的冠狀病毒病例不到六十件，但沒有人知道真正感染的人數有多少。疾管中心寄給各州衛生實驗室的測試盒還不能用，它的成分之一在疾管中心總部受到汙染。到了卡拉漢和羅勒從亞特蘭大返回後，疾管中心即將面對各方的批評，而對它的科學家如此信心滿滿的阿札爾部長也難逃指責。

接下來的兩天，一齣沒有人笑得出來的滑稽劇上演。偕同第一夫人梅蘭妮亞・川普出訪印度的川普總統向新聞媒體重申，病毒「完全在掌控中」。二月二十四日，工作小組同意等總統從印度回來，凱雷克和阿札爾將向他提出一套美國人必須準備好面對無可避免的疫情的計畫。在那次工作小組會議後，雷德菲爾德傳訊息給疾管中心的南希・梅森尼爾（Nancy Messonnier）——直接負責有瑕疵檢測盒的人——說任務將從控制疫情轉向減緩疫情。不過，雷德菲爾德忘了告訴她，這個轉向不會立即發生。

第二天在疾管中心的新聞簡報中，梅森尼爾說美國已經踏上不歸路。「我們預期將看到美國發生社區感染。」她告訴記者：「這已經不再是會不會發生的問題，而是何時會發生和美國會有多少人會染上重病的問題。」股市馬上做出反應，也就是暴跌。

二月二十六日約清晨六點，川普一下飛機就打電話給阿札爾。他大為震怒。在阿札爾準備主持工作小組當晚的新聞簡報前四十五分鐘，川普召喚他到橢圓形辦公室，告訴他副總統麥可・彭斯（Michael Pence）將接管工作小組。阿札爾剛開始接受這個安排，認為彭斯的參與將給工作小組更多影響其他閣員的助力。

在簡報廳外，這項宣布進行得很順利，至少一開始是如此。但到了簡報即將結束時，新聞界對阿札爾現在扮演的角色有點混淆。凱雷克看著他的上司絕望地站在講台上對著麥克風說話：「容我澄清一下，我想你們還不清楚，」阿札爾說：「我仍然是召集人。」

只不過……實際上不是。現在的工作小組會議議程是由彭斯的幕僚長決定，首要目標是避免他所說的「溝通紀律」不良而導致經濟動盪。阿札爾和他的部門領導人被告知在新聞簡報中不得使用瘟疫這個詞，也不能說情勢可能「迅速改變」。相對的，阿札爾被要求拍照片，並且在工作小組會議後主持一個祈禱會。

白宮的其他要角仍然對要如何看待疫情意見分歧。其中一個人連絡正在南非約翰尼斯堡的黛博拉・柏克斯（Deborah Birx），要求她加入彭斯的工作小組，擔任協調官。很快就以她別具風格的領巾聞名的柏克斯一九八〇年代曾在佛奇的實驗室做研究，後來在雷德菲爾德領導下主持軍方的ＨＩＶ計畫。她同意放下她美國全球愛滋病計畫的工作，以便在川普政府鬥爭不斷的權力掮客間佔據這個頗有影響力的職位。

結果是現在有多重的權力中心在塑造瘟疫的對策。在未來的一個月，被架空的衛生部部長阿札爾淪落為韓福瑞大樓裡的傀儡領導人，無助地看著疫情逐漸擴大。「那就像海軍的傳統：把人丟到船上，給他們一天的食物，然後說『祝你們好運』。」凱雷克回憶說。

那是一個生醫研發局局長布萊特即將從中獲利的混亂情況。他的目標向來是讓生醫研發局從衛生部防備應變處脫離出來，並提升到與衛生部相同的位階。在二〇一九年十月的生醫研發局年度會議期間，凱雷克曾看著布萊特發表一次奇怪而誇張的談話。布萊特走上講台，看著聽眾並清晰地吐出他的第一個字——「自由」——並讓它懸在空中一段長的令人不舒服的時間。「是我們國家的根基。」他說：「自由對你來說代表什麼？自由有什麼價值？」凱雷克忍不住想到，對布萊特來說，自由代表脫離凱雷克的控制。

有人可能說，這種自由正好是在瘟疫期間一個隸屬於美國衛生部門的機構最不需要的東西。在二月二十七日卡拉漢寫給金剛狼的一封電子郵件中，他警告生醫研發局正在發生的搶食狂熱。他寫道：「一群狼獾。現在在台上的人公開承認這是從生醫研發局搶錢的大好時機。」他寫道，由生醫研發局和某種程度由國家衛生研究院資助的候選藥物，並不適合用在這場瘟疫。「在（災難）作業中，我們選擇與關鍵人員無關的治療藥（可能的話，避免使用瑞德西韋）。」

卡拉漢對製藥業有一種特別不耐煩的看法，並且懷疑它能否真的開發出神奇的藥物。但神奇藥物正是白宮想要的，而布萊特剛好也在尋找同樣的東西。布萊特真的感覺疫情很緊急，但他也很希望自己的部門有機會扮演明星的角色。他很快在白宮找到一個盟友：川普的經濟顧問彼得・那法若（Peter Navarro）。壞脾氣、不受管束的那法若看起來不像是優雅的布萊特的搭檔，但兩個人開始策劃讓藥品公司在那法若所謂的「川普時間」（Trump time）內獲得資助。

三月的某一天早上，在凱雷克的會議室舉行的一場對策會議中，卡拉漢獲悉布萊特想資助紐約州塔利鎮（Tarrytown）一家名叫再生元製藥（Regeneron）的生技公司，以便在冠狀病毒病患身上試驗一種靜脈注射的類風濕性關節炎治療藥沙利姆單抗（sarilumab）。

卡拉漢很驚訝。「你資助再生元做什麼？」他問。沙利姆單抗是一種單株抗體，可以阻斷身體用來加速免疫反應的訊息分子白血球介素－6。再生元製藥宣稱沙利姆單抗用於新冠肺炎的重症患者有可能避免細胞素風暴，即一種免疫系統的過度反應，造成的破壞可能甚於病毒本身。

卡拉漢已聽取衛生部防備應變處幕僚所做來自中國的臨床資料簡報，但布萊特沒有到場。中國人已發現，只有很少數新冠肺炎重症患者出現白血球介素－6升高的情況。那是一個可以追蹤的線索，但不值得押重注。但由於再生元製藥已經和聯邦政府有一項特殊原型開發計畫的合約，因此可以更輕易擴大那項合約，而省去簽訂新合約所需的正常審核和磋商程序。生醫研發局準備提供逾兩百萬美元支持這項試驗。

那天早上的會議後，卡拉漢心情沮喪，他走進凱雷克的辦公室，表達他的關切，但凱雷克打發他離開。那只是尋常的辯論，而且雖然凱雷克重視卡拉漢對前線作業的見解，但從整體來看，他認為布萊特的作法並沒有錯。他仍然希望挽救與生醫研發局局長的關係，避免他分歧的團隊在面對未來可能的考驗時完全瓦解。

第9章

總統的會議

在三月二日週一的下午，川普總統前去內閣會議室，坐在橢圓形長桌的中間，左手邊是副總統麥可・彭斯和白宮疫情協調官黛博拉・柏克斯，右手邊則是衛生部部長亞歷克斯・阿札爾和首席傳染病專家安東尼・佛奇。包括莫德納、輝瑞（Pfizer）、再生元製藥和吉利德等十家藥物和疫苗藥廠的執行長則都圍坐在桌子旁。總統身後的窗戶可以看到外面的玫瑰園，在暖冬過後，現在一片綠意盎然。

儘管整個情況看來一如以往，但在座的每個人都知道美國首次爆發本土的COVID-19疫情，目前正在西雅圖地區一家名為柯克蘭療養中心（Life Care Center of Kirkland）肆虐。上週已經有四名七、八十歲的住民死亡，還有數十人出現呼吸道症狀。工作人員已經完全關閉了這間機構，而包含家屬與協助照顧死者的警察和消防員，現在也全都處於隔離狀態。在療養中心外，一名攝影師拍到了一位名叫邦妮・霍爾斯塔德（Bonnie Holstad）的女性，她著急地站在樹下，拿著手寫的標語：「我丈夫是裡面的病人，五十號房的肯恩・霍爾斯塔德（Ken Holstad）。療養中心沒有人接聽電話。……他現在在咳嗽……他可以接受COVID-19的篩檢嗎？」與此同時，紐約於三月一日宣布了首例COVID-19確診病例，但就是連佛奇也仍舊公開表示，期待這場疫情會像之前的SARS那樣自行消退。

內閣會議室內，川普稍微往桌子前傾，兩手緊握，念著列印出來的稿子。「今天，」他說，「我們和藥廠與生物技術公司開會，這些全世界最大、最負盛名的公司，而且很快就會有所突破，我們要討論聯邦政府如何加快冠狀病毒的疫苗和治療方法的研發。」

若是遇到突發的公共衛生事件，食藥局在這期間是可以放寬其規定，在沒有其他已驗證的替代品的情況下，允許某些實驗性產品用在一般大眾身上。緊急使用授權（emergency use authorization，EUA）提供一道彈性標準，只需要讓食藥局確信產品「可能有效」，並且其潛在效益大於安全風險即可。過去，在豬流感大流行期間，食藥局曾經授權過抗病毒藥物的緊急使用授權，但從未以這種方式來批准疫苗上市。因為疫苗是為健康的人設計的，所以每個人都知道按照這樣的風險效益算下來可能不利於疫苗取得緊急使用授權。圍在桌前的各家執行長一一向總統報告他們的能耐。莫德納的史戴芬・班塞爾說，他的公司已經完成了用於臨床試驗的第一劑mRNA疫苗的生產。「我們現在正等待疫苗獲得食藥局放行，這樣研發團隊可以盡快開始接種，」他說。「我們會進展得非常快。」

「所以你的意思是在接下來的幾個月，就可以研製出疫苗嗎？」川普問道。

「正確無誤，第二階段。」班塞爾說，指的是第二期人體臨床試驗。

佛奇這時插話進來：「是的，但你們還沒有疫苗。你們有的是可以進行測試的疫苗。」

「那需要多久的時間？」川普問道。

「第二階段需要幾個月的時間才能進入第三階段。」

「好吧，所以你說的是一年內……。」

「一年到一年半的時間。」佛奇糾正道。在他看來，二〇二一年的夏天或秋天是目前最樂觀的預期。

「說實話，我更喜歡幾個月的說法。」川普對佛奇說。他繼續跟圍著桌子的執行長閒聊，包括輝瑞公司的首席科學長米卡艾爾・多爾斯頓（Mikael Dolsten），他是位性情和善的瑞典醫師。多爾斯頓是在最後一刻才爭取到參加會議的邀請，特地搭乘公司的直升機從曼哈頓飛來。這間擁有一百七十年歷史的大藥廠是由德國化學家查爾斯・輝瑞（Charles Pfizer）共同創立的，最初是以製造山道年（santonin）起家的，這是一種用毒性很強的植物萃取物所合成出來的藥物，用於清除腸道中的寄生蟲。這間公司現在製造的藥物有不少都廣為人知，像是威而鋼（Viagra）和立普妥（Lipitor）等，他們還有一種非常成功的疫苗Prevnar13，可預防肺炎鏈球菌這種導致肺炎和其他嚴重疾病的病原體。

輝瑞早就宣布過在研發一種冠狀病毒藥物，但到目前為止都沒有加入這場疫苗競賽。與許多其他大藥廠一樣，多爾斯頓的科學團隊對此並不熱衷，沒有想要將投注在其他研究上的資源轉移到一種仍局限在中國的疾病。比方說，他們還是想要繼續專注在與德國疫苗製造新創公司BNT合作開發的mRNA流感疫苗上。然而，眼見冠狀病毒疫情的爆發絲毫沒有減弱的跡象，多爾斯頓和輝瑞公司的首席執行長艾伯樂（Albert Bourla）認為可能需要修正他們的路線。前一天晚上，多爾斯頓致電給他的疫苗負責人凱瑟琳・詹森（Kathrin Jansen），請她詢問

ＢＮＴ在冠狀病毒方面的工作。這間合作公司表示，目前正在評估二十個候選序列，並開始在老鼠身上測試其中的一部分。

現在在內閣會議室裡，多爾斯頓坐在離莫德納的班塞爾的幾把椅子外，並不想輕易秀出他手上握有的好牌。他談到了輝瑞正在研究的療法以及該公司過去輝煌的製藥事蹟：光是在美國就有三十個生產點，這可是班塞爾夢寐以求的帝國。在多爾斯頓的談話快結束前，他對mRNA技術的評論在用字遣詞上相當謹慎，只有最敏銳的觀察者才會注意到：「這項技術帶給我們快速行動的機會，」他說。「這就是為什麼有些在研究其他疾病的公司可以迅速改變研發的優先順序，轉而因應公共衛生的大威脅。」

接下來，川普轉向Novavax公司的首席執行長史坦利・爾克（Stanley Erck）。大家都在納悶，Novavax是用了什麼方法才能與這麼多重量級人物齊聚在這間會議室裡，但據說該公司最近新聘了一名直接來自白宮的遊說顧問。「感謝您把最激勵人心的公司留到最後，」爾克笑著說。「我代表Novavax，我們就在馬里蘭的大街上。」他向川普介紹了公司的技術以及在呼吸道融合病毒臨床試驗中接種疫苗的女性，但沒提到試驗失敗的事。他還向川普介紹了Novavax的新型流感疫苗，說這疫苗正在進行第三期試驗。「但實際上，我們公司專注於新興傳染病。」他說該公司研發的ＭＥＲＳ疫苗和伊波拉疫苗一樣，在動物身上具有「一〇〇%的保護力」。爾克說他預期在一週內可以得到動物研究的結果，可由這些結果來衡量Novavax疫苗產生的中和抗體的效力。

「那你認為需要多少時間?」川普問道。

爾克表示，他們的時程與其他公司所討論的類似，但他又補了一句，說Novavax與食藥局的關係良好，這一點很重要，因此「不用等上三十天」來獲得臨床試驗批准，可能只需要等個十天。「但坦白說，我們需要錢，」他補充道。「我們是一家生物技術公司，不是大藥廠。所以我們需要資金來擴大規模。」

向來以談生意高手自居的川普，在面對商業類型的討論時總是顯得最自在。在某一刻，他對大家說，他覺得他們已經找到辦法了。他們知道下一步要怎麼走，知道答案是什麼，現在只需要達成目標。一位記者再次提到資金問題。「您認為聯邦需要提供資金給這些製藥公司嗎?我想在座有兩位執行長提到了聯邦資金法……。」他問道。

「嗯，我不知道。」川普的雙手在胸前交叉。「我非常了解這些公司。他們當中有一些非常富有，我認為他們實際上可以借錢給聯邦政府。他們不需要錢，他們需要的是時間。」

在這些執行長離開前，川普邀請他們進入橢圓形辦公室，並發給他們印有他龍飛鳳舞簽名筆跡的白宮鋼筆。當總統伸出手要握手時，輝瑞的多爾斯頓猶豫了一下，但他認為不回應有失禮貌。不過之後，他去找了消毒液。

第二天下午，還不到三點，在馬里蘭的貝塞斯達，美國國家衛生研究院院長法蘭西斯・

柯林斯（Francis Collins）與佛奇一起迎接川普和阿札爾前來疫苗研究中心。在中心一樓的簡報室中，葛拉漢、科貝特和馬斯科拉一字排開，禮貌地微笑著，等待柯林斯向川普介紹他們的工作職掌。

身形細瘦的柯林斯，頂著一頭灰白的頭髮，留著小鬍子，以基因獵人的名號享譽全球，他曾在一九九〇年代後期領導「人類基因組計畫」（Human Genome Project）。他散發著平易近人的態度，當他在他的樂團「負擔得起的搖滾樂」（Affordable Rock 'n' Roll Act.）彈吉他和唱歌時，經常會穿一件黑色的T恤，上面印著「疫苗讓人長大」（VACCINES CAUSE ADULTS）。但柯林斯身段柔軟，是個狡猾的玩家。他在國會得到了兩黨的支持，是少數進入川普政體後倖存下來的歐巴馬時代的首長。柯林斯是個虔誠的福音派基督徒，但在宗教上並不屬於保守派，他對阿札爾部長抱持對胚胎研究的開放態度大加讚賞，部長曾在聯邦研究中探討過與胎兒組織有關的道德和實際問題，還試圖阻止白宮發布對此的研究禁令。

總統似乎很專心地聆聽，柯林斯趁機推銷他的科學家。「國衛院的縮寫是ＮＩＨ，大家也戲稱我們是『國立希望研究所』（National Institutes of Hope），我們很高興地接受這樣的稱號。」柯林斯說。

隨著討論的話題轉向疫苗，佛奇接手了後續的部分。他再次引導川普認識整個過程，並解釋在二〇〇三年取得第一個ＳＡＲＳ病毒後，國衛院的科學家如何在二十個月內開始進行第一階段試驗；而在面對茲卡病毒時，國衛院已將整個時程縮短到僅三個多月。對於新型的冠狀病毒，佛奇說：「我認為會是兩個月。」

「這太棒了，」川普說。「那真的是太好了。」

「所以這就是這種地方存在的意義。這有點像是專門出去應付新出現微生物的特警隊。」佛奇在向川普強調美國面臨的威脅時，還講述了第一次ＳＡＲＳ爆發時發生的事：疫情在疫苗還沒進入到可測試階段前就消失了。

佛奇沒有提到的是，疫苗研究中心在成立以來的二十多年中，雖然推動了許多進步，但從未拿出任何一支得到批准的疫苗。儘管國衛院的領導階層和當中的科學家都很優秀，但是這裡是以學術方法來追求科學，關注的焦點都是大問題與大議題，這不必然在生產特定產品上會有良好的成效，這也是衛生部在其下設立生醫研發局的一項原因。疫苗研究中心的主任馬斯科拉曾接受過軍事訓練，並決心為國衛院打一場漂亮的勝仗。馬斯科拉本人是一位令人印象深刻的科學家，不過是他的謙虛性格、使命感以及人際交往能力讓他成為推動科學齒輪前進的潤滑劑。

佛奇解釋道，莫德納的冠狀病毒疫苗只不過是按照葛拉漢的一項示範計畫而生，如今成為政府因應這場大流行病的關鍵。當他講完時，川普似乎真的被打動了。「東尼，你的名聲真是首屈一指，」他說。「我只想感謝國衛院的每個人，感謝所有偉大的科學家、醫師和一切。我知道你們都在夜以繼日地工作，跟時間賽跑。」

在川普參觀完葛拉漢的實驗室後，佛奇和阿札爾爬上了總統的凱迪拉克裝甲SUV豪華轎車「野獸」的後排。他們驅車前往直升機的停機坪，準備飛回白宮。川普坐在他們的前排。

「柯林斯最近表現得怎麼樣？」他問道，川普總是懷疑歐巴馬時代的官員對他的忠誠度。

「柯林斯很棒，總統先生，」阿札爾回答道：「您還記得那道您頒布的禁止以胎兒組織進行研究的禁令嗎？柯林斯並不同意，但他一直很配合，並且表現得很好，非常忠實地執行這項政策。」

「那項禁令會影響到我們開發疫苗的工作嗎？」川普問道。

「嗯，是的，總統先生，」佛奇說：「它確實干擾到我們的一些疫苗和治療的研發工作。」莫德納正在用一九七〇年代流產胎兒的後代細胞系來測試他們的疫苗，這些細胞系並不在禁令範圍內。然而若是要使用新細胞，過程非常冗長，研究人員無法將胚胎細胞移植到小鼠身上，好好地研究COVID-19和免疫系統。

「好吧，那就廢除這項禁令。」川普說。

阿札爾不願與他的宿敵、時任白宮高級政策顧問的喬伊・格羅根展開這場戰鬥，他告訴川普，他應該與白宮政策人員討論此事。

第10章

這還沒結束

三月三日的這天晚上，格蕾絲・福斯科（Grace Fusco）正在準備每週的家庭聚餐，要將一堆雞肉片裹上麵包屑油炸。她過去總愛說：「重點不是成分，而是手感。」像往常一樣，電視機播著賽馬節目，一大張桌布蓋在併起來的幾張桌子上，佔滿整個餐廳。

在紐澤西州弗里霍爾德（Freehold）的福斯科一家人將在這棟有十間臥室的兩層樓房子內晚餐，這樣的家庭聚餐在其他任何地方看來都可以算是派對等級的。身為這個義大利裔美國家族的大家長，格蕾絲一共有十一個孩子和二十七個孫子孫女，她的大女兒麗塔（Rita）、兒子卡敏（Carmine）和文森（Vincent）也會過來一起吃飯。這二十多人的一大家子共聚一堂時，聊天的話題自然是馬。格蕾絲已故的丈夫文森佐（Vicenzo）是馴馬師和賽馬手，他在美國最古老的弗里霍爾德賽道（Freehold Raceway）上，駕馭他珍貴的標準馬，拉著一輛兩輪車。卡敏和文森踏上父親的腳步，也成了馬術師、育馬員和賽馬手。

在這個夜晚結束時，福斯科家族分散在這棟大房子裡，其中一些人不知道自己已經帶有新冠病毒。晚飯過後，卡敏開始覺得畏寒；到了第二天，家裡又有幾個人感覺不舒服。冠狀病毒危機已經從中國轉移到義大利，福斯科家族仍然有一些親戚在義大利，這時他們的祖國有許多急診室已經塞滿了人，但故國相去甚遠，而且病毒依舊遠在天邊。此刻，只有在紐約有一個病例，紐澤西州則還沒有確診病人。不舒服的格蕾絲去看醫生，醫生給她開了抗生素，並說幾天後應該就會好轉。

那時，紐澤西州出現了第一個病例，不久之後又出現了第二個。在三月五日，確診案例在鄰近的紐約州已經從十一個上升到二十二個。那天，紐約市市長比爾・白思豪（Bill de Blasio）前往曼哈頓市中心的富爾頓街（Fulton Street），在那裡搭地鐵，向市民表示無需擔心。「我在地鐵上對大家說，這沒什麼好害怕的，繼續你的生活，我們會告訴你是否得改變日常習慣，但不是現在。」他說。

病毒那時正在美國東西岸蔓延開來。「至尊公主號」（Grand Princess）郵輪上可能有受感染的乘客，現停靠在舊金山外海岸。凱雷克再度派流行病學家卡拉漢前去協助疏散病人。疾管中心仍將這艘船視為另一起防疫破口事件，儘管大家都知道病毒早已遍布開來。這個病毒的致死率似乎是在十%到二十%之間，至少在老年感染者族群中是如此。與此同時，國會提高了政府對資金補充的微薄要求，通過了一項法案，提供衛生部近八十億美元來對抗冠狀病毒。一天後，即三月六日星期五上午九點五分，川普簽署了這項協議。

這時，福斯科家族聽到消息，當地深受馬界喜愛的大老粗約翰・布倫南（John Brennan）去世了。六十九歲的布倫南在揚克斯賽道擔任裁判，並在賽道糾紛中為賽馬手辯護。大家對他的死感到驚訝不已——布倫南除了高血壓和糖尿病之外什麼毛病都沒有。他在三月初發燒和咳嗽，病情不斷惡化，最後被送進哈肯薩克大學醫療中心（Hackensack University Medical Center），在那裡確診是冠狀病毒感染，並於三月十日死於心臟病。

布倫南去世的那天早上，福斯科家族中最年輕的女兒，小名麗茲的伊麗莎白（Elizabeth）接到母親格蕾絲打來的電話，詢問她是否願意幫忙照顧她的馬。當麗茲回到家時，她發現母親和幾個兄弟姐妹都病得很重。「我不要去醫院。」格蕾絲說。麗茲因為女兒有特殊疾病，剛好隨身帶著脈搏血氧儀，當她測量母親的血氧飽和度時，發現只有八十幾。她趕緊把格蕾絲、麗塔和她弟弟喬伊送到緊急護理中心。格蕾絲和麗塔隨後被轉往醫院，但當時麗茲仍然沒有意識到情況有多嚴重。

第二天，三月十一日星期三，標誌著COVID-19成為現實的日子。世衛組織祕書長譚德塞在當天下午的談話中，正式宣布這是一場全球大流行（pandemic）。「全球大流行不是一個可以輕易或草率使用的詞，」他說，意有所指地提到那些認為在兩、三週前就有必要宣布的人。當時在一百一十四個國家／地區有超過十一萬八千個COVID-19病例，四千二百九十一人死亡。「我在此提醒所有國家，呼籲你們啟動並擴大緊急因應機制，」他說：「讓我們一起攜手冷靜面對，正確行事，保護世界公民。我們可以做到的。」

比起譚德塞的這場談話，更具吸引力的是當時染上COVID-19的名人。演員湯姆・漢克（Tom Hanks）和他的妻子女演員兼歌手麗塔・威爾森（Rita Wilson）在ＩＧ帳號上發布了他們確診的消息，附上一張橡膠手套扔進標示有危險生物垃圾袋的照片，加上一段話：「我們感覺有點累，就像感冒一樣，也覺得有點身體痠痛。」湯姆・漢克在澳洲發布這項消息，他當時正在澳洲拍攝貓王的傳記電影。「麗塔有些發冷，一陣陣的。也有輕微的發燒。……沒有多嚴重，目前也是安然度過每一天。」

每個美國人也即將感受到疫情來襲的態勢。在美國的新羅謝爾（New Rochelle）出現了一個COVID-19的疫情熱點，這裡就在離甫過世的賽馬裁判布倫南工作地點不遠的紐約郊區。那個星期，在威徹斯特郡（Westchester County）爆出許多病例——到週二就破百了——因此州政府在湯姆・漢克宣布確診消息以及布倫南去世後的幾天，建立起一條一・六公里長的「圍堵區」（containment zone），關閉大型集會場所。布倫南生前，只要有辦法的話，一定會出席每場馬術比賽，在福斯科家族於紐澤西州舉辦的那場家庭晚宴前不久，他至少與格蕾絲的一個兒子有過接觸。

三月十二日星期四清晨，當亞當・柏勒（Adam Boehler）在白宮戰情室隔壁那間掛滿航海畫作的海軍餐廳享用早餐時，他收到了與他相當親近的好友傑瑞德・庫許納（Jared Kushner）的簡訊，也就是川普那位身材細瘦、膚質光滑的女婿。庫許納從美墨邊境築牆到中東和平事務，無一不管，號稱白宮的「大總管」（Secretary of Everything），要是你的某個話題引起他的注意，你不是成為他的團隊，就是被他強勢打倒。庫許納是紐澤西人，在他看來，疫情會演變成大事。「嘿！我需要你，」他發簡訊給柏勒。「你能進來嗎？」

與庫許納機器人娃娃般的舉止相反，富有的醫療保健企業家柏勒散發著自得意滿的冷酷華爾街貴公子氣息。二十年前的一個夏天，他們倆都在曼哈頓的一間投資銀行工作，那時他和庫許納曾短暫地共用一間大學宿舍。兩人因為共同的猶太傳統而結緣，柏勒從未忘記庫許納與未來妻子第一次約會回來後給他打電話的那個晚上。「我剛和伊凡卡（Ivanka Trump）約會了！」他說。兩人關係非常親密，因此在二〇〇六年，當庫許納的父親查爾斯因逃稅等罪名服刑獲釋後，柏勒還去了庫許納家的避暑別墅。二〇一九年七月，川普提名柏勒擔任美國國際開發金融公司（U.S. International Development Finance Corporation）的總裁。

柏勒看到簡訊後，驅車穿過賓夕法尼亞大道，前往宏偉的艾森豪威爾行政大樓，庫許納在那裡與川普的副國家安全顧問馬修・波廷格（Matthew Pottinger）、白宮副幕僚長克里斯・李道爾（Chris Liddell）等人會面，所有人都對冠狀病毒疫情在紐約市中心爆發感到震驚。出身皇后區的政治雄才，紐約州州長安德魯・古莫（Andrew Cuomo）現在正在關閉百老滙的劇院，而學區也將開始一一關閉。歐洲航班遭到禁止；職業籃球ＮＢＡ暫停了賽季；一年一度的聖派翠克遊行被無限期延後。當天《紐約郵報》（*New York Post*）的封面標題是「世界顛倒了」（World Turned Upside Down）。庫許納問柏勒，依他所見，他們兩人能夠採取的最佳步驟是什麼？柏勒說，他們的策略應該是先去找出沒有其他人解決問題的領域，或者很明顯需要幫助的地方。篩檢是他們首先涉足的一塊領域。

庫許納回顧了宣布國家緊急狀態的利弊。一旦宣布，這就像是在說美國各州都受到颶風肆虐一樣，這是美國歷史上從未發生過的。白宮冠狀病毒特別工作小組（White House Coronavirus Task Force）的成員對此僵持不下，有些顧問擔心這會引起更多民眾恐慌，而另一些顧問則認為他們需要充分利用聯邦緊急事務管理總署的後勤資源。緊急管理署有兩萬多的員工，在全美各地設有區域辦事處，與規模較小的衛生部防備應變處相比，他們的活動範圍更廣，而且在聘用人員、採購醫療用品以及災難資金的動用上，都握有更大的緊急權力。緊急管理署可以提供衛生部所需的支持，庫許納建議川普用緊急管理署來繼續推動相關政策。週五下午三點在白宮玫瑰園舉行的記者會上，川普語氣低沉。雖然他沒有明說，但他似乎意識到這個國家正面臨自二〇〇一年九月十一日以來最嚴重的危機。他誓言要「動用聯邦政府的全部力量」。

這時福斯科一家人正在為他們的生命奮戰，五十六歲的麗塔是當地合唱團的成員，在週四入院後數小時便往生；五天後，她五十五歲的弟弟卡敏也去世了。格蕾絲的醫院禁止訪客進入，醫師想讓她使用呼吸器。「不。」她低聲說。她想要先拿到一些東西才同意使用呼吸器：她的念珠、結婚戒指和一個用她已故丈夫的睡褲做的枕頭。

她的女兒麗茲匆匆拿了東西過來，獲准進入母親的病房。心臟監測器在背景中發出嗶嗶聲，麗茲將枕頭放在母親身邊，將珠子放在她手中。「那是我最後一次見到我母親、和她交談。」麗茲說。

格蕾絲的次子文森於次日去世。福斯科家族十一位兄弟姊妹中的喬伊後來康復了，但在那之前一整個月他靠呼吸器維生，瘦了快二十五公斤；他的姊姊瑪麗亞陷入半昏迷的幻覺好幾週，以為自己的女兒死了而害怕不已。福斯科家族至少有十九名成員感染了病毒，其中五人死亡。那些倖存下來的人努力想要弄清楚他們受到的這項集體創傷。「這還沒結束，」喬伊警告一位來訪的記者：「這絲毫沒有結束的跡象。」

三月十四日星期六早上，凱雷克走下鋪著地毯的樓梯，來到他位於維吉尼亞州亞歷山大市的兩層磚造房子的地下室中。他走過一張自己年輕時擔任空軍軍官的照片，還有一面掛滿了他在長期擔任公職期間獲得的學位、牌匾和證書。在一間滿是九十天軍用即食食品和一堆番茄罐頭的儲藏室裡，他在塞滿泛黃的軍方生物防禦研究計畫內部報告影本的老舊紙箱中尋找。

當時報紙上刊登許多在中國、泰國和韓國的照片，展示當地人都戴著口罩，反觀美國這邊，從疾管中心主任雷德菲爾德和佛奇等專家這邊傳來的公共訊息仍是「日子照舊，美國還沒事」。佛奇三月初在《六十分鐘》（60 Minutes）的節目上說：「沒有理由戴著口罩四處走動。」當時的想法是，只有N95口罩才能過濾掉病毒顆粒，而這些口罩是醫護人員所需要的。一般的外科口罩和自製的布口罩可能還會加劇疾病的傳播，你必須要接受脫戴口罩的訓練，不然最終可能會汙染到自己。專家說，病毒並不會懸浮在空中，它是透過密切接觸傳播的，即那些地鐵上在你旁邊咳嗽的人，或擤鼻涕的送貨員。最好是花二十秒的時間來洗手，可以哼唱〈生日快樂歌〉來給自己計時。

凱雷克認為這樣的公共衛生建議太過落後，與現實的趨勢不符。這一切取決於R0值——在英文中讀作「R-naught」——這是病毒傳染性的衡量標準。R0不僅取決於病毒和環境的物理特性，例如溫度和濕度，還取決於人在大流行期間所做的選擇。科學家當時做出的最佳估計是，每個感染冠狀病毒的人，平均來說會將其傳播給另外二至四人；然後在幾天之內，每個新的感染者又會將其傳給另外二至四人，而這些人中的每一個都會依此模式繼續傳播下去。這數量聽起來可能不是很多，但如果在一個月開始時有一百個案例，R0為二・二，那麼到月底時將會有五千多個感染者；而到下個月底時，病例將會超過二十萬。凱雷克知道，即使口罩在阻止傳播方面僅有五十％的效率，但這麼做也有可能將R0減半。這樣一來確診數可能僅是二百例，而不是二十萬例。在無法控制的流行病期間，戴幾個月的口罩可能會挽救數十萬人的生命，還可以防止醫院癱瘓，也可以避免國家被迫封鎖。怎麼可以讓大眾不戴口罩呢？

凱雷克於是要求疾管中心主任雷德菲爾德的團隊進行審查，並向公眾發布關於布口罩的穿戴指引。不幸的是，在科學文獻中對於布口罩防止呼吸道病毒傳播的效用褒貶不一。對研究人員來說，口罩實在不是一個有趣的主題。上一次廣泛使用時是在一九一八年的西班牙流感大流行期間，那是醫學的黑暗時代。但凱雷克知道，這就是美國即將進入的處境，他們沒有任何東西可以阻止這病毒。在翻箱倒櫃地找了六個紙箱後，凱雷克終於找到了他要的文件：

技術草擬報告三

避免生物氣溶膠對身體的傷害

一九六二年四月

美國德特里克堡陸軍化學兵團生物實驗室

這份六頁的報告，是由軍隊生物武器專家，同時也是凱雷克的導師比爾・派翠克（Bill Patrick）所寫的，他當時做了一系列有趣的實驗。他讓士兵穿過大量的球狀芽孢桿菌（Bacillus globigii），這是用以替代炭疽桿菌的無害微生物，並且用八種不同的物品來遮住他們的臉，分別是：棉質襯衫、女士手帕、男士手帕、棉質連衣裙、人造絲襯裙、平紋細布床單、土耳其浴巾和衛生紙。之後，派翠克擦拭他們的鼻子和嘴巴，看看是否有任何細菌進入。結果發現對摺的土耳其浴巾和三層的衛生紙，提供的保護力超過八五%——與外科口罩不相上下。

凱雷克認為，若是美國現在使用這類口罩，可以大幅減緩社區傳播。與N95口罩的供應鏈不同，美國擁有製造布口罩的製造能力。他把北卡羅來納州參議員——也是他過去的老闆

——理查・波爾上週給他的電話號碼找出來，那是傑瑞・庫克（Jerry Cook）的電話，他是北卡羅來納州溫斯頓塞勒姆（Winston-Salem）的哈內斯（Hanes）服飾的執行長。凱雷克找到了號碼，給庫克打了電話，告訴他國家現在需要他的幫助。冠狀病毒的疫情目前雖然只是像在紐約或西雅圖發生的那樣，只是零星的事件，但很快就會散播到各處。他向庫克解釋了R0的狀況，還有口罩在這上面的用途：為易感染者提供一個庇護。「這就是我們現在擁有的，」凱雷克說。「這是我們在研發出疫苗之前唯一能讓疫情減緩的方法。」他問庫克，哈內斯是否會為這個國家製造口罩。

「多少個？」庫克問道。

「我們估計要六億五千萬個。」凱雷克說。

在國衛院這邊，巴尼・葛拉漢則是將目光投向從三月十日開始的莫德納疫苗第一階段臨床試驗——這是在距WH-Human序列發表的第六十天。基茲梅基亞・科貝特給他們的老鼠注射第二劑疫苗已經有兩個多星期了——有足夠的時間讓牠們產生有效的抗體反應。事實上，從這些老鼠身上取出的富含抗體的血清確實成功阻止樣本在偽病毒中和抗體試驗（pseudovirus-neutralization assay）期間發光。這意味著研究團隊已經掌握到它的第一批嗜中性粒細胞（neuts），這是葛拉漢希望在人體試驗開始前先拿到的數據，這足以讓他們的信心大增。不過嚴謹的科學意味著不做任何假設，因此他在范德比大學的合作者丹尼森計畫在人體試驗期間，分別以偽病毒和真的冠狀病毒來針對同一批樣本進行交叉檢測。

三月十日就這樣過去了，三月十一日緊接著到來。葛拉漢問他在國衛院的同仁，為何遲遲不進入人體試驗。「我不是在抱怨，而是在施壓。」葛拉漢說。食藥局即將批准研究性新藥申請，但眼前還有更多的步驟、更多的文書工作需要完成，以及更多的Zoom會議要開。國衛院將試驗承包給西雅圖的凱撒醫療研究所（Kaiser Permanente），他們是美國國衛院臨床試驗網絡的一部分。但是臨床研究計畫主持人仍需要完成她的研究試驗計畫書，並且等待倫理委員會的批准。

到了三月十三日，總統宣布全國進入緊急狀態，國衛院的部門開始有部分關閉，未參與冠狀病毒研究或不是維護必要資源的其他工作人員，全都改成居家上班。葛拉漢實驗室那層樓的會議室，塞滿了他們接下來六個月所需的所有用品，他的實驗室晝夜不停地運行，有三組人進行八小時輪班，一次只排兩個人工作。疫苗研究中心的其他實驗室也減少了他們在其他領域的研究，幫助處理來自科貝特的老鼠樣本。葛拉漢的實驗室還準備將其免疫老鼠運送到北卡羅來納州大學的巴里克那裡，準備接受活體冠狀病毒試驗的挑戰。週末，葛拉漢走進家裡的辦公室，從那裡可以一眼看到前廊。在裝滿學術書籍的書架上，他擺放著他的妻子辛西婭送給他的三個木刻字：信念、希望和愛。這些字讓他想起了生命中的永恆特質，有些人可能覺得這些字眼很傻氣，但葛拉漢不會。他太認真、太虔誠了。「沒有信仰，你就不可能有希望，沒有希望，就很難去愛。」葛拉漢說。

接下來的星期一是三月十六日，黛博拉・柏克斯與總統和副總統並肩站在一起，宣布全體國人要展開保持社交距離的努力，這活動定名為「減緩傳播的十五天」（Fifteen Days to Slow the Spread），建議大家避免十人以上的社交聚會，並盡量留在家中。她說：「我們真心希望在此時大家分散開來，以便能夠全面因應這種我們看不到的病毒，目前我們還沒有抵抗它的疫苗或治療方法。」工作場所關閉、城市街道空空盪盪，加州甚至關閉了海灘和公園。就連白宮也僅保留必需人員，任何與總統會面的人都必須先測量體溫。

那天，葛拉漢從西雅圖得到消息，有四名人類志願者、所謂的「疫苗哨兵」（sentinels），接種了他們的疫苗：二十五微克的mRNA，僅有一粒米的千分之一重。自從冠狀病毒基因組在線上公布以來，已經過去了六十六天。如果一切順利，總共將會有十五人接種最低劑量的疫苗，然後研究人員會再測試四到十倍的劑量。這四十五名志願者將會報告在接受注射後的任何症狀，研究人員還會分析他們的血液，測量抗體濃度和T細胞的反應。莫德納的疫苗能否進入第二階段臨床試驗，在很大程度上取決於這些結果。在第一次注射後不久，葛拉漢團隊的一名關鍵成員齊瓦沃開始咳嗽，她在三月二十日的COVID-19檢測呈陽性。在採檢幾次後仍呈陽性，因此她得進行一個月的隔離。就在她實驗室工作台旁邊的蛋白質女王雅畢歐娜現在也不敢回家，怕感染到自己的父母，她們兩個都是護理師，而且都有一些健康問題。她想睡在實驗室裡，不過後來葛拉漢在萬豪酒店（Marriott）弄到一間房，安排她去住了兩晚，直到她的檢測結果呈陰性才離開，然後回家進行自主隔離。團隊中的第二名學生也進入居家隔離，在接下來的兩週裡，實驗室的前臨床實驗基本上是停滯的。

在疫苗研究中心內爆發這場小型COVID疫情危機之際，莫德納成了國家寄予厚望的公司。三月十六日他們開始展開臨床試驗——全美首支進入臨床試驗的冠狀病毒疫苗——在當時跌跌不休的股市中引起震盪，這間公司的股價上漲了二十四％以上。這疫苗不僅讓疫苗研究中心有更靈活選擇，同時也證明了莫德納自身的能力。投資者知道，要是莫德納能夠成為世界上第一個獲得許可的mRNA疫苗，這等於是為公司的整條疫苗生產線鋪好一條康莊大道。經過十年的奮鬥，史戴芬・班塞爾的莫德納終於有了獲利。他不僅為莫德納放棄了原本高薪穩定的工作（他原本在一家法國診斷製造商那裡執掌一間尚未證實產品效果的新創公司），而且還非常相信莫德納的使命，甚至自掏腰包，拿出自己的資金來投資公司。

波士頓在一夜之間飄起了雪花，在班塞爾與藝術攝影師妻子布蘭達（Brenda）位於邦克山（Bunker Hill）棕色石屋外的人行道上鋪了一層薄冰。第二天，三月十七日早晨破曉時，寧靜的冬景開始變得潦草。輝瑞沒有讓莫德納在聚光燈下待得太長，他們發布了一份新聞稿：

輝瑞和ＢＮＴ共同開發COVID-19疫苗

這項合作案的宗旨是加速發展ＢＮＴ最具潛力的COVID-19 mRNA疫苗，這項BNT162計畫預定在二〇二〇年四月底進入臨床試驗……「我們對與ＢＮＴ這份持續且成功的關係感到自豪，這讓我們公司能夠在面對這一全球性挑戰時，以非比尋常的速度來調動我們的集體資源。」輝瑞的首席科學長兼全球研究、開發和醫療總裁米卡埃爾・多爾斯頓表示。

多爾斯頓在發布這則新聞稿的時間純屬巧合。從白宮的圓桌會議回到紐約後，他找來首席執行長艾伯樂，跟他談起這個想法。眉毛濃密的艾伯樂是獸醫出身，一年多前才剛執掌輝瑞，不過他們倆已認識多年。艾伯樂於一九九三年加入這家跨國公司，當時是在他的祖國希臘的動物保健部門工作。他的行動力十足，告訴多爾斯頓要全速前進，並且為他與輝瑞的業務部門聯繫。一份典型的生物技術合作協議需要六個月才能敲定，但輝瑞在十天內就簽署了一份不具約束力的意向書，並發送給在德國的合作夥伴ＢＮＴ。新聞稿隨時都準備好要發布。

班塞爾一直認為不可能單靠莫德納來阻止這場大流行，因此爭取食藥局批准的疫苗愈多，對世界就愈有利。但目前的發展形勢一點也不好，他的先發優勢即將受到輝瑞的規模和經驗所威脅。輝瑞向來擅長粉碎大大小小的生技製藥公司，現在拿到ＢＮＴ的專利組合，等於是與莫德納共享疫苗研發基礎的那項mRNA發現。現在這兩個勁敵將在全球舞台上相互競爭，只有一方會搶下第一的頭銜。

二部曲

封城

2020年3月—2020年5月

第11章

一間公司的誕生

從科學想法到拯救生命的產品，這之間的路徑很少是一條直線。在冠狀病毒大流行開始前十年，德瑞克・羅西（Derrick Rossi）這位哈佛醫學院的新任教授從他任職的免疫疾病研究所（Immune Disease Institute）的實驗室走了出來，將他的筆電帶往校園裡的另一棟樓。羅西是個性情溫和的加拿大人，留著一頭捲髮再配上一小撮鬍子。那是在二〇一〇年四月二十七日的午後，羅西腦中對他的研究還沒有具體的想法，不知該要往哪個方向探索，不過那天跟他談話的提莫西・史賓格（Timothy Springer），也許可以幫上忙。

史賓格無疑是羅西見過最富有的科學家。史賓格的第一家公司來自他在一九九〇年代後期的一項發現，基於這項發現，他最後開發出三種獲得食藥局批准的藥物。起初他對自己的財富感到有點尷尬，但他最終還是接受了，並且決定他想要的就應該擁有，比方說他家後院的那塊兩萬三千公斤重的石頭。「我去參加了一場關於中國學者蒐集岩石傳統的演講，」史賓格說：「然後我對自己說：『噢，這就是我必須擁有的，一塊和我的房子一樣大的石頭。』」

羅西在史賓格的辦公室裡放了幾張簡報檔，展示他實驗室尚未發表的一些突破，羅西和他的團隊使用mRNA將正常細胞轉化為幹細胞。幹細胞代表著醫藥界的下一個前景，在細胞中，它們就好比是那種可以任意塑形的彈力泥（Silly Putty）玩具，具有恢復人的視力或修復受損心臟的潛力。但是這個領域因為使用來自人類胚胎組織的幹細胞而備受爭議，再加上替代來源並不理想，因此停滯不前。羅西和他的研究所已經為他們的轉化mRNA策略申請了專利。

然而，每次羅西開始提到這項技術時，史賓格都會用另一個問題來岔開他。「科學家抱持懷疑態度總是好事，但你這樣有點過分了。」羅西說。儘管一直被打斷，羅西還是繼續按著鍵盤，繼續他的這份簡報，並解釋mRNA的潛力超越了幹細胞。它可以將人體細胞變成藥物輸送工廠，一旦進入細胞，一段mRNA序列就會轉譯出一段蛋白質，而這可以用來對抗罕見的遺傳疾病，例如囊性纖維化。

羅西講完後，轉頭看向史賓格，他的臉色軟化了。「這真的太棒了。我想投資。」他告訴羅西。然而，他認為羅西不該獨自嘗試。他需要一個聯合創始人，一個已經證明自己才幹的人。「讓我們打電話給鮑伯・蘭格（Bob Langer）。」史賓格說。

蘭格是麻省理工學院的教授，也是生物科技界的大老，曾創辦或參與過數十家公司的設立，並擁有近千項專利。一個月後，在五月二十五日那天，蘭格說，他要加入。就這樣蘭格、史賓格以及羅西三人前往旗艦創投（Flagship Ventures），與風險投資家努巴・阿費彥（Noubar Afeyan）會面。當阿費彥在聽這個計畫時，整個人變得非常興奮，他不僅想要提供資金，還想當聯合創始人。阿費彥說，別管幹細胞了，讓我們先專注在治療罕見疾病的蛋白質療法上。這是一個唾手可得的果實，是一個價值八百億美元的市場。羅西任職的研究所很樂意將羅西的幹細胞專利申請中所描述的mRNA技術許可賣給這四個人。

這家新生公司起初低調地運作，不想引起任何風吹草動，準備等羅西的研究結果發表在科學期刊上時，再來在媒體上大打一場閃電戰。羅西向旗艦的律師提到，要是沒有另一位生物學家所奠定的基礎，他的實驗室是不可能做出如此發現的，這個人就是賓夕法尼亞大學菲爾阿德菲亞分校的研究員卡塔琳・卡里科（Katalin Karikó）。

卡里科臉上掛著毫不掩飾的笑容，足以抵消她這一生所經歷的失望。二十多年來，她一直夢想著就把RNA當作藥物來使用。她並不是第一個有這個夢想的人，但她與眾不同之處是她從未放棄這個夢想。年復一年，她向美國國家衛生研究院申請資助，來進一步她的研究，但每年都遭到拒絕。一九九五年一月，當卡里科從手術中恢復時，她得知自己不再享有終身教職的資格。

她被學校降級為研究型科學家，薪水一落千丈。她得去找資金來支付自己的薪水，不然就是想辦法找其他教授讓她參與他們的計畫。對於卡里科來說，這更加證明了一個帶有外國口音的女人永遠無法在美國闖出頭。「人們總是問我，你老闆是誰？」她回憶道：「你為誰工作？實驗室負責人是哪位？」有一天，在她那一樓層的影印機旁，卡里科結識了熱情洋溢的新教授德魯・魏斯曼（Drew Weissman），他是位熱心但內向的免疫學家。魏斯曼來自美國國衛院安東尼・佛奇的實驗室，他告訴卡里科，他一直在研究對付HIV的DNA疫苗，但沒有什麼重大進展。

「你能製造ＲＮＡ嗎？」他問。

「我當然可以。」卡里科說。

卡里科相當擅長解決問題，她是在蘇聯鐵幕下的匈牙利長大的，在基蘇札拉斯（Kisújszállás）這個位於大平原上的一個塵土飛揚的農場小鎮。小時候，家裡連自來水都沒有，更不用說是電視了。她的父親是屠夫，他的店就是她生平第一次接觸生物學的地方，她五歲時就知道要如何凝血。

儘管冷戰期間材料短缺，但匈牙利的教育體系仍然非常出色。當她的實驗需要乙酸乙酯（指甲油去除劑中的一種溶劑）時，卡里科會將穀物釀造酒和醋混合，然後將其蒸餾，自行合成出需要的材料。在一九八〇年代初期，她在匈牙利科學院做博士後研究，當時她需要用到脂質體（liposomes）這種脂肪小球來將ＤＮＡ送進細胞。為了製作這些材料，她按照一份一九四〇年代的配方，其中包括她從小就熟悉的原料：牛腦。

一九八〇年代當分子生物學興起時，開始有了設計基因疫苗的概念。但是最難以突破的障礙是ＤＮＡ本身，因為這種分子並不會引發太多的免疫反應。一種方法是從致病病毒中取出一段ＤＮＡ，把它包在一個危險性相對低很多的病毒中，當作疫苗讓人接種，期待體內能夠產生免疫反應來抵禦病毒，這種策略稱為病毒載體疫苗；另一種策略——用ＲＮＡ而不是ＤＮＡ——似乎不可行，因為一般公認ＲＮＡ是一種相對不穩定的分子。此外，由於在實驗室中製造ＲＮＡ所需的酵素一直要到一九八四年才商業化，因此ＲＮＡ的合成和使用仍然具有挑戰性——除非你叫做卡塔琳．卡里科。

當魏斯曼在他的實驗室中測試卡里科的mRNA時，他發現它與ＤＮＡ的問題剛好相反：它會引起過多的反應，他的細胞培養看起來像遭到轟炸襲擊。不過他大概猜得到發生了什麼事。細胞是無法區分外源mRNA鏈與ＲＮＡ病毒的。細胞將會提升到紅色警戒，停止所有ＲＮＡ的表現。若是細胞偵測到它受到長時間攻擊，便會啟動自我毀滅。魏斯曼告訴卡里科，她的mRNA產生了非常強烈的免疫反應，這樣一來不僅難以開發成疫苗，而且可能永遠無法當作是一種治療方法。

然而，在接下來的幾年裡，卡里科和魏斯曼仍堅持不懈，想辦法繞過細胞天生的防禦系統。不管類型為何，所有的生物體通常都以相同的方式來製造mRNA，但是一旦將mRNA釋放到細胞中，細胞就會以各種方式進行細微修改，隨便在某個地方添加新的化學鍵。生化學家已經找出一百多種不同類型的修飾mRNA。例如，在核酸鹼基中的尿嘧啶通常附有一個糖的結構，形成尿苷（uridine），這是組成mRNA的基本構件。最常見的一種修飾就是將尿苷轉化為假尿苷（pseudouridine），這是最細微的調整，就像老式的計算機，會在0的中間添加一條橫線，就變成數字8那樣。但是在二〇〇四年，當卡里科和魏斯曼測試各種修飾mRNA的類型時，他們知道自己找到了一條路。細胞不再自爆。這是一項重大的改變。轉眼間，以mRNA來製作疫苗和藥物的夢想似乎觸手可及。他們想成立一家公司。

但首先，他們需要為他們的發現申請專利。智慧財產權是生物技術產業的命脈，是任何商業計畫的核心，也是從投資者那裡籌措資金的基礎。美國大學的研究人員通常需要將他們的專利權交給雇主。根據聘書上的協議，若是他們的技術拿到專利，研究人員通常會獲得部分收益，至於如何將其商業化是由所屬機構來決定。大學是否會將其授權給多方？或獨家授權給一方？是要鼓勵發明者獨立將這項技術商業化？還是將其提供給一家成熟的公司？有時追求的是最大獲利，也有的時候可能只是單純為社會謀取最大福祉。

賓夕法尼亞大學於二〇〇五年八月提交了一份關於卡里科和魏斯曼的修飾mRNA臨時專利申請書。卡里科想要開發藥物，並認為應該很容易說服賓州大學把技術授權許可交給她和魏斯曼創立的RNARx公司。這樣一來，她就有辦法支付自己一份體面的薪水。然而，賓州大學對此抱持懷疑的態度。要大學將專利許可授權給RNARx，唯一的方法是兩位創始人要把主要股權交給大學。也就是說，每賺進一美元，卡里科和魏斯曼就需要分給大學五十美分。律師告訴他們，在這種情況下，公司不可能存活的下去。

二〇一〇年二月五日，賓州大學技術轉移辦公室的主任給卡里科和魏斯曼寄了一封信，粉碎了他們的夢想。「由於我們無法與RNARx達成協議，已決定與中心科技（EPICENTER Technologies Corporation）討論您在賓州大學開發的RNA技術，可能將授權給他們，」他寫道：「若是您同意，請簽名回傳這封信。」卡里科在簽名時幾乎要哭了。中心科技是在威斯康辛州的一家小公司，以生產試劑而非治療藥物聞名。賓州大學以三十萬美元的價格，授予中心科技獨家授權。扣除費用後，卡里科拿到的第一筆收入是三萬八千二百五十美元。賓州大學還提供她一個兼職教授的職位——一份無法升任終身教職的職位，年薪約為五萬美元。

幾個月後，她接到了一通來自麻薩諸塞州劍橋的電話，讓她更為絕望。他說他是旗艦創投的員工，就是那家計畫要資助德瑞克・羅西公司的投資公司。「他告訴我，『我想要專利』，」卡里科回憶道。「他瘋了。」她說。智慧財產權就像是一座積木塔——拆除其中一塊可能會讓整個倒塌。旗艦創投擔心，要是少了卡里科發現的那項修飾mRNA技術，羅西的技術——旗艦創投也擁有授權許可的——可能不會奏效。畢竟，旗艦創投原本就希望這間新創公司要做出超越幹細胞的產品。公司將會取名為「Moderna」，就是將英文中的「修飾」（modified）和「RNA」這兩個字組合而成。

但卡里科對此所知甚少。她只知道，在這方面，她不能為這個男人或者她自己再多做些什麼了。德瑞克・羅西即將陷入困境。

在他波士頓的實驗室中，提出用修飾mRNA來製造幹細胞的研究人員是來自英國的路易吉・沃倫（Luigi Warren）。沃倫比一般的博士後研究人員還年長十歲，他的髮型在哈佛醫學院校園中獨樹一幟，每天都穿著像是朋克搖滾樂製作人的服裝：黑色襯衫、黑色西裝外套和黑色牛仔褲。他在其他方面也很特別。比方說，他認為自己受到美國政府的監視，還曾警告羅西，說聯邦調查局也可能會盯上他。在他的部落格上，沃倫一直支持一個令人費解的理論，伊拉克前總統海珊就是九一一恐攻和二〇〇一年炭疽信件的幕後黑手，並表示美國政府試圖隱瞞這一「難以言表的策略現實」。當羅西告訴同事他要僱用沃倫時，他們幾乎都做出相同的反應：「這是你要僱用的第一個人？」心胸豁達的羅西毫不在乎這些質疑。

當時的沃倫很沮喪，他原先希望以他那篇幹細胞論文來開展學術生涯，但這篇文章在同行審查的過程中停滯不前，他投稿的這份期刊是《細胞：幹細胞》（*Cell Stem Cell*）。他已經花了一年多的時間在這個計畫上，擔心會被競爭對手搶得先機，或是有人可能會竊取自己的想法。後來，《細胞：幹細胞》的編輯要求沃倫和羅西在整個夏天進行一些額外的實驗。「我是站在科學前線的哨兵，」沃倫說。「我在這裡拼命工作，我將落得什麼都不是。」相對熟悉科學文章發表過程的羅西告訴沃倫：「你知道嗎？要讓它發表在期刊上，我們就是得做這些蠢事。」

沃倫衝出了實驗室。過去每當沃倫發脾氣，羅西總是能把他再拉回來，但這一次，沃倫沒有回來。羅西最後只好請技術人員來完成這項研究。經過幾個月的努力，二〇一〇年八月十一日，羅西得知了一個好消息：論文被正式接受了。然而，成功的甜蜜氣息很快就煙消雲散。這份期刊的編輯狄波拉・史威特（Deborah Sweet）聯繫上羅西，說她得暫停刊登一事，因為有人告訴她沃倫的結果無法複製。「誰他媽的在複製我們的步驟？」羅西心裡這樣想。這項研究仍處於保密狀態，因此必定是內部人員。

羅西得知的下一件消息更慘，其中一位論文合著者，哈佛醫學院重量級的人物喬治・戴利（George Daley）威脅說要撤回他實驗室提供的數據。少了這些，這份論文就會四分五裂，莫德納勢必胎死腹中。羅西打電話給戴利，說他無權這樣做，但戴利拒絕讓步。戴利的名聲現在岌岌可危。「我剛剛度過了地獄般的一天，」羅西在八月二十六日深夜給一位朋友發送電子郵件寫道。「好吧，落到這個地步，我們只會向上爬了。」他還不知道前方有什麼。

羅西召來系所中的大人物，要求他們與戴利達成協議，以便迅速核實結果。沒想到沃倫聽到這個消息後，前往《細胞》在劍橋的辦公室，要求與編輯史威特談話。「這真得很煩人。我要來終結這一切。」沃倫回憶說。史威特請她的員工回家，沃倫被護送出大廈。戴利位於麻薩諸塞州韋斯頓的家門外很快就派了一輛警車在那裡巡視。

羅西從來沒有確定最初洩密的線人是誰，或者是他的目的。但在接下來的幾週，幹細胞的突破讓戴利滿意，這篇文章終於在九月三十日於網上發表了。生物技術媒體爭相報導莫德納，《時代》（*Time*）雜誌稱這項研究為年度十大醫學發現之一。戴利送來香檳。但莫德納公司得面對一個令人不安的事實，它設立在一個毫無基礎的空架子上——或是任何可以算是基礎的東西。儘管這項研究令人驚嘆，但由此產生的專利還不足以為這間公司提供札實的智慧財產權基礎。

在旗艦創投第一次詢問卡里科後，這間公司開始研究要如何從中心科技的創始人蓋瑞・達爾（Gary Dahl）那裡取得她的技術的轉授權。在進行此事的同時，旗艦創投向卡里科和魏斯曼提出擔任他們公司顧問的想法。然而，情勢日益明朗，旗艦創投是無法以他們開出的低價金額獲得許可，據說這個數字接近十萬美元。在與賓州大學的研究人員多次討論後，最後莫德納離開了。「（旗艦創投）律師給我們的聲明是，他們將成立公司，投入所有的時間和金錢來研究要如何繞過我們的專利。」魏斯曼說。

雖然學者看待這個決定的角度充滿沮喪，但旗艦創投的商人則是以務實的心態在進行。美國專利商標局將會花費數年時間來審查卡里科的修飾mRNA技術的專利申請案，旗艦創投會隨時關注專利局可能縮小其應用範圍的可能性，也許這會為莫德納留出一點空間，維持他們自己的mRNA專利。「我們不知道專利局會怎麼做。」第一位在莫德納任職的科學家傑森・施魯姆（Jason Schrum）說。關於卡里科的mRNA修飾——或任何的mRNA修飾技術——是否真有辦法做出藥物，這一點在科學甚至都還沒有定論。施魯姆有五個月的時間獨自在麻薩諸塞州劍橋的地下室測試了多種修飾的mRNA分子，有單一的，也有組合的。據他估計，一共有八十個。

二〇一一年初，旗艦創投聘請班塞爾擔任莫德納的首位執行長。班塞爾在進入哈佛商學院之前接受過工程師培訓，當時他在一家名為生物梅里埃（bioMérieux）的大型法國診斷器材公司當負責人，但是他渴望新事物。班塞爾在馬賽這個多元的法國地中海港口城市長大，父親是一名工程師，母親是一名為公司提供建議的醫師。年輕的時候，他會和弟弟前往城市南端的卡蘭克斯國家公園（Calanques National Park），去到山區的海岸線，在那裡他們會從低矮的懸崖上大聲吼叫，然後跳到底下碧綠的海水中。這是一種冒險，但卻是經過深思熟慮的：他們總是會檢查水是否夠深。當班塞爾聽聞莫德納的策略時，他看到了它的前景，也察覺到它的危險。他知道RNA只能「在血液中穩定個幾秒鐘」，但他同意德瑞克・羅西來他的辦公室會面，看看他的一些數據。

會議結束後，班塞爾對這個方向展現出高昂的興致。他花了好幾個星期的時間來權衡這個機會，以及找一些自己所信任的專家來營運的可能。一天晚上，在波士頓燈塔山（Beacon Hill）這個景致優美的時尚區，他和妻子布蘭達在一家名為Bin26的餐廳共進晚餐，他和她討論了這其中的利弊得失。班塞爾快四十歲了，他想不出比經營莫德納更好的方式來度過下一個十年，但他擔心失敗的可能性。他在回憶過往時，對一位記者描述道：「她告訴我不要再這麼法國人了，不要害怕冒險。」第二天，他告訴旗艦創投他準備好要邁出這一步了。

班塞爾設想要把莫德納打造成下一個基因泰克（Genentech），一個能夠在許多治療領域產生影響力的生物技術帝國。他是個要求很高的老闆，經常會發脾氣，而且對他的小團隊的局限性感到沮喪。在最初的幾個月裡，他發起了一項「八百計畫」（Project 800），目標是要合成八百種的新mRNA，在沒有大型製藥公司那種機器手臂的情況下，這是一項繁瑣而艱鉅的任務。一名參與該計畫的員工說，她曾在淋浴時昏倒；另一個員工則被懷疑在mRNA製造過程中少了一個步驟，導致一些早期的動物研究失敗；化學部門的第一位負責人在日正當中時走出大廈，再也沒有回來。

最終，班塞爾和羅西也鬧翻了，在早期初創的階段，還有更多的爭執——班塞爾絕對無法容忍在他眼中的笨蛋——但隨著公司日益成熟，漸漸發展出一種更為健康的商業文化，僱用到能夠更符合班塞爾要求的人。「他不是那種會放棄的人。」他的弟弟克里斯托夫（Christophe Bancel）說，他也是一名生物技術企業家。班塞爾找來了史戴芬．哈吉（Stephen Hoge）這位英俊的博士，也是著名諮詢顧問後來成為公司總裁的麥肯錫的校友。他還聘請了以色列籍博士塔爾．札克斯（Tal Zaks）擔任公司的首席醫療長。班塞爾也很擅長確保公司的金庫不虞匱乏。

莫德納成了專利申請機器，建立自己的智慧財產權堡壘，但還是無法走出需要卡里科和魏斯曼技術的處境。他們倆的專利在二〇一二年十月正式獲得批准，而且涵蓋範圍相當廣泛，很難會在不侵權的情況下以修飾mRNA來發展業務。第二年，莫德納與AZ製藥簽署了一項價值四．二億美元的協議，合作開發一種mRNA藥物來修復受損的心臟組織，以及可能的抗癌藥物。突破似乎迫在眉睫。隨著時間過去，卡里科的專利價格逐年攀升。專利持有者蓋瑞・達爾現在不願以低於三千萬美元的價格來轉授權這項技術。

除非能看到將mRNA推向市場的明確途徑，否則莫德納不太可能同意支付這筆款項，而那時仍然沒有。二〇一六年，公司被迫放棄一項臨床試驗，原本這將成為這間公司推出的第一種療法，用於治療一種稱為克里格勒－納賈爾綜合症（Crigler Najjar syndrome），又稱為先天性葡萄糖醛酸轉移酶缺乏症的罕見疾病。這種疾病的患者缺少一種肝臟酵素，最嚴重的情況病會導致嬰兒腦傷。這樣一種僅是由單一基因引起，而且僅是缺乏一種少量酵素的疾病，似乎是個完美的目標。然而，莫德納在動物研究期間一直找不到正確的劑量，過多會引起肝毒性；太少又不夠產生效力。班塞爾在二〇一七年一月的摩根大通醫療保健會議上介紹莫德納時，甚至連提都沒提這項計畫。他將注意力完全轉向了mRNA疫苗，這是在公司成立後才有的想法。班塞爾明白，疫苗最多每年接種一次，這意味著獲利不高。但這也可以視為一個加分項，因為如果患者在數週內只接受兩到三劑的mRNA，就不會遇到像他們在開發藥物時那樣棘手的毒性問題。

這並不是說轉向研發疫苗會很容易。在莫德納前兩次流感疫苗的臨床試驗中，許多人的注射部位都有疼痛和腫脹的問題，所產生的抗體也只有達到中等水準，這可能是因為莫德納用來穩定和傳送mRNA進入細胞的脂肪類型所造成。公司改進了方法，與此同時，班塞爾竭盡全力讓股東高興，吹噓公司最新收購或開發的智慧財產權。研究人員也找到辦法來修改疫苗中包裝mRNA的脂肪。

二〇一七年夏天，莫德納回頭去找達爾，他現在對專利權的議價空間變得更大。當時的科學界並不是每個人都相信卡里科修飾mRNA的方法是必要的，但替代方案都還沒展現出成效。莫德納最後同意支付七千五百萬美元還有未來的利潤來購買這項賓州大學的專利許可。

卡里科從這筆交易中賺了二百萬美元。那時她已在位於德國美因茨的BNT擔任副總裁三年了。二〇一三年七月，她從費城前往她的家鄉匈牙利，再到瑞士去看她身為美國奧運賽艇選手的女兒參加FISA世界賽艇錦標賽。當時她正在考慮莫德納的工作邀約，但那不是一個主管缺。錦標賽結束後，卡里科在美因茨停下來，給了一場演講。在那裡，BNT的首席執行長薩欣向她展現出在業界或學術界很少感受到的那種溫暖。「我們需要你。」他說。那天，卡里科得到了一份工作邀請，那時的BNT也和莫德納一樣，逐漸從治療轉向疫苗。它還按照與莫德納相同的條件取得卡里科的技術的再授權，讓她又淨賺了二百萬美元。六十五歲的卡里科對於有機會享受舒適的退休生活心懷感激，但她最想要看到的，就是mRNA的成功。

史戴芬・班塞爾也希望mRNA成功。但他就是想當第一個做到的人。

第12章

搶購一空

突然間，從沒有人注意就轉變成每個人都注意到了。紐約人一開始談論的是衛生紙——或者應該是衛生紙的缺貨。它們就這樣從雜貨店的貨架上消失了，就連大型超市也買不到。不僅是那些如枕頭般柔軟的Charmin捲筒衛生紙，就連那種一拿到手上就裂開的便宜貨也沒了。整排的衛生紙都消失了。怎麼會這樣？這是大家想要囤積的第一樣東西嗎？全國都對此感到不可思議。接下來是義大利麵和米，而商家很快就開始限制可以購買的牛奶和雞蛋的數量，少數沒有賣光的東西是櫛瓜。

紐約市很快就陷入了自九一一事件以來從未出現過的恐慌狀態。在二〇二〇年三月十三日宣布全美進入緊急狀態後的一週，紐約市報告的COVID-19確診病例人數，從每天二百例飆升至二千例。當地居民開始囤積洗手液，並用消毒劑擦拭他們的亞馬遜包裹。他們比平時更懷疑其他人：高樓大廈裡的鄰居、路上的行人，任何人都可能攜帶病毒。街道上最常聽到的聲音是救護車的警笛。當急診醫師法蘭克·加布林（Frank Gabrin）在三月十九日那天到達皇后區的聖約翰主教醫院輪班時，看到有五輛救護車正載送病人過來。這相當不尋常。「所有的個人防護裝備都用完了，」加布林給朋友發簡訊：「N95口罩也都沒了。」

接下來的幾天裡，加布林得重複清洗他的口罩，才有辦法在接下來的幾個輪班中使用，他還用伏特加和蘆薈調製自己的洗手液。當醫院僅剩下小號的手套時，他在佛羅里達州的一位朋友還寄給他一些尺寸合適的手套。臉書和亞馬遜刪除了N95口罩的廣告，現在這些口罩的售價是正常價格的十倍。醫院採購部門試圖在開放市場上先拿到最後的供應品，同時還得向各州的衛生部門求助，這些部門又轉而向國家戰略儲備系統求助。

自二月下旬以來，隨著衛生部部長阿札爾退出疫苗工作小組，白宮內的各方人士紛紛介入，管理在地方層級的主事者。對務實的人來說，直接與掌權者工作是有好處的。那些向副總統彭斯或擔任白宮高級顧問的川普女婿庫許納報告的人，可以立即得到他們需要的任何東西。但隨著應變中心從資源不足的衛生部防備應變處轉移到規模更大的聯邦緊急事務管理署，決定權就從公衛專家轉移到災難專家手上，他們開始呼籲要購買物資和部署人員及資源。而他們這樣做的原因，通常只是為了滿足政界老闆的一時衝動。

凱雷克衝進了這團混亂之中，他把他的筆電放在緊急管理署署長皮特・蓋諾（Pete Gaynor）八樓的辦公室外面，開始扮演他助理部長的副手角色。他無視白宮的命令，自顧自地處理業務，這一點很快就激怒了蓋諾。在緊急管理署與各州州長合作，以便快速建立起配備有馬桶的臨時野戰醫院之際，凱雷克則警告各州衛生官員冠狀病毒會透過糞便傳播。為什麼不去利用市中心那些空蕩蕩的旅館飯店呢？「告訴他們調用該死的萬豪酒店。」凱雷克這樣對他的首席醫療長約翰・雷德說，那時他在曼哈頓西區賈維茨中心內準備建立這樣一間醫院。一天晚上，蓋諾打電話給部長阿札爾抱怨凱雷克，但阿札爾請蓋諾不要再多言。

等到紐約市的就地避難令在三月二十二日晚上八點生效時，整座城市已有將近一萬一千個確診病例，是兩天前的兩倍。另外也許還有一萬名無症狀感染者，正在四處傳播病毒——餘燼正從地獄中飄出。

紐約州州長古莫每天召開記者會，他斥責總統未提供聯邦援助，還要求他援引冷戰時期的《國防生產法》（*Defense Production Act*），強制工廠製造呼吸器，若是拒絕，那些公司的執行長將會吃上罰款，甚至入獄監禁。「我需要呼吸器、呼吸器、呼吸器。」他告訴記者。紐約市跟戰略儲備系統那裡申請了一萬五千台的呼吸器，但當時的總庫存也僅有一萬三千台。

凱雷克在面對這一切紛擾時，還是保持穩定。他覺得有些地方不對勁，於是打電話給紐約衛生專員霍華・札克（Howard Zucker）。「我問他：『這一萬五千台的呼吸器是在搞什麼鬼？』」凱雷克回憶起當時的場景。

札克說：「我手上只有一千台，但有人讓州長看過疫情預測模型，推測我們將需要這數量的二十倍。」

「霍華，」凱雷克問到：「你確定在手邊的有多少台？」札克開始瀏覽他的清單。「我這邊有七百台，另外一邊有一千台。」他說。

「你連手邊的都還沒用到？你到底需要多少台？」

「嗯，我需要一千台。」他說。最後，凱雷克告訴札克，他會從庫存中調出四百台給他送去，等他需要更多的時候，會再想辦法。幾天後，古莫在電視上大肆抨擊此事。「當我需要三萬台呼吸器時，你給四百台是要我做什麼？」他說。「你去挑出兩萬六千人來送死，因為你只送來四百台呼吸器。」（顯然他的數學不太好。）

庫許納很快地直接與古莫溝通，推翻了凱雷克之前的說法，再額外送了四千台呼吸器到紐約市。三月二十七日，古莫又要求四萬台。呼吸器是新的衛生紙。「他們在囤積，」凱雷克說。「甚至沒人來徵求我的意見。」

國家戰略儲備系統至少需要一些新的呼吸器。那些在倉庫中的早已疏於維護，而且要是疫情真的爆發，蔓延全國各地，這些絕對是不夠用的。這就是為何在採購庫存時麥克・卡拉漢要提供他的醫學專業知識的原因。這位疾病牛仔提議資助小公司，讓他們擴大規模，提供廉價且易於架設的呼吸器，能夠輕易地放在救護車後面，就像在醫院裡一樣可以輕鬆使用。當緊急管理署幾乎確定要付諸行動時，庫許納和他的朋友柏勒衝進這群醫師的會議室，並且決定把整件事往另一個方向發展。「我們當時的感覺是，『這些人是誰？』」卡拉漢說：「整個系統都出軌了。」

又有一批來自風險投資和諮詢界的志工團隊加入庫許納和柏勒的行列，這批人自認可以比官僚系統做得更好更快。他們被暱稱為「修身西裝幫」（Slim Suit Crowd）。柏勒列出了全美最大的六家呼吸器製造商，決定在接下來的六個月內接收他們所有的庫存。這些是呼吸器界的勞斯萊斯，包含有飛利浦和通用電氣出的重量級大型呼吸器，那是專為設備齊全的高檔醫院特別設計的。三月二十六日，庫許納和柏勒讓緊急管理署發出「繼續執行通知」（notice to proceed）信函，要求聯邦政府購買二十四萬台的呼吸器。他們的這個數字是根據一些學術界的數學模型所推算的，但似乎並不可信。這遠比英國和德國為其公民訂購的數量高出兩到五倍，遠遠超過對最慘重的流感大流行所需的估計量。「我正在打破繁文縟節。」庫許納會說。柏勒正在談一筆交易，要讓政府跟飛利浦購買價值六億美元的呼吸器，當時該公司已經拿到政府幾乎是規格相同的呼吸器訂單，但價格是四分之一。

沒有人知道他們將要如何維護所有這些機器，而用於支付這些東西的錢都是來自衛生部，這意味著身為助理部長的凱雷克和這個機構得在上面簽字。「他們想做一些奇怪的事情。」衛生部的一位律師說。而總體來說，白宮確實是為所欲為。

到三月底，紐約的疫情危機達到高峰。急診醫師加布林開始咳嗽，而且關節疼痛。他告訴一位朋友，這可能是因為他連續四天都使用同一個口罩。三月三十一日早上，加布林的每一口呼吸都在掙扎。當護理人員趕到他的公寓時，這位六十歲的醫師已經過世了。

疫情爆發到這個階段，要因應的挑戰不僅是避免病患死亡，還要弄清楚該如何運送遺體。在紐約市的布魯克林區，猶太教殯儀館（Shomrei Hadas）的負責人梅納赫姆・布魯姆（Menachem Bloom）在當地社區尋找願意運送遺體到墓地的志工。屍體在教堂的地板上一字排開，用白布包裹著，再以紅帶束緊。「我們需要幫助，」布魯姆在WhatsApp上發出消息，懇求網友。「如果您有小型貨車或ＳＵＶ，請過來幫助我們。將會提供報酬。」當時全美有超過一千人死於COVID-19，光是在紐約市就有近三百人。衛生部防備應變處在紐約派出了他們的災難喪葬作業應變團隊（disaster mortuary operational response teams，ＤＭＯＲＴ）在布魯克林海濱的一個機具庫中成立了臨時停屍間來處理屍體。

這時，佛羅里達州州長簽署了一項行政命令，要求任何從紐約抵達當地的人自主隔離十四天。德州也頒布同樣的命令，違規者可能要面對一千美元的罰款、一百八十天監禁，或兩者併罰。夏威夷要求遊客將他們的旅程延後一個月，希望屆時情況會好轉。

儘管事態如此，紐約的呼吸器末日並未降臨。醫師發現，若是不給COVID患者使用具有侵入性的呼吸器，而是改採俯臥並且透過高量的鼻插管來補充氧氣，他們的預後會更好。凱雷克後來能夠修改一些當初由白宮推動的合約，調整呼吸器的量以符合現況。他還得以取消大約九萬台剩餘呼吸器的合約，這遠遠超出美國的需求量。儘管如此，美國最終還是出現呼吸器過剩的問題，因此後來又捐贈給許多貧窮國家。

凱雷克將來自修身西裝幫和白宮提出的這些創意稱為「一團亂」（Crap Fairy）大禮。儘管有些想法在理論上聽來可能不錯，但在處理大流行的實務上並不適用。例如，庫許納的團隊在連鎖藥妝店ＣＶＳ和美國最大的連鎖藥局沃爾格林（Walgreens）推出的免下車快篩計畫，這因此耗掉了國家庫存中近三分之一的稀缺個人防護用品。在曼哈頓賈維茨會議中心（Javits

Center）設立的野戰醫院在五月一日關閉前，大部分的時間都是空的，而海軍「安慰號」（USNS Comfort）這艘醫療船從頭到尾僅收治了一百八十二名患者。凱雷克從之前在颶風瑪麗亞過後前去波多黎各救災，那次的經驗就讓他領悟到安慰號在實務上永遠不會成為一個醫療操作平台的，那只是為了作秀。

在這一時期，庫許納對凱雷克產生了極度的不信任感。他告訴緊急管理署署長蓋諾忽略凱雷克說的一切，每當聽到凱雷克的名字，面無表情的庫許納整個臉就會皺成一團。有一次，他甚至衝動地把鋼筆往牆上一扔，展現出他對此人的厭惡。還有一次，川普在橢圓形辦公室談話時提到了凱雷克。「凱雷克？」庫許納咆哮著。「就是那個人把我們害得這麼慘。」

第13章

普發口罩

三月二十九日週日下午，阿札爾正在他位於韓福瑞大樓六樓那間鋪設木板的辦公室。這位現在毫無施展能力的衛生部部長最近剃掉他留了整個冬天的鬍子，也許是認為這會讓他在不喜歡鬍鬚的總統面前討喜一點。一名員工進來跟阿札爾報告，說已安排好他與嬌生公司首席執行長亞歷克斯・戈爾斯基（Alex Gorsky）通電話的時間。仍心不甘情不願地在凱雷克手下工作的生醫研發局主任里克・布萊特撥了近五億美元的資金給這間公司——這是迄今為止對COVID-19疫苗製造商的最大聯邦資助，阿札爾被要求向他表示祝賀。

當阿札爾在讀新聞稿的草稿時，他看到這些資金將用於支持第一期臨床試驗和生產規模的必要擴大，才能讓該公司每年生產多達三億劑的病毒載體疫苗——這種疫苗是將冠狀病毒的刺突蛋白基因加入到無害病毒的基因組中。但阿札爾沒有看到的是，美國納稅人將會從中得到什麼回報。新聞稿中完全沒有提及，要是成功研發疫苗，要如何定價或購買的協議。在這上頭，阿札爾已經被盯過一次。在二月下旬的年度預算聽證會上，有人問他要如何保證國家可以獲得負擔得起的冠狀病毒藥物或疫苗。他脫口而出的是讓民間企業參與的重要性。「價格控制不會讓我們達到目標。」他如此表示。

他為此一直受到媒體的嘲弄攻擊。在這場重創美國許多經濟層面的大流行期間，阿札爾對市場解決方案的執著看起來顯得不合時宜。提供研發疫苗資金成了生醫研發局的優先事項，這讓他們不得不改變思維方式，與過去處理伊波拉這類遙遠的威脅截然不同。當晚，在他與嬌生公司的戈爾斯基通完電話後，阿札爾請凱雷克來他的辦公室。阿札爾生氣時聲音會變得很尖銳，現在凱雷克終於見識到了。「鮑伯，」阿札爾說，「我怎麼會不知道我們和嬌生的交易？我們現在可是正處於疫情大流行。」

在緊急管理署度過了艱難的一週後，凱雷克一開始還有所防備，不過他看出了阿札爾的意向。這兩人都在努力保持他們在大流行期間的指揮權。生醫研發局是凱雷克旗下仍然受到他掌控的最後一個組織，但即便如此，這也似乎已經搖搖欲墜。那一週，凱雷克和生醫研發局的主任布萊特在氯奎寧（chloroquine）和羥氯奎寧（hydroxychloroquine）這兩種瘧疾藥物上的分歧愈來愈大，川普在尚未有任何數據之前，就逕自宣布這兩種藥物可能治療COVID-19，讓整個局勢丕變。

這類廉價、廣泛使用且相對安全的藥物能夠減少肺部發炎，因此通常會是絕望的醫師在應付新的呼吸道疾病爆發時首先嘗試的一項療法——問題是這些藥物很少會有療效。布萊特最初對此一頭熱，並參與擴大全國藥物供應的行動。川普總統在耳聞這類藥物的潛力後，氯奎寧的生產線就沒有停止過。但此舉立即遭到抵制——全美各地的科學家群起譴責使用這種未經證實的藥物。布萊特開始對他在這一切中所扮演的角色感到不自在，並且對助理部長凱雷克日益懷恨在心，他在這個問題上繼續站在白宮那一邊，但卻沒有讓布萊特擺脫排山倒海而來的政治壓力。凱雷克是一名醫師——或者，如流行病學家麥可・卡拉漢所言，是一位有人性的醫師──他最不想做的事情就是干涉醫師嘗試市場上已經上市的藥物的權利。

三月二十八日，也就是凱雷克被叫到阿札爾辦公室的前一天，布萊特已同意食藥局簽署一項緊急使用授權請求，允許讓住院的COVID-19患者使用這些藥物，但凱雷克和阿札爾都沒忘記這位生醫研發局主任一直在醞釀一個逃脫計畫。最明顯的一點，就是他說服在國會的盟友，在幾天前通過的《冠狀病毒援助、紓困和經濟安全法案》（*Coronavirus Aid, Relief, and Economic Security Act*）中，撥出三十五億美元給生醫研發局。布萊特後來還嗆聲說，他分到的這塊餅代表生醫研發局首次獲得直接撥款──而不是他的主管機關衛生部防備應變處。自由！

不盡然。身為部長的阿札爾仍然有權指導這些資金的使用方式，他告訴凱雷克，他們需要擬定策略來運用這筆資金。在陸續收到二十多個單位的主管向阿札爾匯報後，他全心投入地將管理流程正規化。在他的書架上，擺著一本《執行力的修練》（*The Four Disciplines of Execution*），他幾乎將整本書牢記在心，認為領導者如果未能實現目標，不是因為手下的員工有什麼缺點，而是因為現行的系統沒有「讓員工看到日常生存以外的遠景」。他告訴凱雷克，他在管理禮來（Eli Lilly）大藥廠時，凡是經費超過五千萬美元的臨床試驗投資案，都必須先經過全球董事會和科學委員會的審查。阿札爾說生醫研發局也應該如此。他提議成立他所謂的「部長的科學諮詢委員會」（Secretary's Science Advisory Council）來審查布萊特的投資組合。他和凱雷克將找來自衛生部裡的大人物，比如美國國衛院院長法蘭西斯・柯林斯、食藥局局長史蒂芬・韓恩（Stephen Hahn）和疾管中心主任羅伯特・雷德菲爾德。布萊特對他的一位支持者抱怨說，阿札爾和凱雷克試圖綁住他的手。

在四月五日星期日這一天，部長的科學諮詢委員會召開第一次視訊會議。布萊特點擊著一張接一張的投影片，喋喋不休地談論這種藥物或那種疫苗。「他在用投影片鞭打我們。」阿札爾發了個訊息給凱雷克。布萊特的手腳非常快，而且生醫研發局的這份投資組合並沒有什麼細節，因此沒有一位專家有插話的機會，不過這些被投影片鞭打的與會者開始擔憂。生醫研發局資助了再生元製藥在沙利姆單抗的昂貴試驗——流行病學家卡拉漢曾對這種白血球介素－6的阻斷劑以及另一種由基因泰克生產的抑製劑感到憤怒不已。這些都沒有與美國國衛院進行全面協調，國衛院正在用多種藥物（包括白血球介素－6抑製劑）進行自己的適應性試驗。柯林斯和佛奇也有參加視訊會議，他們都注意到生醫研發局的行事方式散漫，缺乏平衡和系統性的優先順序。看起來布萊特並沒有一個統合連貫的計畫，更別說是準備好要提供度過這次公衛危機的疫苗。

第二天，凱雷克應該要前去白宮戰情室向副總統的工作小組解釋他到底為什麼要去美國郵局談論布口罩。

在過去三個禮拜，凱雷克一直在確認他在全美推動製作口罩的細節，這項發送給全民口罩的計畫稱為「美國強盛」（America Strong），其口號是「保持健康活下去」（Keep Healthy and Live On）。川普在三月的一次簡報上早已吹噓過哈內斯服飾也參與了這項計畫，而在三月下旬將第一批口罩樣本送到凱雷克家。他的妻子安和女兒薩曼莎正站在廚房裡，他拿了幾個樣品進來，讓她們試一下。薩曼莎將這個由白色彈力內衣面料製成的口罩戴在臉上，調整到她的眼鏡下方。「我要把它們分送給美國的每個家庭。」她父親笑著說。

最後，疾管中心主任雷德菲爾德告知新聞媒體開始出現無症狀傳播。疾管中心正準備發布新指南，向大眾推薦布製口罩。當凱雷克與白宮冠狀病毒特別工作小組協調官黛博拉・柏克斯談起口罩時，她唯一的要求是顏色要是中性的。凱雷克的布口罩不僅可以減輕醫療供應鏈的壓力，而且還是限制病毒社區傳播的有力工具。

哈內斯服飾接下衛生部的五億美元合約，將他們在美國所有的生產線都從內衣褲改成口罩，而且是每週七天不停地趕工。哈內斯公司重啟了在多明尼加、薩爾瓦多和宏都拉斯的業務，並將哈內斯服飾製造的布料送給其他紡織界的合作夥伴，一起完成這項口罩製造。離開生產線的第一批口罩直接送到哈內斯服飾員工手上，其他口罩則裝在印有標籤和美國郵政（USPS）號碼的袋子中，箱子很快就堆進美國郵政的配送中心和國家戰略庫存的全國倉庫裡。美國郵政與白宮冠狀病毒特別工作小組聯合起草了一份新聞稿，吹捧這項「歷史性的郵寄」工作。據說當時郵政局長說：「正如過去我們兩百四十年來所做的，美國郵政隨時準備寄送口罩，幫助我們的國家抵抗這場流行病。」

庫許納和柏勒認為凱雷克的這項低技術的口罩是個愚蠢的想法，只是在浪費錢而已。一名小組成員說，它們看起來像高衩內褲——老實說，確實有點像。有些人擔心這反而會讓全國恐慌。白宮預算辦公室主任拉斯・沃特（Russ Vought）完全不想給美國郵政任何一毛額外的經費，保守派人士一直想要這套郵政系統自行滅亡。

四月六日，在戰情室裡，凱雷克準備要向特別工作小組介紹「美國強盛」計畫的細節，卻發現議程刪除了這一項，凱雷克目瞪口呆地坐在那裡等著。之後，沃特打電話給凱雷克，告訴他要取消與哈內斯等公司的合約，但這時已經太晚了。凱雷克心想，既然庫許納可以強迫衛生部購買一堆沒什麼用處的呼吸器，那麼他也可以讓衛生部買下這些口罩。凱雷克最後還是想辦法將它們發送到城市的衛生診所、監獄和其他公衛服務不足的社區。至於挨家挨戶送到每個美國人家門口的口罩，還有那些戴口罩對公共健康好處的宣傳活動，後來全都不了了之。

若是說二月和三月初的失誤可以算是否認、困惑和溝通不順，那麼四月則標誌著意識形態和毫無耐心主導一切的階段。就在那時，川普在記者會上建議大家可以透過曬「強烈的陽光」，或者注射消毒劑來「清潔」肺部，殺死冠狀病毒。

然後是關於氯奎寧和羥氯奎寧永無止境的爭議，川普就是不停地在講這些藥。後來科學界證明這些藥物不僅無用，而且還可能有害健康，布萊特向食藥局請求的緊急授權就遭到撤銷。凱雷克說，事後來看，川普吹捧這些神奇療法的方式，「就像過去民主黨籍的總統詹森（Lyndon Johnson）在越戰時挑選轟炸目標一樣」，都是在亂槍打鳥。

也是在四月，柏克斯告訴白宮，紐奧良和休斯頓等熱點地區的疫情也已達到最高峰，若是社交隔離能持續到夏季，全國各地的疫情可望會逐漸下降。在晨間新聞評論節目《今日秀》（*Today*）上，佛奇將他對未來五個月新冠病毒死亡人數的估計從二十萬左右下調到六萬，而這同樣也取決於大眾是否有維持社交距離。但政府只聽了他們的第一句話，而沒認真聽第二句。當時的觀點日益趨向大流行已經持續了夠久了，現在得為了經濟重新開放，若是哪一州的州長想要放慢開放的速度，那這筆帳就算在他們頭上。

展望未來，白宮認為真正的鬥爭不再是對抗病毒，而是對抗媒體。

這就是麥可・卡普托（Michael Caputo）上場的時候。卡普托回憶道，三月二十六日當他的手機響起時，他正在位於東奧羅拉的家中廚房吃午飯，那是在紐約州布法羅附近的一座小鎮。來電顯示是一串零。是總統打來的，他問卡普托是否想要一份工作。「我需要一個我信任的人。」川普說。

卡普托是川普的死忠粉絲，他的右手中指戴著骷髏戒指，手腕和腳踝上套著編織手環。卡普托的雙親離異，他從小到大就來回在母親俄亥俄州的移動式房屋和父親在水牛城的家之間。長期擔任助選員，他在政界得到了手段骯髒的羅傑・史東（Roger Stone）指導，當他到首都時，會開車帶川普到四處走動。卡普托將川普視為共和黨政治的破壞者，指望他為工人做點什麼事。

現在，川普在沒有通知衛生部部長阿札爾的情況下，打算讓卡普托進入韓福瑞大樓內，擔任衛生部公共事務助理部長。卡普托的工作是要防止消息洩漏到媒體，並且不惜一切代價來打點政府的門面。卡普托的公關事務所一直在苦撐著，原本還計畫要申請聯邦的小型企業貸款，他在接獲邀約後立即收拾好行李，開了七個小時的車到達華盛頓特區。四月十三日星期一，他做了第一天的工作報告。

幾天後，國衛院的基茲梅基亞・科貝特受到來自右翼的攻擊，因為她在推文中譴責相關單位放任病毒在黑人社群肆虐，造成嚴重損失。因為有相對較高比例的黑人是無法居家工作的，他們多半都是從事醫療保健或在食品服務部門的工作，而且許多黑人家庭都是多代同堂，這又增加了將病毒傳播給年長親屬的風險。黑人族群的整體健康狀況也較差，肥胖和糖尿病的盛行率高於一般人群，這使他們更有可能在感染COVID-19後罹患重症。在芝加哥，黑人佔當地人口的三分之一，但他們在當地確診人數中卻超過一半，而在病故人數中更是超過三分之二；西班牙裔和美國裔印第安人社群也遭受到不成比例的重創。

「有些人甚至稱此為種族滅絕，」科貝特寫道。「我懇求採用第五修正案。」福克斯新聞的主持人塔克・卡爾森（Tucker Carlson）於四月十七日在他的節目中播放了一個片段，認為她應該關注「科學問題」而不是著重在「人的膚色」和「一些奇怪的種族理論」。他最後說，如果都是像她這種人在為國衛院工作，那麼它「將不再是一個有用的科學機構，因為它瘋了」。卡普托的一名助理告訴福克斯，衛生部的倫理委員會將會對此展開調查。

與此同時，佛奇在多次駁斥總統的觀點後，白宮記者會禁止他接受電視採訪——至少在公眾對他缺席的抗議愈演愈烈之前都是如此。「川普現在重新掌權，」庫許納在那個月告訴記者鮑伯・伍德沃德（Bob Woodward）。「掌權的不再是那批博士。」

至於凱雷克，他可以看到他的職業生涯和這個國家都已經走到了一個拐點上。就白宮現在的生態來看，要嘛就選擇同流合汙，要嘛就出局，而凱雷克絕對是會離開的。更糟糕的是，他這一生都投注在這份他等待多時的工作上，而他對不起整個國家。四月六日晚上，在工作小組的會議結束後，他回到家中，想到阿札爾讓他一人單打獨鬥對抗生醫研發局的交易感到失望，又想到佛奇對疫苗能夠獲得批准的時程的悲觀（但務實的）預測：十二到十四個月。在這場大流行中，這幾乎就是永遠了。不過，事實證明，我們這位鮑伯博士還可以為國家再盡一份心力。正如同他在特種作戰時期所學到的，當你試圖在充滿敵意的環境中求生時，最好要在黑暗的掩護下行動。

第14章

不可能的任務

凱雷克站在他的辦公室裡，手裡拿著一枝乾擦筆，一旁的白板上以潦草的字跡寫著「曼哈頓計畫」（Manhattan Project）。那是在四月十日星期五的下午，他身邊環繞著四個最信任的同事和一大堆披薩盒，這個小組聚集在這裡進行了一次具有歷史意義的腦力激盪。凱雷克說，下午五點整彼得・馬克斯（Peter Marks）會打電話進來。馬克斯是食藥局下面的生物製品評估和研究中心（Center for Biologics Evaluation and Research，CBER）的主任，換言之，他就是決定疫苗公司命運的裁判。

這兩個人是在之前準備大流行的會談中認識的，彼此都很尊重對方。一個之前從事間諜工作，另一個是怪咖博士，但兩人之間產生不可否認的好感。那天早上，他們向阿札爾簡報了在過去幾天早上六點的電話會議上想出的一項野心十足的計畫，一項製造疫苗的曼哈頓計畫。他們想要將總部設在韓福瑞大樓內，不過，就像當初美國祕密製造第一顆原子彈的曼哈頓計畫一樣，這項新計畫預計延攬美國產業界和政府部門的所有力量，全都投入到這項任務中。

這正是阿札爾一直要求凱雷克提出的策略性想法，他請凱雷克把他那位食藥局的傢伙請來，他們興致勃勃地表示有可能在最短的時間完成，而阿札爾接受了。

戴著玳瑁框眼鏡身形細瘦的馬克斯過去受過癌症學家的訓練，在諾華製藥（Novartis）度過一段成功但報酬率不高的藥物研發生涯後，有一天在《新英格蘭醫學雜誌》（*New England*

Journal of Medicine）上看到食藥局的招聘廣告，並且在二〇一〇年進入政府部門服務。還真是扣人心弦的轉折，不是嗎？他的職位本來應該與政治沒有任何牽連，他很快就找到了自己的使命：弄清楚如何將科學提供的模糊答案轉化為監管機構和產業界所需的是否核可的最後決定。在過去的一個月裡，馬克斯一直在與包括輝瑞和嬌生等各大藥廠對話，在他看來，當談到COVID-19疫苗的時程時，各家廠商似乎抱持一種「失敗主義的態度」。嬌生認為二〇二二年有可能實現。馬克斯完全不像一般刻板印象中的主管機關會說，喔！不、不、不。他比較像是，也許，嗯，好吧！很不賴！

幾天前，當他第一次聯繫凱雷克時，他和他在食藥局的團隊已經在思考食藥局應該如何評估疫苗的緊急使用授權的申請。當時的法律標準很含糊，他們需要多少證據？在正常情況下，當候選疫苗進入人體臨床試驗時，馬克斯辦公室的監管機構會就每一階段進行評估。正如葛拉漢和他在國衛院的團隊之前所展現的，要展開人體試驗的第一階段，必須證明疫苗是安全的，並且有可能在動物或細胞培養物中產生免疫反應。如果馬克斯的辦公室可以從第一階段試驗的結果中確信疫苗是安全且有效的，就會授權該公司進入第二階段的試驗。這可能涉及數百名志願者，二期試驗可以確定最常見的副作用，以及適當的劑量。如果在二期之後疫苗看起來仍然不錯，就會進入關鍵的第三期試驗。

第三階段的試驗代表了科學過程中的黃金標準，它是疫苗是否能預防感染、疾病或死亡的最終證明。疫苗的臨床試驗跟大多數藥物不同，需要招募的不是數十或數百名患者，來確定治療是否可以幫助他們在幾天或幾週的時間內康復；疫苗的試驗需要召募成千上萬名的健康志願者，並且追蹤數月甚至數年的時間。志願者會被隨機分配施打候選疫苗或安慰劑，為了避免產生任何偏誤，公司、研究人員和患者都不會知道到底誰打了什麼，直到試驗在預定的結束日期解盲數據為止。三期疫苗試驗通常會持續一年，因為要讓疫苗組和安慰劑組的受試者在日常活動中自然接觸到病毒需要很長的時間。之後會將兩組的數據進行統計測試，相互比較，由此確定疫苗是否提供符合健康的益處。這樣大規模的試驗還提供了一個機會，可以找出在早期階段沒有出現的罕見副作用。在這個長達數年的過程結束時，馬克斯的團隊會審查公司提交的所有原始臨床數據，以及其製造過程的品質控制測試，只有當食藥局認為疫苗的好處大於任何潛在風險時，才會批准疫苗。

長久以來，在疾病爆發期間進行試驗的一大問題是，要等到安慰劑組中有足夠多的確診或死亡病例前，疫情通常早已消退。一些模型預測在夏季時COVID-19疫情會趨緩，這對三期臨床試驗來說是個壞消息。這樣可能要到二〇二〇年的秋末才會得到試驗結果，到那時想要再阻止因病例數開始增加而導致的死亡浪潮為時已晚。更麻煩的是，在疫苗獲得批准之前，通常不會開始擴大生產過程，這樣又會延遲好幾個月的時間。這該怎麼辦？

在那個別具歷史意義的星期五，衛生部防備應變處會議室裡的電話響了，馬克斯尖銳的聲音從揚聲器中傳出來。在那一刻，馬克斯正在馬里蘭州貝塞斯達的全食超市（Whole Foods）走道上推著他的購物車，進行每週一次、維持社交距離的購物行程。在那週的討論時，凱雷克曾向馬克斯提出一個充滿挑戰的任務：即使在尚未得知第三期數據的益處前，使用現有的任何監管途徑來擬定盡快發布緊急使用授權所需的確切條件。現在，馬克斯提出了一個方案，他們將進行比研發疫苗標準流程中更多的動物研究。他想要對多種物種進行研究：老鼠、倉鼠、雪貂和猴子。然後將動物實驗的免疫結果與第一期人體安全性試驗的結果交叉比對。這將讓人在挑選哪些動物物種最適合當作人類疫苗反應的模型時更有信心，而且意味著或許可以接受在未完成第三期試驗前就施打疫苗的風險。

不過，馬克斯在這段鼓舞人心的即興想法中又往前邁進一大步，達到了甚至連凱雷克都沒有料到的地方。馬克斯明白這些動物研究可能會成為一項激烈競爭，以評估眾多公司的候選者，這些公司將會爭先恐後地想要利用研發冠狀病毒疫苗的機會擴大規模。由於整個計畫是由政府提供資金，他們不會只聚焦在全球最大的默克和輝瑞；政府也會去看一些提出有前景方法的小公司。即使他們的疫苗仍在測試中，政府也可支付費用來大幅加速這些較為優良的候選疫苗的生產，因此任何獲得批准的藥廠，都可以立即開始對脆弱的成年人施打。與此同時，將會挑出兩、三家最有希望的候選疫苗，按照所謂的「主試驗方案」（master protocol）進行第三期試驗，繼續以有效率的比對方式來評估。馬克斯推測，若是一切按計畫進行，可望在二〇二〇年十二月推出疫苗。

「十月一日有可能嗎？」凱雷克一邊說，一邊撕下他的第二片或第三片披薩。他餓壞了。

馬克斯不打算分心想這些細節。當他們講話時，這位疫苗監管機構的領導人變得興奮起來，在腦中設想所有局處機關將「以最符合團隊兩字的意義」來一起工作的畫面。他認為這樣的密切合作不應僅限於美國各機關，還應該與推動國際疫苗工作的流行病預防創新聯盟的理查・哈契特密切合作。這是一個「歡聚一堂」（kumbaya）的時刻，馬克斯告訴凱雷克：「這是各國團結起來的時候。」

「我不知道，彼得。」軍人出身的他把現實政治加入了進來。各國政府首先得關注自己的公民，這就是二〇〇九年豬流感大流行期間的疫苗問題，而且這種情況肯定會再次發生。國家安全永遠擺在第一順位。更重要的是，凱雷克想要的是小而靈活的任務導向類型，而不是陷入官僚體制，或是又要為數據共享而爭論不休。美國擁有的資金和資源能夠讓他們動得比任何國際力量都來得快。

凱雷克邀請來提供建議的製藥專家宣德瑞希・哈吉萬（Chandresh Harjivan）最後提出一份成本表，計算出若是在進行最終的三期試驗前就擴大疫苗生產所需的經費。「錢不是問題。」凱雷克說，指出現在美國每天有超過二千人死於COVID-19，而且每天因封城就損失數百億美元。深具商業頭腦的保守派阿札爾告訴他，一個成功的疫苗可為美國帶來三兆美元的回報。

體認到這項計畫對國家安全的重要性，阿札爾和凱雷克將爭取納入國防部，以作為科學和後勤方面的重要合作夥伴。他們想將這項工作稱為曼哈頓計畫二・〇（Manhattan Project 2.0，MP2.0），但馬克斯和哈吉萬都對此嘲諷了一番，認為將一項公共衛生計畫以過去旨在製造毀滅性武器的計畫來命名並不恰當。馬克斯年輕時是《星際爭霸戰》（*Star Trek*）的粉絲，他把他負責的動物研究部分稱為「曲速行動計畫」（Project Warp Speed）。

那個週末，凱雷克和馬克斯草擬了一份備忘錄，還製作一份簡報檔，凱雷克預備要分享給阿札爾。四月十二日週日下午六點，凱雷克將這份資料，包括四個要點的任務宣言，發送給同仁：

曲速行動計畫

全力加速安全有效疫苗的研發

安全、有效且廣為接種的疫苗是解決COVID-19大流行最重要的一項方案

任務：全力加速安全有效疫苗的研發，生產足以供給所有美國人接種的劑量

截止日期：在二〇二〇年十月時能讓大眾廣泛接種

規劃：以曼哈頓計畫的方式為藍本，組成一跨領域、跨部門的團隊，以單一監管機構來管理目前眾多的努力，推動不間斷的協調、消除障礙和推行問責制，以便成功達成任務

凱雷克知道，只有一條途徑可以說服白宮批准曼哈頓計畫二・〇，而這條路一定得經過庫許納。這意味著凱雷克最好不要現身，最好讓人看不到他的參與。庫許納見到凱雷克的次數愈多，凱雷克被開除的可能性就愈大。因此，當凱雷克在韓福瑞大樓擔任阿札爾的內應時，衛生部負責政策的副主任保羅・曼戈（Paul Mango）成為了白宮的聯絡員。他是一位精明的麥肯錫門徒，深諳息事寧人、順水推舟的操作手法。與凱雷克和阿札爾不同，曼戈還有另一種融入白宮的方式：他很少戴口罩。

四月十五日星期三凌晨，阿札爾和曼戈前往白宮西廂，與庫許納和柏勒討論長期維持國家戰略儲備系統的新策略。在這場會談即將結束時，阿札爾提出這個曼哈頓計畫二・〇的概念，講話的口氣就好像是他在獻計給這位總統女婿，讓他來當先鋒。庫許納的眼睛頓時一亮，他認為以阿札爾的製藥經驗應該是監督這項計畫的不二人選。庫許納會盡其所能地幫他，不過他還加了一個條件：除了加快疫苗的研製，他們還應該在這項計畫中加入治療方法的研發。正中下懷，這就是當時阿札爾期待聽到的。

庫許納和柏勒上樓，正巧遇到準備前去橢圓形辦公室的川普總統，他剛離開他的行政官邸——通常每天早上他都會在那裡收看「福克斯新聞台」（Fox News）。他們告訴他，阿札爾給他們帶來了曼哈頓疫苗計畫的想法。他們知道，與總統之前聽到的時程相比，這個計畫的速度簡直是要快上幾光年，一定會吸引他的注意。那怎麼可能？川普問道，就之前佛奇所說的來判斷這是達不到的。他們解釋說，在疫苗仍在試驗期間就開始製造疫苗，會大幅增加成本，但可以將時間縮短六個月以上。「放手去做。」川普說。

而在韓福瑞大樓，凱雷克則專注於曼哈頓計畫二・〇的操作細節。他是歷史系畢業的，但他發現自己並不清楚最初的曼哈頓計畫到底是如何運作的。他請他的個人歷史學家——嗯，就是一位一直在國家檔案館研究生物武器的衛生部防備應變處顧問——為他寫了一份兩頁的摘要。文中描述了如何透過有序的努力來促使全國的科學家齊心協力，將「原子能從一九三九年的理論問題轉變為一九四一年能夠實際解決問題的方案」。在回顧這段歷史時，凱雷克有了驚人的認識。曼哈頓計畫二・〇需要的不是一個領導者，而是兩個。「我們需要我們的歐本海默（Robert Oppenheimer）和我們的格羅夫斯（Leslie Groves），」有一天他這樣告訴哈吉萬。歐本海默擔任科學領導的物理學家；格羅夫斯是陸軍工程兵團的中校，負責建築工作和原物料的採購。他們需要這兩人來贏得這場戰爭。「川普會接受誰？」凱雷克若有所思地想著。

曼哈頓計畫二・〇要取得成功，整個衛生部，包括疾病控制與預防中心、美國國家衛生研究院和食品和藥物管理局等單位都必須團結起來，整合成一個單一的運作單位來開展工作。曼哈頓計畫二・〇的領導者將按照凱雷克的歷史學家所說的，以「簡單而明確的目標」來推動任務向前發展，因此，若是這些領導者是來自這些衛生機構和其根深蒂固的文化體制外，最有機會實現這一目標。

「應該由你來領導。」哈吉萬說。

「不可能。」凱雷克回答。

四月十六日下午，凱雷克接到一通電話，威脅到他的曼哈頓計畫二・〇。來電的人是美國國衛院院長柯林斯。柯林斯正在朝一個新的想法發展，想要來開發COVID-19的快篩試劑。這計畫稱為RADx，就像是科學版的《創智贏家》（*Shark Tank*）節目，這是個新創公司競賽的實境秀，會有一群專家小組在一段密集的時間內對候選人進行嚴格審查，引導獲勝者進入商業化模式。然而，柯林斯未能說服布萊特，因此拿不到國會撥給生醫研發局的三十五億美元中的任何一毛錢，無法推動這項計畫。柯林斯告訴凱雷克，他需要大約二・五億美元和一個善於與產業界合作的人來推動這項快篩試劑的研發計畫。

凱雷克在結束與柯林斯的電話沒多久，他的手機又響了。兩名領導健康委員會的共和黨參議員洛伊・布朗特（Roy Blunt）和拉瑪爾・亞歷山大（Lamar Alexander）都在線上，他們對於布萊特不願出手幫助感到非常憤怒，表示想把這三十五億美元全部轉移給國衛院。「助理部長先生，你可以選擇支持或不支持，但我們今天下午將與總統交談。」其中一位參議員告訴凱雷克。

毫無疑問，這話除了威脅之外，沒有其他任何意味。凱雷克無法再承受製造更多敵意的風險，而且他需要所有人都到位才能讓曼哈頓計畫二・〇啟動。凱雷克心想，也許他可以讓柯林斯和參議員兩邊都滿意，何不派布萊特帶著十億美元到國衛院去？是的，那行得通。柯林斯的RADx快篩計畫可以是曼哈頓計畫二・〇的第三個分支，和治療與疫苗並列。

然而隔天，他的計畫又受到另一項打擊。布萊特仍然對他在川普的這個「改變一切」的藥物氯奎寧的惡作劇中所扮演的角色感到憤恨不平，而且他對凱雷克和阿札爾干涉他事務的方式更加不滿。凱雷克被叫去參加阿札爾團隊的祕密會議，在當中他得知布萊特已向一位記者透露了衛生部內部電子郵件的內容，這些電子郵件與行政部門努力跟來自印度和巴基斯坦問題工廠的氯奎寧快速捐贈追蹤有關。卡普托完成他為總統在韓福瑞大樓防堵工作的第一週，他認為應該開除布萊特，因為他讓政府看起來很糟。「你在跟我開什麼玩笑？」凱雷克說。「不！」凱雷克說，要是他們將布萊特解聘，那他就只能派蓋瑞・迪斯博（Gary Disbrow）這樣的人才去柯林斯那邊，他可是生醫研發局內疫苗發展的一位關鍵人物。凱雷克說應該只要將布萊特調職即可。他決定在週末低調地完成這件事，在布萊特有機會從衛生部的伺服器上複製和洩漏更多文件之前先關閉他的電子郵件帳號。

幾個小時後，凱雷克打電話給布萊特，問他是否知道什麼是「災難性的成功」（catastrophic success）。他說，鑑於國家目前的緊急情況，布萊特即將承擔他迄今為止最大的責任，前去領導美國國衛院的快篩試劑「鯊魚幫」。布萊特對此感到很困惑。「那我還是生醫研發局的主任嗎？」他問。

「那可是一項全職工作。」凱雷克這樣回覆。

在布萊特第一次打電話給柯林斯談論快篩計畫時，柯林斯對他重砲轟擊。他告訴布萊特，他知道他是一個難相處的員工，而且每個人都對他感到憤怒。柯林斯後來在回憶這段話時，感到很沮喪。「這不是我的主意，」他說：「這傢伙弄得讓助理部長對他失去信心，現在要我來接手？」柯林斯告訴布萊特，讓他來國衛院為他工作是幫了他一個大忙。布萊特大吃一驚。他可不是過去為柯林斯工作。他是去和他合作的。他將成為領導這項計畫的人！

當布萊特將那通電話的內容告知凱雷克時，凱雷克並沒有掩飾他對國衛院院長的憤怒。「混蛋！」他不雅地喃喃自語。他對每個人都抱持本位主義、把自己放在任務之前日益厭倦。忍耐承受吞下這口氣是他的行事哲學，但顯然只有他一人抱持著這樣的心態。

那個星期六，當布萊特發現他的名字和照片已從生醫研發局網站上刪除時，變得很生氣。他給凱雷克發了幾條訊息，但凱雷克直到第二天才回覆。「我已經確認你被派到國衛院。」他在四月二十日星期一的簡訊中這樣說。終於可以把布萊特的電子郵件帳號關閉了，不過在那之前他已經存了很多部門電子郵件的副本。

對於阿札爾來說，這一週已經夠艱難了。上週，他參加了八十歲父親的葬禮，現在《華爾街日報》（*Wall Street Journal*）顯然正準備要重砲抨擊他在疫情爆發初期領導無方的問題。兩名記者發送了一份他們想詢問的話題清單，阿札爾對他們的提問感到頭痛不已。他打電話給卡普托——不然還能打給誰？——請他來他的辦公室。卡普托和阿札爾正處於某種類型的「逼婚式」的結盟關係。阿札爾對川普將卡普托硬塞到衛生部的方式並不滿意，但他沒有忽視與有力玩家合作的好處。「這是喬伊・格羅根在整我！」阿札爾說。「我可不想被整。」

阿札爾確信，白宮國內政策委員會主席格羅根在精心炒作這件事。卡普托在阿札爾的描述中聽得出他有點誇大格羅根的行事作風，但不確定是阿札爾自己很偏執，還是哪裡有什麼問題。但他知道，在這場顯然是要爭個你死我活的競賽中，他最好不要選邊站。為了總統，他需要控制這場戰鬥的後果，並防堵漏洞。「如果你不能阻止一篇報導，那就毀了它。」嫻熟媒體關係的卡普托解釋道。他告訴阿札爾，他們會錄製《華爾街日報》的採訪過程。等報導出來時，他們會說記者斷章取義，僅是截取阿札爾的部分回應，把這整件事定調為假新聞。川普的核心團隊肯定會買單。

四月二十二日星期三，《華爾街日報》發表了一篇破壞力十足的文章，稱阿札爾曾試圖掩蓋疾管中心的檢測缺陷問題，讓衛生部陷入困境。

然後，阿札爾又遇到另一件慘事，原來布萊特一直在與民權律師黛布拉・卡茨（Debra Katz）暗中聯繫，《華盛頓郵報》稱她是「#MeToo時刻讓人聞風喪膽的律師」。在卡茨試圖以性侵案拉下最高法院大法官提名人布雷特・卡瓦諾（Brett Kavanaugh）之前，她還曾經在小布希時代為布萊特的伴侶辯護過，是關於同性戀歧視的密報一事。現在，布萊特正計畫向川普團隊投下他的自製炸彈。他被推來推去太久了。他打算瞄準當中最弱的目標，他自己的頂頭上司：鮑伯博士。

在卡茨於四月二十二日向媒體發布的一份聲明中，布萊特聲稱他之所以被調到國衛院是因為：「我堅持要求政府將國會分配的數十億美元經費用來發展經過安全和科學審查的解決方案，以因應COVID-19的大流行，而不是那些缺乏科學價值的藥物、疫苗和其他技術。」他說：「我之所以大聲疾呼，是因為要對抗這種致命的病毒，必須以科學、而非政治操作或任用親信就可以主導的。」

凱雷克長期據守在韓福瑞大樓中，開始著手解決問題。他和彼得・馬克斯正在考慮將全國的猴子研究資源納入馬克斯的全面動物測試中。四月二十二日星期三，他們與軍方的研究人員通話，其中包括來自馬里蘭州德特里克堡陸軍最高生物防禦實驗室的人員，討論他們的這項計畫。會談後，凱雷克看了馬克斯一眼，低聲說道：「在這個國家，現在可不是當非人類靈長類動物的好時機。」這引起了一些笑聲。

業界也正在上演一場史無前例的實驗室動物爭奪戰。在這些臨床試驗中，要從安全階段轉移到規模更大的療效階段之前，會需要來自猴子實驗的數據。問題是，美國進口的靈長類動物有一半以上是由中國提供的，但是在四月他們減少了所有動物的出口，一部分是因為野生動植物貿易禁令，另一部分則是要保護中國自己的冠狀病毒研究計畫。在美國，要是手上的COVID-19研究不是由國衛院資助的，那麼幾乎沒有機會拿到恆河猴，這種猴子是靈長類中最適合進行研究的。

在德州，一位名叫湯姆・蓋斯伯特（Tom Geisbert）的前軍方病毒學家觀察到公開市場上恆河猴的價格翻了一倍。「我感覺這就像是一場拍賣會，」他說：「你和一個業務談，他會說：『嘿！我這裡有二十隻恆河猴，有人開價七千美元，要是你想要，可以開八千。一口價，一萬美元就售出！』」Novavax買了德州那邊的狒狒。在馬里蘭州洛克蘭（Rockland）專營實驗接案的生物科技百奎爾（Bioqual）的總裁馬克・劉易斯（Mark Lewis），因為與嬌生和莫德納有合作案，只好使用食蟹猴（cynomolgus macaques），他甚至買了在無菌設施外出生的「髒猴子」。「我們現在陷入沒魚蝦也好的窘境。」

這對生活在加勒比海聖基茨島上的捕猴人吉爾伯特・高登（Gilbert 'Sully' Gordon）來說，卻是大發利市的開始。在這座島上，有超過六萬隻野生非洲綠猴，牠們的生活跟海盜沒兩樣，會去偷當地農場的芒果，還會把西瓜砸爛。這些小惡棍，體型與大型家貓差不多，有著黑色的三角形臉和一條細長的尾巴。薩利在整個島上裝了三十個差不多他客廳大小的陷阱。他每天都開著他的ＡＴＶ出門，以八、九公斤的地瓜當誘餌，然後等著猴子上門輕鬆地飽餐一頓。落入陷阱！

使用這些非洲綠猴的一項好處是牠們在感染COVID-19後，展現出來的嚴重臨床症狀比恆河猴更多，恆河猴只會流鼻涕而已。曼哈頓計畫二・〇團隊計畫在阿拉巴馬州伯明罕（Birmingham）的南方研究中心（Southern Research）和阿爾伯克基（Albuquerque）的洛夫萊斯生物醫學研究所（Lovelace Biomedical Research Institute）對非洲綠猴進行疫苗試驗。全國其他的實驗室則是以老鼠、倉鼠、雪貂和恆河猴來測試，一切全看他們能買到什麼實驗動物。

馬克斯與生醫研發局密切合作，將曼哈頓計畫二・〇團隊考慮的候選疫苗名單縮小到九十二種。以國防部為例，他們已資助伊諾維奧（Inovio）生物技術公司開發的ＤＮＡ疫苗，這需要一種稱為基因槍的特殊裝置才能注射。馬克斯認為這不切實際，但他還沒有準備好將其刪掉，還是加到名單中。「把我傳送上去吧！史考提。」他模仿《星際爭霸戰》的一句知名台詞這樣說。

四月二十四日星期五，也就是川普口頭批准這項計畫的九天後，馬克斯給凱雷克發了一封電子郵件，問他是否可以開始直接與各家公司討論曲速行動計畫概念。「我們需要先知道誰可以在六月初準備好進行動物研究以及七月初進行第一階段試驗。」

凱雷克直接用他的iPhone回覆：「放手去做吧！」

這個計畫完全激發出馬克斯的想像力。那個星期六早上他在家裡為他的曲速行動計畫設計出一個標誌，將一個注射器的圖像覆蓋在《星際爭霸戰》系列的箭頭形盾牌上。他的藝術家妻子建議他做成鈕扣，他花了二十美元訂購了一百個，準備送給他未來的曲速行動計畫團隊。

在媒體刊登阿札爾的負面報導的一週後，庫許納詢問他的朋友柏勒，是否應該解僱這位衛生部部長。柏勒在權衡各種選項的利害關係後，很老實地對庫許納說去留都可以，因為阿札爾並不是造成問題的根本原因。問題是阿札爾的權力被架空了。「我們不能在這裡折磨彼此，」他說。「要嘛你就解僱阿札爾，然後換一個人進來，要不你就認可阿札爾，重新改造。」隨後，庫許納與總統通話，然後告訴柏勒推動改造部長的計畫。

柏勒要求阿札爾和他的副主任保羅・曼戈在四月二十六日那個星期天來到他家，為川普剩餘的任期制定策略。他住在華盛頓翠綠的福克斯霍爾（Foxhall）路上，那是一棟價值一千五百萬美元的豪宅，前任屋主是法國大使。柏勒的孩子們迎接了阿札爾兩人，隨後他和曼戈走進一間俯瞰著房子後方游泳池的休息室。柏勒開玩笑地稱此為「男士休息室」，與房屋另一側的明亮空間形成鮮明對比。桌子上已經為患有乳糜瀉的阿札爾準備了一些生酮棒。

庫許納的另一個盟友布拉德・史密斯（Brad Smith）架起一個書報架，四個人討論出一項包含五個要點的計畫。眼看颶風季節即將到來，因應疫情的日常管理工作必須從緊急管理署轉移回衛生部，但他們將任命一名海岸警衛隊海軍上將來主持，這樣可以限制凱雷克擔負的職責，並且讓阿札爾專注於他的首要任務。阿札爾不斷提起喬伊・格羅根攻擊他的操作，要他們好好保護他，不過柏勒則是不斷引導他回到曼哈頓計畫二・〇和他的藥物定價政策。柏勒對他擔保，只要專注在這計畫上，其餘的都會迎刃而解。

阿札爾對此還是不太放心。週二，他讀到《紐約時報》（*New York Times*）的頭版報導，內容是牛津大學團隊的病毒載體疫苗計畫在這場競爭中取得領先。他之前對牛津團隊的工作一無所知，他感到有些措手不及。噢！真糟！他想，他的求生本能仍然處於高度戒備狀態。

在過去幾週間，牛津大學團隊一直在媒體上推銷他們的計畫。牛津大學的團隊並沒有像莫德納那樣進行小型安全試驗，而是直接招募超過一千名參與者進行單劑量疫苗的大型測試，以便迅速開展工作。牛津大學疫苗學教授同時也是「牛津／AZ」（Oxford-AstraZeneca）疫苗研發團隊領導人的莎拉・吉爾伯特說，她有百分之八十的信心，將在九月前證明牛津疫苗ChAdOx1是有效的。吉爾伯特的同事艾德瑞安・希爾在一次採訪中更進一步地說，他們比競爭對手領先整整一年。「您不會擔心自己過於樂觀了，會不會只是沒有找到更貼切的說法，這似乎好得令人難以置信？」

「我們不這麼認為。」希爾答道。

《紐約時報》的這篇文章繼續寫道：「牛津科學家現在表示，若是獲得監管機構的緊急授權，他們第一批幾百萬劑的疫苗可望在九月之前上市——至少比任何其他宣布的疫苗計畫提前幾個月——只要證明它是有效的。」阿札爾知道，要是他不快點行動，一定會接到川普的憤怒電話。他告訴凱雷克他需要加緊腳步，弄清楚要如何在美國製造疫苗。

後來發現原來牛津正在和英國製藥商ＡＺ簽署一份一千萬美元的合約。ＡＺ並不是疫苗生產的主要廠商，但它是一家全球性公司，而且它願意迅速採取行動，並提供疫苗幫助貧窮國家。ＡＺ疫苗未來的定價或許僅為每劑幾美元，而且可能只需要施打一劑，這些都比mRNA疫苗更具優勢，後者的成本可能高出十倍。阿札爾聯繫了英國衛生部部長馬特・漢考克（Matt Hancock），想要了解如何加入牛津團隊，但他還沒有走出困境，還遠得很。

卡普托把手機貼在耳邊，在韓福瑞大樓裡走來走去。四月二十九日下午一點四十五分，阿札爾將向喬伊・格羅根主持的國內政策委員做簡報，介紹衛生部在治療方法和疫苗方面的工作。想到要和死對頭會面，阿札爾感到緊張，他和卡普托一直在準備以正面新聞的形式來個先發制人的攻擊。卡普托已經提供給他在彭博新聞社信任的一名記者一份關於曼哈頓計畫二・〇的獨家報導。他形容她是電影中古板警探「喬・富萊帝」（Joe Friday）那類型的人物。就像他會說：「只有事實，女士。」

但那天早上卡普托也與精明的《紐約時報》白宮記者瑪姬・哈伯曼（Maggie Haberman）聯繫。哈伯曼和卡普托相識多年，她是一個可怕的敵人。她和另外兩名記者正在寫另一篇關於阿札爾的大新聞，暗示他這個衛生部部長仍然如履薄冰。里克・布萊特造成的混亂只是最新的一場戲，意味著阿札爾未能妥善管理他的員工，而這還是最好的情況；最壞的情況是衛生部又會在疫苗開發上重蹈覆徹，就像之前阻礙快篩試劑研發一樣。哈伯曼想要一份聲明稿。「你知道嗎？瑪姬，我會非常小心的。」卡普托警告她。他駁斥那篇新聞的主旨。那已是昨天的新聞。阿札爾會沒事的。

卡普托現在更加渴望彭博社先行報導此事，在哈伯曼小組發布文章，澆一盆冷水到他們推出曼哈頓計畫二・〇之前。在祕書室外的走廊上，他遇到了馬克斯和凱雷克。卡普托告訴他們，他曾想將曼哈頓計畫二・〇命名為阿波羅計畫，但在即將舉行的總統大選中，川普的對手喬・拜登（Joe Biden）也談到以「類似阿波羅的登月計畫」來研發疫苗後，這個點子就胎死腹中。

「你還有別的名字嗎？」卡普托問道。

「曲速行動（Operation Warp Speed）。」凱雷克說，向馬克斯點了點頭。由於涉及軍方，這不能再只是一個「計畫」。卡普托重複了這個名字。他很中意。

「他們會認為我們全都是宅男。」馬克斯嘆了口氣。

在白宮那邊，阿札爾領著馬克斯下樓，前去戰情室，排給阿札爾的位置是在桌子的長邊，就在特別工作小組協調官柏克斯的對面。馬克斯則被塞在後排板凳上。凱雷克則是在韓福瑞大樓，透過保密線路收聽會議。

會議一開始，馬克斯就打破沉默，在戰情室後方開始播放簡報檔。格羅根請他停下來，給了他桌子最前方的椅子，然後馬克斯繼續講，描述他和他的團隊如何想出一個排定十四種疫苗優先順序的計畫，這套五分制的方式有五項標準，其中包括特定製造平台的開發狀態和成功的可能性。位居榜首十四分的是默克正在開發的疫苗，這與製造伊波拉疫苗使用相同的平台，而且他們在六個月前獲得食藥局批准。這種冠狀病毒疫苗是一種嵌合體，將會使用一種毒性減弱的水泡性口炎病毒株（vesicular stomatitis virus），並在這病毒株上搭配功能性的冠狀病毒刺突，這樣便能感染細胞。與在細胞內一次爆發出刺突蛋白的牛津疫苗不同，默克公司的減毒活疫苗中的病毒會自我複製，產生許多代覆蓋有刺突的病毒。接下來是獲得十三分的賽諾菲的蛋白質次單位疫苗；莫德納和輝瑞的mRNA疫苗並列第三，各得十分；嬌生和Novavax則排在第四位；而牛津疫苗僅獲得五分，與加州一家名不見經傳的公司敬陪末座。這些疫苗中約有一半已經得到了聯邦政府的一些支持，但馬克斯的名單上還有一些長期候選疫苗，包括一家名為VaxArt公司生產的口服疫苗。

然後，他點擊了一張圖表，顯示他所設想的平行發展路徑，讓比較動物試驗、有風險的大規模製造以及人體臨床試驗幾乎同時進行。根據他的估計，到二〇二〇年十月，在緊急使用授權下，可以提供一千萬劑疫苗。而到二〇二一年一月，可以有三億劑獲得完全批准的疫苗。他對疫苗效力的目標定在八十%。這個團隊將在一週內選出他們的科學負責人。

在演講結束時，白宮疫情協調官柏克斯皺著眉頭對馬克斯說：「這些都是未經證實的平台。」她說。目前根本沒有批准使用病毒載體技術或mRNA來製作疫苗對抗任何疾病，他要如何確定莫德納就是這方面的先行者？至於賽諾菲和Novavax開發的蛋白質疫苗——堪稱是當中最有希望的——則是來自同一個麻煩的毛毛蟲細胞平台。柏克斯永遠不會忘記過去ＨＩＶ疫苗VaxSyn的失敗，她在一九九〇年代與疾管中心主任雷德菲爾德一起測試過這種ＨＩＶ疫苗，沒想到那個平台竟然花了三十年的漫漫長路來搭建。柏克斯對此表示反對，說他們應該在中國倉鼠卵巢細胞中培養蛋白質，這是一種用於罕見病藥物的方法。「你為什麼不讓基因泰克來生產疫苗？」她問道。

「基因泰克不生產疫苗。」馬克斯柔聲說道。

然後，坐在阿札爾身後的川普新任幕僚長馬克・梅多斯（Mark Meadows）講話了。「你已經做了多少？」梅多斯問道。「我們剛剛啟動這項計畫，」馬克斯說：「我們將要開始測試……。」

「我簡直不敢相信，」梅多斯說。「我們為什麼要等？你就是需要冒險來製造疫苗。你幾個月前就應該這樣做。」

喬伊・格羅根饒有興趣地觀看了這次交流。

當阿札爾離開這場災難性的會議時，佛奇抓住了他的手臂。「相信我，亞歷克斯，莫德納會成功的，」他說：「我們會有疫苗。」馬克斯衝了出去，對阿札爾未能在這場政治攻防上為他辯護感到忿忿不平。離開白宮後，他從第十七街和G街的共享單車架上拿了一輛鮮紅色的自行車，騎上賓夕法尼亞大道往喬治城的家而去，闖了幾個紅燈，他突然意識到自己基本上是在毫無準備的情況下就被帶進白宮的戰區。當凱雷克的顧問哈吉萬打電話詢問會議進展情況時，他還在喘氣。「我才剛騎自行車回到家，」馬克斯說：「而且我沒戴安全帽。」

「為什麼不戴？」哈吉萬問道。

「要是被車撞飛了，我可能會好過一點。」當馬克斯走進家門，他打開了一個彭博新聞報導的連結，這項報導是在下午二點八分發布上網的，標題是「川普提出加快冠狀病毒疫苗生產的『曲速行動』計畫」。真的發生了。也許這一天並沒有那麼糟糕。

第15章

重新掌權

阿札爾在會議後離開戰情室，得知那篇瑪姬・哈伯曼寫的關於他的負面報導已經在《紐約時報》刊載。阿札爾猜想格羅根勢必也有參一腳。他看到柏勒在西廂樓下的大廳，正等著另一場會議的開始，他告訴他，若是他還得忍受格羅根的刁難，他會辭去衛生部部長一職。總統應該要知道格羅根在洩密，他說，那個可鄙的小人是來搞破壞的，而不是來創造的。現在阿札爾和他的人馬最需要的，就是避免這些扯後腿的爛事來徒增困擾和分心。幾小時後，格羅根宣布他將辭去國內政策委員會主席一職——格羅根告訴記者，這一規劃醞釀已久。

少了一個要擔心的敵人，阿札爾現在可說是一帆風順，兩天後，也就是五月一日星期五，他一大早就在前往五角大廈的路上，準備參加一場早上七點半的會議。國防部總部位於波托馬克河畔，與維吉尼亞州首府阿靈頓遙遙相望，阿札爾的司機在這座國防部建物周圍迷宮般的道路上跟丟了維安人員。後來，他們終於找到了通往國防部部長私人入口的坡道。

阿札爾一進去，一名侍從官和幾名助理就引導他穿過五角大廈的最外圈，也就是所謂的E環。他們穿過二樓掛著歷任國防部長肖像的牆壁，來到裝飾極為單調的納恩盧格大型會議室（Nunn-Lugar Conference Room）與部長室隔著大廳相對。一台咖啡機放在一個滾動托盤上，幾張桌子排成一個三角形。柏勒已經在一邊，另一邊坐著副部長大衛・諾奎斯特（David Norquist）和重裝出場的參謀長聯席會議主席馬克・麥立（Mark Milley），他身上別著六枚徽章和彩色服役絲帶。阿札爾和他的幕僚長坐在桌子的第三邊。幾分鐘後，國防部長馬克・艾斯培（Mark Esper）進來了。庫許納則是是最後一個到的。

在這場他們第一次的實體會議上，聚集在這裡的權力人士闡述了國防部將如何為「曲速行動」提供運送物資和分發疫苗的後勤支持。他們討論了組織結構，每個人都同意曲速行動團隊必須是自給自足的，是一個放在保護罩內的獨立單位，盡量減少白宮內敵對派系的參與。「我們希望乾乾淨淨，」阿札爾說：「我們不想讓它受到白宮疫情小組的牽制。」

但由於曲速行動計畫涉及多個政府部門，白宮必須有某種名義上的代表形式，因此他們同意庫許納、柏勒、阿札爾與艾斯培四人聯合擔任主席。後來，他們又加入了白宮疫情協調官柏克斯，將她請來當門神，避免副總統的工作小組參與。國衛院院長柯林斯、首席傳染病專家佛奇和疾管中心主任雷德菲爾德則擔任曲速行動計畫委員會的無投票權顧問。

那麼由誰來領導這整個行動呢？這群男人開始勾勒此人的形象，得要像曼哈頓計畫裡的那位陸軍工程兵團中校格羅夫斯才行，他得管理數量龐大的疫苗供給線，最終還要管理疫苗的分發。艾斯培對參謀長麥立說，「這聽起來像是古斯塔夫・波爾納（Gustave Perna）的工作。」

古斯塔夫・波爾納是陸軍四星上將，全美僅有四十五位將軍擁有這樣的最高軍銜。波爾納領導美國陸軍物資司令部，其總部設在阿拉巴馬州亨茨維爾郊外的紅石兵工廠，他即將退休。這個氣勢十足的男人，有著超級英雄般的身材，一身的肌肉似乎快要從迷彩服中爆發出來，他在職業生涯中曾三度派駐伊拉克，指揮補給行動。他是典型的紐澤西人，凡是與美式足球有關的譬喻，都很對他胃口，舉凡幸運球（Fluke passes）、得分區（end zones）和遞傳（handoffs）都是他愛用的術語。「我正在執行區域進攻和區域防守，」在今年早些時候的一場問答活動中，他曾這樣說：「我會盡全力來顧及一切，我知道這任務超出自己的能力太多，我得想辦法以智取勝。」至於波爾納缺乏的科學知識，則是靠他的直覺和能力來化繁為簡，得出所需的確切資訊，做出攸關生死的決定。

在美國另一岸的西雅圖市中心，伊恩・海登（Ian Haydon）倒是一點也不擔心他即將面臨的風險。那天是五月五日星期二，他準備要去接種莫德納第一階段試驗中的第二劑mRNA疫苗。他穿過大都會東樓大廳時，裡面的星巴克已經關門，他前去搭電梯，到了十六樓的凱撒醫療研究所。一個月前，海登在這棟大廈裡一間空蕩蕩的房間裡簽署了一份二十頁的同意書，當中詳列他面臨的潛在危險的警語，要當臨床試驗志願者可不是開玩笑的，但是海登早已聽說過莫德納疫苗的好消息。他在華盛頓大學擔任科學作家，那裡的一位教授告訴他，mRNA疫苗「超級酷」，而且似乎很管用。

海登接種第一劑時幾乎沒有什麼感覺，他的三頭肌上被扎了一針。他接受的是該研究計畫的最高劑量：四分之一毫克，也就是二百五十微克。他在診所待了一小時，好讓工作人員確保他沒有過敏反應，然後他點了一份外送泰國菜，在家小小慶祝一番。他帶著溫度計和日記回家，記錄下整整一週的感受，但沒有什麼值得報告的。

現在，他要回凱撒醫療研究所接受第二劑，一個小時後，他感到手臂有些疼痛，但其他方面感覺良好。晚上十點左右，他出現感冒症狀，穿上了一條運動褲和一件運動衫。「這裡很冷嗎？」他問他的女朋友，她告訴他沒有。他覺得很累，爬到床上。凌晨一點，海登翻來覆去，覺得自己的頭快要炸開。他渾身滾燙，汗水浸濕了全身，量了體溫發現已經燒到三十九・五度。他把溫度計放回床頭櫃上，試圖入睡，但他感到疼痛、噁心，他的免疫系統亂了套。凌晨四點左右，海登找出他在凱撒那裡收到的一捆文件，撥打他們的二十四小時熱線，他們要他立即前往醫院。在那一刻，他腦海中閃過一個問題：這狀況對疫苗來說意味著什麼？

海頓在第二天康復了，莫德納在臨床試驗中降低了這個最高劑量。海登的不良反應對試驗很有幫助，這表示他所接受的這個劑量超過這間公司可以合理給予健康人體的最大mRNA量。不過國衛院的葛拉漢和其他支持莫德納疫苗的人最想要知道的是，那麼劑量較低的疫苗是否會產生足夠的抗體反應？要是較低劑量達不到成效，要讓這場大流行很快結束幾乎就是不可能的任務。而且即使有效，還是有很多其他地方可能會出錯。

這就是為什麼曲速行動團隊對於「歐本海默」的人選覺得非常關鍵的原因，這個科技領導者要能夠與各家公司合作，同時還要監督各個衛生機構的專家。他們需要一個業內人士，一個能夠以不懈的步伐推動這項任務的人。

在四月的第二週，前共和黨眾議員兼生物技術創新組織負責人吉姆・格林伍德（Jim Greenwood）向阿札爾推薦了蒙塞夫・施勞威（Moncef Slaoui）。施勞威是一位說話溫和的摩洛哥出生的科學家，有著戰士般的方下巴，曾在葛蘭素史克大藥廠擔任疫苗部門的主管。施勞威任內推動了該公司研發的十四種疫苗通過批准，這項紀錄至今無人能及。施勞威在他的前公司相當受人尊敬，甚至連公司在馬里蘭州的疫苗中心都以他的名字命名。退休後，他一直在莫德納董事會任職，在那裡他對mRNA技術有深入的了解，並培養出與班塞爾合作共事的能力，他們倆的母語都是法文，也都以此溝通。阿札爾把這個名字傳給凱雷克，他開始對施勞威展開調查。

當凱雷克找到施勞威，談論這項職位的可能性時，施勞威表示他願意立即走馬上任，而且不會從政府那裡拿一毛錢。「你的動機是什麼？」凱雷克問道。施勞威在美國的商業界已經賺了一大筆錢，但他真的有服務他所歸化的這個國家嗎？至少不是像他父親那樣，在法國佔領摩洛哥時，為自己的同胞加入反抗軍而入獄。施勞威可以用疫苗來拯救他的同胞，而現在他有機會做到這一點。「我是歸化公民，」他告訴凱雷克：「這是我對這個國家的責任。」凱雷克告訴阿札爾，施勞威會是他的第一選擇——他就是這個團隊的歐本海默。

然而，在那個時候他並不是候選人中最為突出的。官方將於五月六日舉行曲速行動科技組負責人的面試。曲速行動委員會，除了白宮疫情協調官柏克斯，全都齊聚在韓福瑞大樓。柏勒、曼戈和佛奇走進一間會議室；庫許納、阿札爾和副國防部長諾奎斯特則進入另一間。這兩組人要在三十分鐘內對七名候選人一一進行評估。從書面履歷資料來看，最有希望出線的候選人似乎是前任國衛院院長艾利亞・澤豪尼（Elias Zerhouni），但當被問及是否認為這項計畫能夠成功時，他回答說：「也許不會。」這讓人直接就想打回票，沒有人會派一個可能認輸的將軍上場打仗。第二個看起來很有機會的候選人是賽諾菲的前首席執行長克里斯・維巴赫（Chris Viehbacher），但他常駐德國，希望能夠以遠距領導的方式來執行這項工作。至於施勞威，他的一項弱點是他從未在政府單位工作過。但是，他觀察到，這實際上是一個優點。「我沒有任何人情包袱，」他說。「我在這裡要做的就是盡快到達終點線。」

面試後，施勞威成了大家的首選，但他最大的問題是，他與這計畫會產生很大的經濟利益衝突。曲速行動將會提供數億美元給製造疫苗的公司，而他目前擔任許多生技公司董事會的有給職董事，其中包括莫德納及其製造合作夥伴龍沙製藥（Lonza），而施勞威還持有其前雇主葛蘭素史克價值一千萬美元的股票。要擔任負責人一職，他必須要獲得道德豁免。即便如此，他也必定會成為政治上的負擔。

庫許納認為這不是理由，沒必要為此而去和名單上那些排名比較後面的膽小官僚合作。他們決定政府不會聘用施勞威擔任正式僱員，而是以顧問的方式進入，這樣的職位就不會碰觸到嚴格的道德規則。施勞威還必須同意在任期內會將其股票投資組合中的任何收益捐贈給國衛院。波爾納將軍則將成為官方負責人與首席營運長，若是發生任何可疑情事，他必須向國會負責。

五月十三日，施勞威的黑色法拉利呼嘯著衝進了韓福瑞大樓的停車場。當卡普托走進六樓的會議室迎接他時，穿著運動名牌牛仔褲和黑色皮夾克的施勞威一副從容自在的樣子。他面前的桌上攤開著一些文件，他正在用手機寫一條訊息。

卡普托告訴施勞威，如果有記者打電話問他的立場，他不要發表任何評論。施勞威將在第二天接受《紐約時報》的瑪姬‧哈伯曼的獨家採訪。結束後，他將全心投入在他的工作上。「你會被迎頭痛擊一次，也許兩次，」卡普托實事求是地說，秉持水牛城的人的作風。

「痛擊？」一向彬彬有禮的施勞威滿臉疑惑的回答道。

「是的，痛擊。因為你的股票投資組合。」卡普托說。

「為什麼？我將為此損失數百萬美元。」施勞威說。

上午十一點左右，阿札爾帶著施勞威到白宮會見總統。國防部長艾斯培與五角大廈的波爾納將軍一同前來，庫許納將他們全部帶到橢圓形辦公室。川普總統欽佩地看著身穿棕色四星將軍制服的波爾納，艾斯培向總統簡介了波爾納的軍事生涯，並指出他來自紐澤西州，他知道川普會欣賞這一點，因為那是他大半房地產帝國的疆域。總統對這項倡議驚嘆不已，並對由軍隊來分配疫苗的想法感到興奮。他認為這意味著他們將出動悍馬車來運送疫苗，儘管艾斯培澄清說他們將會以商業運輸公司來運送。

「這些人是地球上最好的人才，」庫許納這樣告訴他的岳父。「我們將獲得所需的疫苗。」

「我們真的能在一年內獲得疫苗嗎？」川普問施勞威。

施勞威告訴他這是可行的，他們將盡最大努力，但無法保證一定有疫苗。川普說這太棒了，真的太棒了。

第二天，也就是五月十四日，上午十點，加州民主黨眾議員安娜・爾蕭（Anna Eshoo）在雷伯恩辦公大廈的二一二三號房敲下木槌，主持一場名為「因應COVID-19疫情應保護科學公正性」（Protecting Scientific Integrity in the COVID-19 Response）的聽證會。爾蕭曾幫助布萊特確保他的生醫研發局獲得國會撥款，她還邀請他到國會作證。她對阿札爾和凱雷克「今天拒絕作證」表示失望，並要求「為COVID-19喪生的八萬多名美國人默哀片刻」。

翻領上別著旗針，灰白的頭髮精心梳到一邊，布萊特身體前傾，閉上了眼睛。議事廳裡很安靜，只有傳來幾個按相機的聲響。然後他摘下口罩，朗讀他的證詞。「今天，世界正面臨著一個多世紀來前所未有的突發公共衛生事件，」他說：「要是沒有更好的規劃，二〇二〇年可能是現代歷史上最黑暗的冬天。」

布萊特的法律團隊公開了長達六十三頁的舉報投訴，將布萊特描繪成衛生部防備應變處中唯一的英雄。他已不再是該機構的主要支持者，這個機構之前儲備了大量急診科醫師所需要的氯奎寧和羥氯奎寧，但現在卻反過來批評白宮想要將這種未經證實的藥物直接推向藥房。然而，他的攻擊並不是集中在總統的錯誤陳述上，而是猛攻助理部長凱雷克，他說他是川普的男僕，對公共健康構成「危險」，而且違法濫權、浪費資金，為了自己的私利來審查科學研究。弄出整齣氯奎寧的鬧劇？那是凱雷克的錯。N95口罩缺貨？也是凱雷克的錯。

布萊特還順道報復了在二月時訓斥他的流行病學家麥克・卡拉漢。布萊特聲稱卡拉漢和凱雷克繞過生醫研發局的「嚴格」審查程序，以便直接進行法莫替丁（famotidine）這種通用胃灼熱藥物的臨床試驗，這是卡拉漢的一位中國同事建議的，可能對COVID-19起作用。「這份合約只是凱雷克博士貪腐形式的一個例子，他以公共安全為名，規避法規和程序，濫用政府撥款的數十億美元經費。」布萊特在訴狀中這樣寫道。凱雷克那時早就成為川普政府內部的害群之馬，現在他成了危害世界的惡棍。卡拉漢告訴凱雷克，他很後悔和自責。「我幫忙創造了這個怪物，」他說。「當他什麼都不是的時候，我把他帶進了政府。」

在近四個小時的證詞中，布萊特在他的訴狀中重複這些指控，聲稱凱雷克造成疫苗研發的延誤。他還指出凱雷克未能適當增加瑞德西韋的供應量，布萊特在二月份就一直在跟卡拉漢提這種藥物。但正如卡拉漢所預料的，瑞德西韋並沒有挽救生命，甚至也沒有減少患者呼吸道中病毒數量的效果。它似乎確實將住院時間從十五天縮短到十一天，但這種適度的效果也是在布萊特離開生醫研發局後才發現。

爾蕭問道：「其他人非但沒有按照你的建議採取行動，反而試圖將你排除在重要會議之外，將你邊緣化，是嗎？」

「有人告訴我，我的這些敦促引起了騷動，因此將我從會議中排除。」布萊特說。後來，他把問題的矛頭直指凱雷克。「我認為我之所以被解僱，是因為我和我的主管凱雷克博士之間的緊張關係以及我所採取的行動。」儘管布萊特對政府在因應疫情的不力指控有一定的真實性，但就是連布萊特的一些支持者也認為，衛生部防備應變處之所以發生這些，是在壓力鍋中的個性衝突。那裡注定要爆炸。

在聽證會上，有人問布萊特他認為美國需要多久的時間才能研發出疫苗。「如果一切順利的話，很多樂觀者認為是在一年到一年半的時間，要是一切都進展得很順利，」他說。「但我認為需要更長的時間。」

那天下午，阿札爾的車隊前往賓夕法尼亞州的艾倫敦（Allentown）參加一個活動，並且帶著要進入國家戰略庫存系統的補給品。他快到巴爾的摩時，接到了電話。計畫改變：川普希望他立即回來。總統對媒體對布萊特的報導大發雷霆，他想用自己製造的新聞來加以掩蓋。阿札爾將在白宮與他會面，他們在那裡宣布曲速行動，然後一起前往國家戰略庫存系統，以展示總統對打擊疫情的承諾。

阿札爾的車隊駛出I-95州際公路，飛速趕回首都。當他到達白宮時，計畫又變了，公關團隊決定應該要等到第二天再行宣布。不過川普還是跟他的衛生部部長一起出去，兩人離開橢圓形辦公室，穿過白宮草坪登上海軍陸戰隊一號，這架橄欖綠的直升機將會送他們前往目的地。當他們經過一群記者時，川普告訴阿札爾要對布萊特「狠狠反擊」。

阿札爾確實毫無保留。當他在直升機引擎的轟鳴聲中抨擊這位吹哨者時，他的臉漲得通紅。「他所抱怨的那些，我們早就做了，」他說。「他說，我們需要一個曼哈頓疫苗計畫。這位總統發起了疫苗曼哈頓計畫、診斷曼哈頓計畫、治療曼哈頓計畫。哦，順便說一句，疫苗開發的工作是由誰領導呢？布萊特博士。當我們在這裡啟動曲速行動計畫時，他並沒有出現，前去參與安排的工作。這就像是在一個合唱團裡，有人試圖想說他當時是獨奏家。他說的每一句話都是這個政府和當中的每一個成員，還有總統在說的話。」

當這位部長停頓下來時，川普補上了幾句，說布萊特是「一個憤怒、心懷怨恨的員工」，而且「工作表現得不是很好」。然後他們登上了海軍陸戰隊一號，總統坐進了他毛絨絨的灰色座椅，他柔軟的臉上掛著一抹笑容。阿札爾感到如釋重負，里克・布萊特這顆原子彈算是順利拆除了，權力中心已經回到韓福瑞大樓。

三部曲

試驗

2020年5月—2020年10月

第16章

快馬加鞭的賽局

果不其然，彼得・馬克斯是騎著自己的登山腳踏車在五月十五日前往白宮，參加曲速行動的正式啟動。這位宅男型的監管者把自行車鎖在前面，通過一個安檢站，抓了一把放在玫瑰園草坪上攤開的十張折疊椅中的一張。他向靜靜地坐在最遠處的凱雷克點頭致意。下午十二點四十分，川普總統身著海軍軍服從白宮出來，阿札爾、柯林斯、佛奇、柏克斯和艾斯培則陪同在側。川普在陽光下瞇著眼睛說：「今天勢必會很炎熱，我們向所有得忍受這點的人抱歉。」這是偶爾他會畫重妝，讓自己的膚色變得特別有男子氣概的日子。「明天將是我們發布白宮安全指導方針來分階段開放美國的第三十天。這就是我們正在做的。開放美國。明年我們將迎來令人驚嘆的一年。」

川普提到他準備開放美國計畫的核心要素：增加篩檢量能以及加速藥物和疫苗研發。「國衛院的科學家已經在一月十一日開始研發第一個候選疫苗，想想看，就在病毒的遺傳密碼公布在網路上的幾個小時內，」他說：「然後我的行政團隊打破每一條繁文縟節，實現了史上最快的疫苗試驗計畫，針對這種新病毒、這種非常惡性的病毒。」

「今天，我想向您介紹這一重大醫療倡議的下一個階段：曲速行動。這意味著龐大且快速。這是自曼哈頓計畫以來，美國提出的一項結合科學、產業和後勤支援的大計畫，其規模無與倫比。真的可以說是空前絕後，無論是在呼吸器的生產上，還是在篩檢上。自第二次世界大戰以來，在我們的國家，從來沒有人見過像我們現在所做的事情。真的是不可思議。」

「它的目標是盡快完成經過驗證的冠狀病毒疫苗的研發、製造和配送。而且，我們正在評估在年底之前完成的可能性。」曲速行動也將納入國衛院院長柯林斯手下研發病毒檢測試劑的鯊魚幫智囊團與一項加速發展治療方案的計畫，這當中包括單株抗體，以及利用COVID-19康復者抗體血漿的計畫。

川普指了指額頭正在冒汗的蒙塞夫・施勞威。「這位是在全球疫苗生產界舉足輕重的人，特別是在疫苗的配方製程上。」川普說：「當疫苗準備好時，美國政府將派出每一架飛機、卡車和士兵，協助運送，盡快將其分發給美國人民。」

施勞威走近麥克風。「我最近看到了一項關於冠狀病毒疫苗臨床試驗的早期數據，」他說，指的是還在保密中的莫德納第一階段結果。「這些數據讓我更有信心，能夠在二〇二〇年年底前提供數億劑的疫苗。」

幾個月來，許多知名科學家告訴全國民眾要到二〇二一年夏天才能推出疫苗，沒想到現在局勢不變，完全改觀，因此記者會上冒出了各種問題。其中最關鍵的，當然是這是否又是這位讓人難以信任的總統所製造的媒體煙霧彈。

施勞威提到的有趣結果在三天後出現在莫德納公司的新聞稿中。莫德納在文中提到由北卡羅來納大學的拉爾夫・巴里克團隊正在進行的試驗來看，接種疫苗的老鼠都獲得保護，沒有受到感染。頭條新聞報導八名志願者的血清裡的中和抗體與那些COVID-19康復者的一樣高，甚至更高。當葛拉漢看到結果時，他驚訝得說不出話來。通常這類疫苗試驗結果會報告能夠降低五十%病毒感染率所需的最高稀釋濃度，但是在這個例子中，疫苗能夠在非常驚人的高稀釋度下達到一〇〇%的中和。

莫德納的股價當天下午的收盤價是每股八十美元，是一月初價格的三倍多。該公司的市值估計為三百億美元。「市場以魯莽的熱情來反應，」《瘋狂星期一》（*Mad Money*）的節目主持人吉姆・克萊默（Jim Cramer）激動地說道：「如果有人能在創紀錄的時間內開發出疫苗，那非莫德納莫屬。……我們現在可能正在經歷美國史上最短的一次衰退。」班塞爾賣出近一萬七千張股票，淨賺一百二十萬美元。他的首席醫療長塔爾・札克斯光是賣出手上的股票，就賺了將近一千萬美元。

當這個國家充滿希望、投資人被興奮感沖昏頭之際，科學界則是蜂擁而至。「（莫德納）透露的訊息很少——而且大部分都是文字描述，不是數據。」負責傳染病報導的重量級人物海倫・布蘭斯韋爾（Helen Branswell）在醫學新聞網站Stat上寫道。一位專家對布蘭斯韋爾抱怨：「我的猜測是他們的受試人數很少，否則他們會透露更多。」

牛津詹納研究所所長艾德瑞安・希爾也對莫德納存疑。在接受CNN資深醫學通訊員伊麗莎白・科恩（Elizabeth Cohen）採訪時，他猛烈抨擊這個牛津團隊的競爭對手。他認為mRNA疫苗是「新生代的噪音」，他說，美國國衛院和莫德納合作的疫苗「奇怪而美妙」。科恩問他所謂的「美妙」究竟是什麼意思。

「我是在諷刺。」希爾說。

施勞威接掌曲速行動計畫時，這計畫其實沒什麼行動力，也沒有以曲速般的速度在移動。在之前的一個月，國衛院和生醫研發局的團隊已經共同在著手處理其中一個最艱鉅的挑戰：領先的疫苗研發廠商不見得想要成為這整套官僚系統的一部分，不會想要加入曲速行動這類計畫。一大問題是政府不再廣發現金，讓這些公司展開他們的三期臨床試驗。已經沒有這種好事了，現在各家公司得參與彼得・馬克斯精心設計出來的架構，全都使用單一的基礎設置、試驗設計與試驗計畫書的「主試驗方案」，在這個基礎上與其他公司一同展開激烈競爭，一較高下。這場疫苗競賽的結果很簡單清楚，贏者全拿——或者至少有炫耀的資本。

當莫德納的領導階層得知他們得參加這樣的大型試驗賽時，感到有點措手不及。這與他們在四月中旬所規劃的不同，早在曲速行動計畫前，生醫研發局就與他們達成協議，要為他們的臨床試驗投入四・八三億美元。國衛院的葛拉漢也不是很喜歡有一個主試驗方案的想法，怎麼會有人認為莫德納在面對輝瑞這樣的競爭對手時，還會將其臨床試驗的開始日期與賽諾菲和Novavax這類在競賽中已經落後的公司綁在一起？這太離譜了！要是輝瑞的mRNA疫苗搶先一步呢？誰會自願與未經證實的競爭對手一起競賽？要是主方案中有一種疫苗出現安全問題怎麼辦？在這樣的方案中，試驗研究人員和志願者都不知道誰接種哪家公司的疫苗，如此一來整個試驗都得停下來。

四・八三億美元的資助對任何一家公司來說都是一筆難以拒絕的大數目，但單獨行動的好處很誘人，畢竟還有看好前景的投資人。若說莫德納對主試驗方案這個概念興趣缺缺，其他公司也熱衷不到哪裡去。四月二十八日，疫苗研究中心主任約翰・馬斯科拉向莫德納首席執行長班塞爾和首席醫療長札克斯發了一封道歉的電子郵件。他寫道：「我知道在溝通和期望上存在有一些歧見，所以我請求你們在這次突發的公共衛生事件期間能夠對此寬容……。」馬斯科拉解釋道，政府內部的觀點是，現在得由聯邦領導人密切協調政府資助的疫苗試驗，但他說，相關部會正在努力商定一種更靈活的模式，其中一點就是讓各個公司保有對其數據使用方式的更大掌控權。

與此同時，柯林斯試圖說服輝瑞參與政府的這套主方案計畫。柯林斯與輝瑞公司的首席科學長米卡艾爾・多爾斯頓在大學時結識。今年三月份，多爾斯頓的妻子卡塔琳娜（Catarina）確診COVID-19，她的病情變得很嚴重，最後得住進紐約市的西奈山醫院。當時多爾斯頓曾向柯林斯尋求建議，柯林斯讓他與國衛院的一位頂級傳染病醫師取得聯繫。卡塔琳娜恢復後，多爾斯頓比以往更確信疫苗的必要性，而他也這樣告訴柯林斯。五月三日，柯林斯發了電子郵件給多爾斯頓，說與莫德納、賽諾菲和嬌生公司的主試驗方案預定於七月一日推出。「輝瑞也會加入嗎？」他寫道。

多爾斯頓告訴柯林斯，這是不可能的。輝瑞及其合作夥伴ＢＮＴ已於四月十二日將二十種候選疫苗減至四種，並計畫開始在人類志願者中測試所有這四種候選疫苗，即時評估這些數據，做出最終選擇。換言之，他們正在執行一個微型的曲速行動，這種大膽而昂貴的計畫只有輝瑞這樣資金雄厚的大藥廠才能負擔得起。「到了七月，我們有望進入關鍵的二、三期研究。……我們不想放慢腳步等待，」多爾斯頓回信：「我們有可能會在嬌生和賽諾菲訂出的時間表之前就達到終點線。」多爾斯頓最後以所謂的「軟性拒絕」來結尾，表明輝瑞可能會同意用「手上幾種進度較慢的疫苗」來加入計畫。

柯林斯不得不承認，這間公司最好單獨行動。「我們當然不想拖慢你們的速度！」他回覆道。

不過曲速行動得立即決定是否要納入ChAdOx1，簽下這筆交易。這個疫苗是由牛津團隊研發的病毒載體疫苗，現在交由ＡＺ製藥研發。五月十三日，牛津大學團隊與科學界分享了一篇即將發表的論文草稿，其中包含接種活病毒疫苗的恆河猴的初步結果。這些實驗是在美國國衛院位於蒙大拿州密蘇拉外的洛磯山實驗室進行的，但實驗結果不易解析。

雖然接種ChAdOx1疫苗的猴子的肺沖洗液中幾乎沒有病毒，但在鼻拭樣本中卻沒有展現出顯著差異，接種疫苗看似不會減少病毒量。這意味著疫苗可以預防重症，但不能預防感染。在這種情況下，病毒仍然可以在接種疫苗者間傳播。此外，ChAdOx1並沒有產生預期的中和抗體濃度，這些猴子的血清在稀釋四十倍後就失去了功效。

國衛院也對ChAdOx1抱持保留態度，因為這疫苗傳遞給細胞的基因序列並不是利用葛拉漢的創新。與嬌生公司的疫苗不同，這種疫苗產生的刺突蛋白不穩定，可能會轉變為融合狀態，因此產生的中和抗體較少。儘管如此，衛生部的部長科學顧問委員會還是在五月十四日一致投票決定簽約。

隨著ＡＺ與莫德納的加入，國衛院的馬斯科拉主張要在主試驗方案中加入某些妥協的空間，他和他的合作者稱此為「協調版試驗方案」（harmonized protocol）。這個想法是，各個疫苗公司可以隨時開始自己的試驗，但得遵循與曲速行動計畫協商的通用藍圖。然後，他們將利用佛奇過去為支持ＨＩＶ研究而建立的國衛院臨床試驗站點網——主要是學術醫院——來進行試驗。這些試驗將全部使用相同的免疫監測實驗室來進行檢測，並使用相同的統計方法來分析。這樣一來，仍可以比較各家疫苗，而獨立試驗意味著這些公司仍然可以自行宣布研發成功——這是他們偏愛的方式。只要多項試驗的數據是可相互比較的，政府仍能夠得到一套免疫相關性的指標，這樣未來就可以在無需進行全面臨床試驗的情況下，進行批准冠狀病毒疫苗的審核，就像之前針對每年的流感疫苗所做的一樣。

食藥局的馬克斯擔心，若是根據這份協調版試驗方案，會出現多項臨床試驗爭奪有限志願者的情況，或是在其他試驗仍在進行的情況下，批准了一個效果中等的疫苗。但他承認，這項新版方案有一些優勢——即實際上能夠說服各家公司參與。不過，他還是堅持在挑選曲速行動計畫的名單時，至少有一部分是要根據他所建立的動物試驗。這樣一來政府才能真正比較所有參與的疫苗，確保這是最好的投資。馬克斯的動物試驗模型還可以確保能夠拿到足夠的經過驗證的動物數據，這樣才能合理化在臨床試驗結束前就部署疫苗的舉動。

五月二十日下午馬克斯抵達韓福瑞大樓時，對下午五點要召開的顧問委員會有一種不祥的預感，這是第一次由施勞威接掌後的顧問會議。幾天前，他寄給施勞威要報告的簡報檔還有他花了很多心力為動物試驗製作的詳細電子表格和計畫。這花了他好幾週的時間，連週末也賠進去了。他得到了什麼回報？一陣惱怒。

在阿札爾的會議室裡，馬克斯在桌邊找到了一個座位。幾乎所有工作人員都在那裡：庫許納、柏勒、佛奇、柯林斯、波爾納、凱雷克、曼戈。白宮疫情協調官柏克斯無法參加，但稍後會向她簡報會議情況。

施勞威向小組宣布不需要進行那些額外的動物研究。嗯，他並不是這樣說。他只是懶得提那些研究，他選擇了自己的組合，從馬克斯關注的十四個疫苗中挑了五、六個出來。施勞威說，其中四個可望在年底前可靠地提供，他列出了莫德納的mRNA疫苗、賽諾菲的蛋白質疫苗，以及AZ和嬌生的病毒載體疫苗。他認為Novavax可能有機會推出蛋白質疫苗，並提到輝瑞正在獨立開發自己的mRNA疫苗，而他認為曲速行動計畫應該密切監控這一點。在馬克斯花了好幾週努力挑選出一份完美的組合後，阿札爾和凱雷克很震驚地目睹了施勞威這樣果斷的決定。

彼得・馬克斯同意國衛院提出的協調版方案，但現在他覺得施勞威正在破壞他最初的曲速行動計畫的核心特徵。唯一仍然存在的元素僅是名稱而已。第二天一早，馬克斯給凱雷克發了一封電子郵件，詢問他們是否可以談談。「我已經就我未來對曲速行動的參與做出了決定。」他寫道。那個星期五早上七點在電話中，馬克斯告訴凱雷克，他覺得他在曲速行動中已不再有什麼發言權，還有他對曲速行動計畫群策群力的浪漫情懷也全都被施勞威破壞殆盡。凱雷克很有同理心地聽著馬克斯訴苦。他沒有打斷他，也沒有挑戰他，更沒有試圖壓制他的謾罵，或是談論自己對這個權力流動的感受。他只是傾聽。

最終，馬克斯得出了一個結論：無論如何，如果他想把他在食藥局的工作做好，他不可能成為曲速行動的一份子。要讓他審查他自己有參與選擇的疫苗，這對他來說是一種利益衝突。而且，等到了秋天，當這些疫苗開始量產時，他在生物製品評估和研究中心的團隊將會比以往任何時候都更需要他的領導。

凱雷克認為他所講的完全合理，他知會了阿札爾這事的始末。阿札爾告訴馬克斯，等到他們兩人當天下午碰面說話後，再正式辭職。和凱雷克一樣，他知道食藥局內部有人理解曲速行動計畫任務是多麼重要。他最不需要的是另一場干擾廣泛政策目標或威脅他工作的媒體爭議。他要求馬克斯重新考慮他的辭職，即使他知道這已經難以扭轉。「我非常感謝你所做的一切，彼得，」阿札爾真情流露地說：「我很慶幸你將會在生物製品評估和研究中心。」

那天下午，當馬特・赫本（Matt Hepburn）從五角大廈離開，走到他的車子旁邊時，接到了馬克斯打來的電話。「我們需要你擔任疫苗負責人。」馬克斯告訴他。作為金鋼狼中的一員，赫本與凱雷克本來就關係密切，他原本只是打算在曲速行動疫苗小組的馬克斯手下做一名步兵。現在他基本上是施勞威的副手，負責監督整體的作業。

與馬克斯講完電話後，赫本有點不知所措。他站在五角大廈巨大的停車場裡，思忖著沉重的責任。幾天後，馬克斯將一個裝有他設計的曲速行動計畫標誌的塑膠袋交給了赫本。它們是淡紫色，比《星際爭霸戰》的軍官制服上的顏色淺一點。「還不夠紫。」馬克斯說，但他仍然希望赫本能夠留著這些。

那天晚上，也就是五月二十一日，在馬里蘭州家中廚房的阿札爾給庫許納打電話，告訴他已經與AZ製藥達成交易。「全世界都想要這種疫苗，而我剛剛幫美國訂到了三億劑。」他吹噓道。要是能證明這個疫苗單劑就有效，這將覆蓋九十%以上的美國人口。庫許納興高采烈。他當時和一群人在一起，其中包括白宮通訊顧問霍普・希克斯（Hope Hicks）、副參謀長丹・斯卡維諾和川普。他把阿札爾的聲音放出來，讓他直接與總統交談。阿札爾再次解釋了AZ疫苗有多棒。「這消息將在明天上午四點、英國股市開盤時宣布。」阿札爾說。

「英國人？」川普問：「ＡＺ是英國公司嗎？」

「是的、是的，但它也有在美國設立重要的部門，特別是在德拉瓦州。」阿札爾回答道。

「一家英國公司！這很糟糕！很糟。我會被痛宰一頓。哦！強森（Boris Johnson）一定會拿這個大作文章。」川普嘆了口氣。「嗯，我說過這裡不談自我，所以我想沒關係。……但我不想召開任何記者會！」在庫許納與沮喪的衛生部部長掛斷電話後，希克斯試著跟川普解釋，說他應該把這看作是美國的勝利，而不是他自己的損失。第二天，也就是星期五，衛生部發布了這項交易的新聞稿，阿札爾稱此為川普政府「安全地重新開放國家，並使生活回復正軌的多方策略」中的「一個重要里程碑」。

第二天中午，也就是五月二十三日星期六，約翰・馬斯科拉與ＡＺ的疫苗主管門內拉斯・潘加洛斯（Menelas Pangalos）交談，以了解該公司在全球的疫苗試驗狀況，馬斯科拉可以感覺到潘加洛斯對於要求他們服從這套官僚體制感到些許不安。之後，馬斯科拉告訴柯林斯，他們必須謹慎行事，確保ＡＺ利用學術臨床試驗網中的站點來招募志願者的意願。大多數公司為了求速度和作業簡單，比較喜歡與他們配合的商業研究站合作。柯林斯告訴馬斯科拉，他將在第二天親自致電給潘加洛斯，向他保證國衛院「準備以驚人的速度來推動」。

在電話會議上，ＡＺ製藥的潘加洛斯反而表示該公司有意在美國進行單劑疫苗的第三期試驗。不過，要再等兩到四個星期，看看英國試驗的數據。「若試驗結果顯示需要打第二劑，（ＡＺ製藥）希望能夠修改與美國的試驗方案。」柯林斯後來把這段話寫給馬斯科拉。

曲速行動的啟動日期恰巧就是白宮所有疫情協調因應措施結束的那天。庫許納認為提高他岳父在即將到來的大選中連任機會的最佳策略，就是讓川普成為操弄「市場心理學」的「啦啦隊長」。白宮將不會提出一套精確校正的公共衛生策略來平衡國家的經濟與健康，而是讓各州自行選擇度過危機的道路，因應他們各自公衛政策造成的反彈。「聯邦政府不應該設定規則，」庫許納在那個月這樣說：「這取決於州長們。」

四月二十七日在重啟開放的新聞發表會上，德州州長格雷格・阿博特（Greg Abbott）告訴各個城市首長不能再實施口罩令，美甲沙龍和理髮店將於五月八日恢復營業，德州人可以在五月十八日重返保齡球館、賓果遊戲廳和溜冰場；猶他州州長蓋瑞・赫伯特（Gary Herbert）允許重新開放健身房和室內餐廳；密蘇里州州長邁克・帕森（Mike Parson）取消了對社交聚會的限制，只要可以保持一・八公尺的社交距離。「這應該是我們多年來在這裡看到最盛大的一次陣亡將士紀念日週末。」密蘇里州奧札克斯湖（Ozarks）度假村的經理說。奧沙克斯湖的靜水傑克（Backwater Jack）酒吧和燒烤店開始為第三屆的年度「無鴨泳池派對」（Zero Ducks Given Pool Party）做準備。

幾週之內，冠狀病毒確診病例的平穩曲線日子結束了，熱點開始在上述這幾個州出現。

德州一家肉類加工廠爆發疫情，讓摩爾郡成為該州感染率最高的地方——每一百名居民中就有二・五人感染。在休斯頓，衛理公會醫院系統的一名高階主管告訴工作人員要延後手術日期，來為大量COVID-19患者做好準備。

除了「不設立規則」之外，尋找代罪羔羊仍是白宮冠狀病毒策略的一大重要部分。五月二十九日星期五，川普從橢圓形辦公室出來，在玫瑰園舉行了一場炎熱的下午新聞發布會。中國自一月以來首次沒有新增確診病例，但在美國境內和其他國家（包括印度、墨西哥和巴西）病例數仍在繼續增加。川普說：「中國對武漢病毒的掩蓋造成這疾病在全世界傳播，引發了一場全球大流行，造成超過十萬名美國人和全球超過一百萬人喪生。」在不到兩個月的時間裡，美國的死亡人數已經超過了佛奇當初預估到秋季時的六萬人。

撇開川普的聳動言論不談，冠狀病毒的起源確實模糊不清，這病毒是如何從自然界外溢出來的？如何從蝙蝠傳給人類？又是在何時發生的？之前有一組中國研究人員推測這種病毒可能是由在華南海鮮市場販售的中國眼鏡蛇所傳播的。其他人則認為可能是透過穿山甲這種有鱗的哺乳動物的非法買賣，這種哺乳動物會用在傳統中藥上。儘管一些早期感染與生鮮市場有關，但就是連中國疾病預防控制中心的高福也找不到相關證據，能夠證明病毒是來自於那裡出售的任何動物。人流量大的市場似乎一直是聖誕節和新年前後病毒增加和傳播的中心，但有遺傳證據顯示，至少在二〇一九年十月就已經開始有幾個COVID-19傳播的案例。

中國人並不熱衷進一步闡明病毒的源起。國衛院首席傳染病醫師克里夫・萊恩（Cliff Lane）於二〇二〇年二月參加了世衛組織前去中國參訪的行程，但他被告知，參訪團不會去尋找動物來源，也不會回顧中國在疫情爆發初期的失誤。政府和學術界的許多人，至少在私下，傾向於一種理論，即病毒可能是從中國的一間病毒實驗室意外流出。這情況並不是第一次發生。二〇〇四年四月，北京病毒研究所有兩名研究第一種SARS病毒的研究人員分別在不同意外事件中遭到感染，並將病毒傳染給其他七人。最後導致數百人被隔離，其中一人死亡。

武漢病毒研究所的「蝙蝠女俠」石正麗在二〇二〇年一月曾質疑過這樣的可能性，提問這場新冠病毒感染是否重演了當年的情況。石正麗的研究所不僅在所內飼養活蝙蝠，而且她的一些冠狀病毒研究是在生物安全二級實驗室（大致相當於牙醫辦公室）的寬鬆條件下進行的。她甚至在二〇二〇年三月接受《科學人》（*Scientific American*）採訪時表示她自己也懷疑過，「這會不會是來自我們的實驗室？」帶有冠狀病毒的蝙蝠生活在中國南部，她就是去那裡進行野外調查的。「我從沒想過這種事情會發生在中國中部的武漢。」她說。

石正麗排除病毒從她實驗室逃逸的可能性，但她的團隊曾經定序過一段RaTG13的序列，這是與已知SARS-CoV-2親緣關係最近的序列，RaTG13是她在二〇一三年從雲南省一個老銅礦入口處的蝙蝠糞便中蒐集到的。很快的，她的研究計畫中的許多層面都開始引起懷疑。幾年來，她在取自礦坑的樣本中發現了另外八個類似ＳＡＲＳ病毒的冠狀病毒序列，但她從未按照學界的標準程序與科學家分享這些序列的資料。她還略而不談當初這個小組之所以前去那個礦坑採樣的原因：那裡的六名礦工在二〇一二年四月患上了類似ＳＡＲＳ的疾病，其中三人死亡。

對於白宮那批中國鷹派人士和其他希望將政府失誤率降到最低的人來說，最為確鑿的證據來自一份美國情報，這份報告聲稱在二〇一九年十一月，武漢實驗室有三名人員因為重病住院。這份報告尚未公開，但在川普五月下旬的講話中，他將整個大流行的問題歸咎到世界衛生組織頭上，因為他們對待中國太寬容，而且一再推遲宣布世界面臨的威脅。「中國完全控制了世界衛生組織，」他說。「我們早就說過世界衛生組織必須進行的改革。……但他們拒絕採取行動。由於他們未能進行我們所要求和急需的改革，美國今天將終止與世界衛生組織的關係。」

照這局勢看來，這位美國第四十五任的總統正在準備為這個國家發動戰爭。

第17章

戰爭節奏

彼得・馬克斯從《星際爭霸戰》得到靈感所設計的曲速行動標誌已經被取代，現在用的是一個更為精雕細琢的標誌，當中結合了國防部與衛生部的官方圖示，中間有一個冠狀病毒的外殼，再加上數條星星掠過的條紋。疫苗營運中心設立在韓福瑞大樓二樓的一翼，波爾納將軍、施勞威和領導團隊的其他成員則在七樓更高檔的地方據守。身著軍裝的陸軍官兵穿著戰靴在棕色地毯上行進，這很快就成了此處常見的景象。當中也混合有海軍和空軍人員。整個夏天，幾十人擠進七樓悶熱的會議室，靠著兩台風扇來降溫。完全沒有看到口罩。「衛生部被軍方入侵了。」大廈裡的一些公共衛生官員這樣抱怨。

凱雷克在五月十四日第一次跟波爾納進行一對一通話時，就已提出警語，表示各部會之間會有潛在的文化衝突問題。凱雷克透過一個共同的朋友認識波爾納，而且他非常尊重這位將軍。他問波爾納是否讀過評論「鷹爪行動」（Operation Eagle Claw）的「霍洛威報告」（Holloway Report），那次的特別行動任務是為了搶救美國駐德黑蘭大使館的五十二名人質，結果是以災難收場，拙劣的行動導致八名軍人死亡。波爾納並沒有讀過。凱雷克說，最後檢討行動失敗的原因，歸結在政治干預和草率的指揮和控制。他引用這個例子，並且警告這位將軍勢必會與衛生部內的科學領域（即疾管中心和國衛院）產生衝突，這些領域都是由那裡的權勢人物所掌控。作為行動的領導者，波爾納面臨到一個複雜的困境：任務的成敗取決於科學，但卻不能讓科學家來執行任務。

第一通電話的話題很快就進入一個更緊迫的問題。之前曾在參議院情報委員會任職的凱雷克對曲速行動的安全風險深表擔憂，向新聞界洩漏訊息還是當中最輕微的小事。在凱雷克眼皮下，生醫研發局的科技資料庫就曾遭到潛在敵對國家的個人駭客入侵兩次，那裡面存放有許多醫療對策的資訊。更廣泛地說，在二〇二〇年三月，美國衛生部經歷到這個機構有史以來最嚴重的網路攻擊。它的網路擁有超過一百萬個連接埠或入口點供用戶連結，這個規模比一些小國家的網路還要大。阻斷服務攻擊（denial-of-service attack）幾乎癱瘓這機構的伺服器，以至於其首席資訊長荷塞・阿列塔（Jose Arrieta）不得不將整個系統關閉十分鐘，阻擋這些網路上的惡意機器人。

波爾納在指揮鏈上提出了這個問題。這就像是在打響指。在那個時刻布雷特・戈德斯坦（Brett Goldstein）人在華盛頓特區的家中，正在樓上為他三個孩子的其中一個穿衣服，他聽到了那個他所謂的「哦！該死」的鈴聲——一陣持久不斷的顫音。戈德斯坦是個裝扮邋遢的中年人，看起來比較像是矽谷那邊的人，而不是五角大廈的，不過他是國防數位服務局（Defense Digital Service）的局長，領導一群敏捷的程式編碼人員。當五角大厦採取社交隔離措施時，他帶回了大量用於溝通和測試軟體的小工具。這個「哦！該死」鈴聲意味著軍方官員正透過國防部的「電纜分支」（Cables Branch）通信部門與他聯繫，害得戈德斯坦在房子裡瘋狂地尋找那隻正在狂響的電話，想要搶在他那堆電話中的另一支響起前接通。最後，手裡捧著一堆手機的戈德斯坦，是以戴在手上的Apple Watch接起電話的。打來的人是國防部副部長諾奎斯特，他交代戈德斯坦準備好要出動他的團隊。

韓福瑞大樓有一個機密情報隔離設施，曲速行動所有敏感的討論都是在那裡進行。六月二日星期二上午，凱雷克和衛生部首席資訊長阿列塔安排了一次視訊會議，戈德斯坦和國家安全局（National Security Agency，ＮＳＡ）網絡安全處的處長安妮・紐貝格（Anne Neuberger）也有參與。自三月遭受網攻以來，紐貝格一直與阿列塔密切合作，為該機構部署了一套稱為「守望先鋒」（Overwatch）的祕密工具，能夠阻斷從外國流向衛生部的可疑網路流量。現在他們需要為曲速行動制定一個保護計畫，與國防部堡壘般的網路架構相比，衛生部的網路防護簡直就是一捆稻草。

前一天，阿列塔和凱雷克已經先與疫苗研究中心的國衛院團隊談過，得知要處理臨床試驗數據至少需要用到二十種不同的應用軟體。國衛院本來就是一個共享資訊的組織，並沒有想過要保護自身免受惡意國家行為者的侵害，這對他們來說是個全然陌生的領域。在機密情報隔離設施內，凱雷克提出一個情境，假設中國或俄羅斯可能竊取或竄改臨床試驗數據，藉此打擊美國研發疫苗的信心。ＦＢＩ已經在調查兩名中國駭客，他們一直在調查莫德納和Novavax這兩間公司網路中的漏洞。「這是一場戰爭。」凱雷克說。

在當天的會議上，阿列塔找來衛生部督察長辦公室的一名高級幹員，負責確保技術團隊沒有違反任何患者隱私法規。這兩個人再向國安局的紐貝格描述他們為曲速行動資訊流提出的策略。「讓我們限制住表面積。」阿列塔這樣說。他們不打算捍衛衛生部那套充滿漏洞的網路，而是重新打造一個私有網路來存放與曲速行動臨床試驗相關的所有資訊。

「我們可以在這上面運作『守望先鋒』。」紐伯格說。

凱雷克又更進一步地把關。衛生部將為所有曲速行動參與者購買新的安全手機和筆電，確保一切與世隔絕。紐貝格指出，如果是透過電話來參加在機密情報隔離設施中舉行的會議，他們將無法在偏遠、且沒有資安保護的地方講話，他們必須使用Signal這種加密的文本消息應用程式向會議室內的人發送消息。紐貝格還建議整個小組要使用Slack來共享數據檔案，因為要保護這套訊息傳遞軟體也很容易。

負責監督整個曲速行動安全工作的准將邁克・麥柯里（Mike McCurry）提議將他團隊中的兩名成員派往貝塞斯達的國衛院園區。他們會在疫苗研究中心周圍查訪，尋找任何環境弱點，也要為疫苗製造商進行安全評估。在接下來的幾週內，維安團隊將建立起一套作戰節奏，每週舉行一到兩次例會，聽取國家安全局的全球安全簡報，並且對參與曲速行動的美國公司所獲得的任何外國投資進行審查，特別是來自中國的部分。這些措施將成功保護未來幾個月的運作。

兩天後，曲速行動的顧問卡羅・納塔瑞斯特法尼（Carlo de Notaristefani）前去巴爾的摩灣景社區的一間出租工廠，新興生物科技公司就位於當中的一棟白色塊狀建築裡；另一家合約商龍沙製藥將在新罕布夏州的一家工廠中，專注生產莫德納的mRNA疫苗。新興生物科技正在與三家不同的曲速行動候選疫苗廠商合作，使用細胞和病毒培養這類較為傳統的生物製造技術。

納塔瑞斯特法尼知道食藥局在四月份來檢查新興生物科技時，他們曾因為品管不良而受到訓誡，而現在這間公司要做的，遠遠超出它過去嘗試的任何規模。為了要在二〇二一年一月之前達到生產三億劑核可的冠狀病毒疫苗，曲速行動需要將目標提高個兩、三倍，以免其中有一、兩家失敗。要達成這一目標需要美國動用所有的製造力量。過去，這個國家曾擁有一個國有疫苗工廠網絡，但由於投資疲軟，工廠營運難以為繼，有許多都已經關閉。

一九九八年，一位退休的海軍上將買下了全美最後一間疫苗工廠——密西根生物製品研究所（Michigan Biologic Products Institute），這是位於蘭辛機場附近的破舊設施，每年損失數百萬美元。它是美國唯一獲得生產炭疽桿菌和狂犬病疫苗許可的製造商，這些產品已經在市場上推出了兩年，但是沒有人接種——至少在柯林頓政府開始談論與伊拉克開戰前是這樣。後來五角大廈宣布投資一千五百萬美元，提高工廠一倍的產能，以便為部隊接種疫苗。

經營這家工廠的公司就是後來的新興生物科技，在接下來的二十二年，靠著政府的資金而壯大，向五角大廈和國家戰略儲備出售產品。在二〇〇九年豬流感大流行之後，生醫研發局注意到美國疫苗儲備庫的低迷狀態，與三個工廠簽訂了合約，其中一家就是新興生物科技的灣景廠區，共獲得了一・六三億美元。但隨著對病毒恐慌的記憶消退，生醫研發局的投資逐漸減少。新興生物科技只有拿到伊波拉和茲卡候選疫苗的小額訂單，廠房大多空置，不斷虧本。同樣的衰敗戲碼又再度上演。

當曲速行動於四月下旬開始成型時，生醫研發局意識到需要專注在產能上，因此斥資六億美元接管整個新興生物科技設施。現在納塔瑞斯特法尼可以說是來巡視檢查。

在過去的幾個月裡，新興生物科技團隊一直在建立第二區域，這是專門為嬌生公司的病毒載體疫苗所打造的空間。為此設計出的特殊細胞培養物將會放在維持恆溫的兩千公升袋子內培養。一旦達到足夠數量，就會將這些細胞以嬌生的腺病毒載體感染，這些載體將在這些細胞中繁殖，成為該公司疫苗的原料。以這種規模來培養病毒就像釀酒一樣繁瑣，即使每個批次開始時都使用相同的「主病毒種子」，也不見得每次都能得到相同的結果。從培養病毒到過濾掉它寄生的動物細胞，任何環節都可能出錯。這就是為什麼團隊需要完整複製嬌生公司在荷蘭大規模生產線的一切流程，他們在那裡成功地製造使用相同載體（即相同病毒）的伊波拉疫苗。原本預計荷蘭的團隊會飛過來協助設置，並且花幾個月的時間進行故障排除，但COVID-19的疫情迫使一切全都得靠視訊會議來完成。在有些地方，新興生物科技不得不在其灣景廠房的設施中大興土木，切割出新的出入口，好讓整個廠房的佈局與荷蘭廠完全一樣。

AZ疫苗將在相鄰的第一區廠房中製造。新興生物科技必須小心謹慎，防止交叉汙染，特別是因為這兩種疫苗都使用耐寒性腺病毒當作載體。比方說，從第一區進入第二區的員工必須在進去前先淋浴，離開時也一樣。Novavax的蛋白質候選疫苗位於第四區，這個區域一批最多僅能生產五十公升的疫苗。根據疫苗試驗和擴大規模的進展，成效領先者可以進入到第三區，這是政府資助的一間更為寬敞的「疫情大套房」。根據過去的經驗，會有一種或多種的疫苗在臨床試驗中失敗，這又會釋放出製造空間來給成功的疫苗。

當納塔瑞斯特法尼參觀工廠時，他可以看到擴大規模所需的巨大付出。在一份他為曲速行動團隊準備的報告中，他定出幾項這些設施中的「關鍵風險」，並且對品管問題提出警語，指名這「將需要付出巨大的努力」並且「必須受到密切監控」，這間公司的人員配置規劃似乎也「不足以讓公司達到所需的生產速度」。

曲速行動肯定需要在新興生物科技和其他設施的工廠內各安排一人駐廠，這樣他們可以參加會議，並向韓福瑞大樓匯報。納塔瑞斯特法尼的看法是要成功達標的話，新興生物科技不能將其資源分散得太細。他認為，在新興生物科技完成第一階段試驗所需的數百劑疫苗的生產後，應該將Novavax的疫苗踢出工廠。像AZ這類的病毒載體疫苗，能夠一公升又一公升的生產，產量會比Novavax的蛋白質疫苗來得多。

曲速行動團隊得想辦法做出過去從未做到的，或者至少在疫情大流行期間從未做過的。正如這團隊所發現的，疫苗製造能力只是開放市場上一種非常珍貴的資源。但曲速行動不必依賴開放市場，它可以援引一九五〇年的《國防生產法》。

大多數軍方簽下的合約，例如訂製頭盔和導彈零件的，都享有一般商業訂單沒有的優先權，並且會依照軍用標準的輕重緩急來排序。二〇一二年，歐巴馬總統授予衛生部調度「衛生資源」合約的權力，但這個機構幾乎沒有動用過這項權力。川普總統讓聯邦緊急事務管理署和國防部援引《國防生產法》，在四月口罩和呼吸器供應鏈陷入危機時徵調生產線。《國防生產法》中的其他條款還可以迫使一家公司擴大製造能力，甚至是讓兩家競爭對手合作，就像當年在二戰期間政府為了戰爭所做的那樣，迫使所有汽車廠加入製造坦克的行列。

六月九日，波爾納將軍協同他的副手退役中將保羅・奧斯特羅夫斯基（Paul Ostrowski）一起進入阿札爾的會議室裡開會。奧斯特羅夫斯基在前幾個月一直在幫助緊急管理署取得醫療用品，現在他將負責把波爾納的命令付諸行動。他帶著一份他所預見的這個團隊在引用《國防生產法》時可能會出現的狀況簡報。

凱雷克、阿札爾、曼戈和衛生部的法務長鮑伯・查羅（Bob Charrow）圍坐在會議桌旁，奧斯特羅夫斯基談到了曲速行動可能必須命令臨床研究公司進行冠狀病毒疫苗試驗，或指示其他公司來分發疫苗產品。然而，必須慎重使用《國防生產法》的權限。例如，強迫一家公司生產疫苗可能會導致它把可以拯救生命的癌症候選藥物擱置在旁。另外，若是政府幫助一家跨國公司購買難以獲得的過濾器或其他零件，必須確定這完全是為了造福美國人。對於像曲速行動這樣複雜的計畫，需要有一群醫療供應鏈專家來全力做這件事。

這場會議上提出的其中一個問題是，要由哪個部門來評估《國防生產法》所提出的要求。查羅之前曾質疑凱雷克的建議——將權力下放給他本人——是否合法，阿札爾也不想由自己單獨一人來決定。最後小組決定將這類敏感問題留到每週或每兩週一次的諮詢委員會，屆時阿札爾和國防部長艾斯培或他的副部長諾奎斯特都會來參加，這樣肯定會得到庫許納的全力支持。

正如白宮執政團隊從許多慘痛教訓中學到的，開戰並不便宜，以這種規模來調動軍隊的所有力量需要大量現金。幾個星期以來，施勞威和波爾納將軍與衛生部的財務團隊合作，為曲速行動制定了預算。說錢不是問題是一回事，但是在提案中看到以粗體表示的數字時又是另一回事：疫苗和藥物研發需要三、四百億美元。即使有庫許納在背後支持，每個人都知道拉斯·沃特看到這數字會抓狂。他是白宮預算辦公室的魔鬼，而且他知道衛生部手上還握有三項冠狀病毒補助法案的資金。

果不其然，沃特的辦公室送回了一份關於如何移動資金的狡猾安排。首先，衛生部可以從沃特本來就很厭惡的國家戰略儲備那裡提取十億美元左右，另外還可以從民主黨在國會中指示要支持醫院和當地衛生診所的巨額基金中抽出約一百億美元。衛生部告訴沃特這樣的變更經費需要通知國會時，他只是叫他們不要吵，說他的辦公室已經發布了一份法律意見書，表示這樣的經費轉移沒有問題，衛生部也只能同意按他的方式來做。沃特的最後一招的是建議進行一次大拍賣：曲速行動可以去賣凱雷克浪費經費買下的哈內斯口罩，這樣至少可以籌到幾億美元。「但有一半都已經送出去了。」一位對此不敢置信的衛生部官員表示。白宮的回應很明確：這是你們的報應。

由於聯邦政府拒絕戴口罩，又不願提出一套由聯邦協調的公共衛生應對措施，冠狀病毒確診者的死亡人數不斷上升，這時曲速行動持續成為轉移大眾關注的有效工具。阿札爾為了生存而做出的一項浮士德式交易就是讓卡普托的公關宣傳團隊完全掌控衛生部的訊息。卡普托正想方設法地提出宣傳，營造出疫苗即將出現，冠狀病毒最嚴重的情況已經成為過去式的想像。換句話說，就是把關注焦點都放在疫苗上。

卡普托將名人視為這項宣傳的核心。四月三十日，他的通訊團隊的一名成員聽取了由電視名人金・卡戴珊（Kim Kardashian）主持的二十七人Zoom視訊，當中包括歌手亞莉安娜・格蘭德（Ariana Grande）、美國職籃球星克里斯・保羅（Chris Paul）、演員艾希頓・庫奇（Ashton Kutcher）和蜜拉・庫妮絲（Mila Kunis），以及安東尼・佛奇。讓卡普托印象最深的一幕是庫奇的妻子庫妮絲問佛奇是否還在叫外賣，佛奇說他仍然在點他家附近他最喜歡的菜，不過他去取餐時一定會戴口罩和手套。庫妮絲不可置信地問道：「你直接打開盒子吃嗎？」

佛奇說他是這樣做。

「看吧！」庫奇驚呼道：「這樣做就對了。我現在要來點披薩。」

白宮預算辦公室同意將疾管中心預算中的三億美元轉移到卡普托的辦公室，好讓他能夠施展全力，「戰勝對COVID-19的絕望」。他希望透過訪談名人和政府的頂尖人才來宣傳疫苗，讓公眾對其安全性感到放心。

儘管這位首席公關身邊有著全美傑出的衛生專家，但他寧願到外面挑選一位顧問，一位名叫保羅・亞歷山大（Paul Alexander）的加拿大籍教授，他曾經上過卡普托之前在布法羅主持的保守黨電台節目擔任嘉賓。川普和卡普托都認為，在整個組織中，職業科學家並不是負責知會公眾或指導政策，而是要為他們的政治主人服務——或者至少不要與他們作對。隨著布萊特和格羅根這類可疑的洩密者的離去，執政團隊中已經沒什麼人再捅川普的婁子，卡普托開始將疾管中心的那幫人視為他下一批整肅的對象。

例如，疾管中心排定在五月二十八日發布的新聞稿公布他們第一份按種族和族裔來細分的COVID-19住院數據。根據這份新聞稿的草稿，黑人和美洲印第安人的住院率是白人的四倍之多。亞歷山大注意到這份新聞稿「非常準確」。然而，他補充道，「在這次大選期間，疾管中心的這種聲明將會成為媒體和民主黨那批反對者用來對付總統的工具。」亞歷山大表示川普的敵人已經在指責他「直接造成非裔美國人社區的COVID-19死亡個案」，他認為疾管中心的新聞稿需要結合有關民主黨幾十年來如何忽視有色人種的訊息。最後，疾管中心沒有發布那份新聞稿。

對阿札爾來說，這是一段充滿挑戰的時期。在這場百年一見的大流行期間已經有二百萬的美國人染疫，而這個國家的衛生部門的運作，與其說是取決於書本上的法律法規，倒不如說是維繫在各個機構內部工作者以及領導他們的政務官之間的信任感。

阿札爾想在一些事情上重新建立他的權威，但他不是軍事指揮官，而且他的科學家和部門負責人也不是他的士兵將領。若是他連在衛生部內都無法創造出團結一心的氣象，那麼美國公眾怎麼可能會信任疫苗？信任那些他知道即將在全國各地展開首次第三期臨床試驗的疫苗。

第18章

試驗方案的主導

負責進行人體臨床試驗的研究人員間流傳著一句打趣的話：老鼠會說謊，猴子很誇大。不過現在每個關注莫德納疫苗進展的人，都很渴望得知在動物身上的試驗報告。國家衛生研究院的葛拉漢現在知道mRNA疫苗可以預防老鼠感染冠狀病毒，並且可以在猴子體內產生中和抗體，但它可以預防猴子間的傳染嗎？他想要在莫德納展開三期試驗前先看到這些數據，屆時將有三萬人參與史上最大的mRNA疫苗試驗。這項研究結果是一個里程碑，將會決定人類離這場疫情結束還有多遠。

從猴子研究得到的第一批樣本，僅僅是個讓疫苗小試身手的概念。國衛院在他們多年前為了容納大型研究動物而購買的一處舊農場中，為二十四隻恆河猴接種了兩劑的mRNA 1273或是安慰劑。到了五月底，這些猴子就被放在鋼箱裡，用卡車運到馬里蘭州羅克維爾的百奎爾合約實驗室。在那裡，又給牠們幾週的時間繼續發展抗體，然後才做最終的檢驗。六月八日，百奎爾的團隊穿上生物安全服，前往飼養猴子的安全實驗室，朝牠們的鼻子噴出冠狀病毒。在接下來的七天，每天都會從猴子的鼻子和肺部採樣，並進行抽血。最後則是將這批猴子安樂死，取出牠們的肺部組織，在顯微鏡下詳細檢查。科貝特、葛拉漢和團隊的其他成員則分析了整個實驗過程中的猴子樣本，測量中和抗體濃度，並將其與感染COVID-19的康復者的抗體濃度做比較。

為了量化接種疫苗組和安慰劑組猴子體內的病毒ＲＮＡ量，研究小組檢驗了從猴子的鼻腔和肺部採到的樣本。他們發現，在接觸病毒兩天後，疫苗組的猴子擊退了肺部的病毒，只有兩隻例外，這顯示疫苗有助於預防COVID-19造成的重症；而安慰劑組的猴子則仍在與病毒抗爭。這疫苗還展現出另一項好處：在接受最高劑量的猴子組中，到第二天時，鼻腔內的病毒幾乎都被消除，顯著降低了病毒在接種疫苗的個體身上傳播的可能性。

這項結果比葛拉漢過去見過的來得好。科貝特在寫這篇研究報告的草稿時，對牛津小組進行了慎重的抨擊，指出相比之下，ChAdOx1的疫苗「未能提供減少鼻組織中病毒複製的證據，這讓人質疑是否（它）真的有可能阻止病毒的傳播」。研究人員難免會想拿猴子研究的結果來相互比較，不過牛津小組感染猴子的病毒顆粒要比他們高出許多。

根據莫德納的結果，保護猴子的主要機制似乎是抗體——而不是更複雜的T細胞反應。這並不能保證光是靠抗體就能保護一個人（或一隻猴子），但確實有這個可能性。葛拉漢也看到了數百名參與第二期研究的志願者的結果，證實低劑量和高劑量都產生了足夠的免疫反應，而且沒有嚴重的副作用。這些最新數據正是葛拉漢和食藥局同意讓更多人承擔曲速行動第三階段風險的關鍵，讓整個行動能進入到大規模的人體試驗。

曾在海軍服役十五年的疫苗研究中心主任馬斯科拉也曾擔任驅逐艦中隊的醫療長，隨「紐澤西號」（USS New Jersey）戰艦巡視西太平洋。他的辦公室位於貝塞斯達國衛院院區，從面東的窗戶望出去，他可以看到充滿裝飾藝術風的華特里德國家軍事醫療中心的塔樓，他修習病毒學時曾受過目前疾管中心主任雷德菲爾德和白宮疫情協調官柏克斯的指導。他的為人低調，有軍人的使命感。但眼前這項任務——規劃那些即將到來的三期臨床試驗——他實際上得和另一位個性強烈的人分享權力，這人就是西雅圖弗雷德哈欽森癌症研究中心（Fred Hutchinson Cancer Research Center）的賴瑞・柯里（Larry Corey）。

戴著眼鏡，留著一頭波浪狀的白髮，柯里是位傑出的病毒學家和醫師，而且他不會讓任何人忘記這個事實。作為一名徹頭徹尾的學者，柯里不自覺地將他之前任職的華盛頓大學系所中的教授稱為「我的門徒」。在疫情爆發前，柯里每個月至少會到華盛頓一次，會見他的老朋友佛奇，這兩人會在威斯康辛大道上的「馬蒂斯」法式地中海餐廳用餐，坐在餐廳的深處，一邊大啖鱸魚和扇貝，一邊討論他們的ＨＩＶ臨床試驗。

最近，他則是從他的房間Zoom視訊，背景是他那台高級的派樂騰智能健身車。他負責監督「COVID-19防治網」計畫，這項計畫是在招募接種疫苗的志願者，並蒐集臨床試驗數據。這整個網路約佔去曲速行動中三分之一的站點；其餘的志願者則在商業站點進行。儘管柯里只是眾多利益相關者之一，但他偏好主導對話，並且不願對自己抱持的科學願景有些許妥協。他將曲速行動視為一項必須達到最高標準的大型實驗。他要為真正付錢來進行試驗的美國納稅人把關，確保一切步驟正確。每個人都同意，柯里言之有物，而且他的許多目標對於科學的發展來說都很值得追尋，甚至是勢在必行的。然而，在韓福瑞大樓內的一些參與者，打從一開始就覺得他的一些要求超出了總統支持以及各家公司所同意的範圍，而且對這項時間緊迫的行動來說有點勉強。賭注很高，緊張程度更高。要在這其間找到一條中間路線真的是充滿挑戰。

六月初，馬斯科拉向施勞威介紹了國衛院「協調版」的臨床試驗計畫。莫德納排定的第三階段試驗是在七月九日開始，眼看這日期就快要到了，已經沒有時間可以浪費。由於伊恩・海登和其他幾個人出現不良反應，莫德納在即將進行的試驗中不再納入二百五十微克的最高劑量。恰到好處的劑量——不太高，也不太低——似乎是在二十五到一百微克之間。在他們的二期試驗中，莫德納在數百人身上測試五十微克和一百微克劑量。[7]要讓莫德納在不到一個月的時間內進入三期臨床試驗，曲速行動必須簽署一份試驗流程協議書，在這份一百多頁的文件中，詳載了志願者隨機分配到安慰劑組或疫苗組的程序以及分析數據的時程和方法。

其他四家——至少在原則上是這個數量——加入曲速行動的公司也將依循相同的流程，才能獲得試驗批准。AZ製藥預定在七月開始其臨床試驗，嬌生公司正在為初秋做準備，缺乏資金的Novavax和久負盛名的賽諾菲則位居第四和第五位，輝瑞顯然沒有出現在這份曲速行動

[7] 莫德納在二期試驗中也設立一組安慰劑組，儘管這不是二期試驗中的標準程序。

「協調版」的臨床試驗名單上。這家勢不可擋的跨國公司可望成為美國第二家進入三期臨床試驗的公司，但是他們的首席科學長米卡艾爾・多爾斯頓早已向柯林斯明說了，輝瑞不會碰研發的資金。這間公司將承擔所有風險，並希望獲得所有回報。不久後輝瑞給了曲速行動一個機會，讓他們以每劑一百美元這樣高昂的價格買下其兩劑mRNA的疫苗——這意味著要花一百億美元為五千萬人接種疫苗，還不到美國人口的六分之一，這比莫德納的浮動金額高出兩倍多。施勞威和波爾納將軍拒絕了。

施勞威對於曲速行動的盟友及其臨床試驗計畫，擬定了一份兩頁的備忘錄，還以大寫字來標示曲速行動臨床試驗的「關鍵原則」，明定各公司或申辦廠商——照食藥局的用語——加入協調版方案時所必須遵循的條款。他預計在當週同時與這五家公司通電話，確定最終的基本規則，拍板定案。「這樣就不會產生誤會，」他在給疫苗研究中心主任馬斯科拉的信中這樣寫道。他的「關鍵原則」中最重要的一項是第五原則，關係到試驗中COVID-19檢測呈陽性的志願者的照護條件。「國家衛生研究院／國家過敏與感染疾病研究所／曲速行動和申辦廠商全都同意照護試驗中遭受感染的受試者，確保他們得到最佳護理。」

這話說起來容易，但做起來很難。回想之前曲速行動還在籌備時，莫德納在生醫研發局的資助下就一直想要略過三期臨床試驗。莫德納的首席醫療長札克斯已經為公司計畫的臨床試驗編寫了一份冗長的作業流程協議書，目前正在接受倫理委員會和食藥局的審查。對於這家尚未取得核可的疫苗製造商，在面臨輝瑞mRNA疫苗進展的威脅下，其目標是盡快蒐集所需的最少數據，向食藥局證明莫德納疫苗夠安全，也有足夠的效果，以取得緊急使用授權，並最終獲得完全批准。

在長達一小時的電話會議中，賴瑞・柯里盯上了莫德納的協議書，逐行加以審視，多次與和他本人一樣固執的札克斯交鋒衝撞。站在曲速行動、莫德納和國衛院複雜交叉點的馬斯科拉傾向於同意柯里的觀點，但會在與施勞威或莫德納的首席執行長班塞爾進行私下協商來居中調解。

到六月中旬，與莫德納的討論破局。他們對其中的一點僵持不下：柯里認為應該要持續監測在研究期間感染到COVID-19的志願者的體溫和血氧。他聽到過一些未確診的年長者因為血氧太低導致心臟病發的個案。他認為必須密切追蹤任何篩檢為陽性的個案，監控病程發展。若是能夠依照病情將感染COVID-19的志願者分類成輕度、中度或重度患者，還可以對疫苗的效果進行更細緻的評估，好比說，它不能阻止感染但可以預防重症的情況。札克斯對此的回應是，血氧監測並不在照護所有COVID-19感染者的護理標準中，而且有許多患者都有表現出嚴重的症狀，硬是要莫德納做這些是沒有意義的。但柯里堅信臨床試驗志願者應該要得到比護理標準更好的待遇，「他們不僅僅是一個結果變數，他們還是一個人。」他說。

在接下來的幾個月裡，又有好幾次這樣激烈的辯論，韓福瑞大樓內的曲速行動團隊成員會安靜下來，任由柯里咆哮，心想他們可以在離線後與莫德納達成協議。國衛院是在為行動提供建議，並不是執行這個行動。但有時施勞威會在韓福瑞大樓的會議室裡按下靜音鍵，要他的團隊上場。「說點話吧，這傢伙在恐嚇大家！」有一次他這樣說。然後有一次，在疫苗組合會議上，柯里和他的學術夥伴突然出現在曲速行動的視訊螢幕上——這些有商業敏感度的討論本來應該與錯綜複雜的技術討論區隔開來。施勞威事後很生氣，曲速行動的人則保證不會再發生這種情況。

血氧監測的爭執始終沒有定論。「我們需要就此達成一致。」曲速行動的疫苗負責人馬特・赫本有一天說。六月底，施勞威要求他的團隊請莫德納估計，若是要照柯里要求的變動來更改作業程序會造成臨床試驗延遲多久。回報的消息是若按照柯里的變動，因為還要讓食藥局和倫理委員會再次審查這項方案，試驗開始的日期將會延遲三週，從七月九日延後到七月三十日。這讓人感到一陣驚愕，畢竟這疫情是突發的公共衛生事件。最後，雙方同意在莫德納試驗期間，讓感染COVID-19的志願者每天接受血氧監測，而不是連續監測。這算是正確的選擇嗎？賴瑞・柯里稱這是一場勝利。

自從生物製品評估和研究中心主任馬克斯和凱雷克最初提出曲速行動的這兩個月來，情勢變得很明朗，冠狀病毒不會在夏天消失，不過這對因應這場大流行的應變方案來說是個好消息。

三期試驗要成功，必須得在很可能會自然感染冠狀病毒的地方進行。這意味著社區中的冠狀病毒愈多，就能愈快看到疫苗組和安慰劑組之間的差異。但還有一項雙重挑戰：病毒在全美各地的分布很不平均，也很難評估社區傳播的情況。冠狀病毒的篩檢結果還是很有限，而且疾管中心的醫院資料庫建置得很差，也不夠完整，難以獲得準確追蹤疫情的資料。❽

哪些才是臨床試驗的最佳站點，能夠盡快取得成功？這個問題現在將由疫苗研究中心的另一位副主任朱莉・萊傑伍德（Julie Ledgerwood）來回答，她將提出一個目標策略，找出曲速行動在全國招募和追蹤臨床試驗志願者的地點。萊傑伍德的職業生涯是在國衛院葛拉漢的實驗室開始的，她後來也接手了葛拉漢早期的工作，負責執行疫苗研究中心所有的臨床試驗。

首先浮現在萊傑伍德腦海中的是監獄。監獄因COVID-19爆發而飽受摧殘，一些監獄醫師鼓勵她對囚犯進行疫苗試驗。國衛院在六月八日之前進行的生物倫理學評估認為這種作法是可以接受的，但實際執行起來卻令人卻步。首先，囚犯需要有智慧型手機來報告他們的症狀，對此監獄會同意嗎？此外，監獄早就遭受疫情重創，許多囚犯可能早就產生了抗體。

萊傑伍德的第二個想法是Google。她曾與該公司交談過，Google能夠就「COVID症狀」等

---

❽ 在各州衛生官員間有個笑話，說CDC（疾管中心）這三個字也是「不會用電腦」（Can't Do Computers）的縮寫。

語句的搜索狀況來預測即將爆發的疫情。問題是這些預測的準確度僅限於未來幾週，而設置試驗和招募患者的過程將持續好幾個月。

就在此時，衛生部的首席資訊長荷塞・阿列塔告訴萊傑伍德，他正在與衛生部防備應變處以及疾管中心合作開展一項名為「衛生部保護網」（HHS Protect）的計畫，將提供有關篩檢結果和醫院使用情況的即時數據。從疫情爆發的開始，凱雷克就希望能夠在衛生部的指揮中心監測疫情，就像氣象局盯著逼近的颶風動態那樣。「告訴我下一場疫情（野火）會在哪裡爆發？……哪裡會是破口？……要如何在七十二小時內增加量能，瞄準即將發生風險的區域？」他在五月三日的一張簡報檔中寫給他的員工。阿列塔意識到，這項投資也可能有益於疫苗試驗。

他把萊傑伍德介紹給傑若米・亞欽（Jeremy Achin），他當時也正在和他通話，亞欽是從保險精算師轉換跑道的人工智能專家，他的公司「數據機器人」（Data Robot）正在開發一種預測COVID-19熱點的工具。萊傑伍德乍聽之下覺得這家公司是在製作電玩的，但等到她見識到亞欽的能力時，她明白這正是臨床試驗團隊所需要的。他的演算法結合疾病傳播的數學模型與社交距離措施等資訊，然後會根據所謂的「機器學習」過程，每天以最新的數據來自我校正。

萊傑伍德和她帶領的「預測分析工作群」（Predictive Analytics Working Group）小團隊，開始手動輸入一千多個可能的臨床試驗地點的ＧＰＳ座標，以及全美各地可能發生疫情的近兩萬個設施的地理座標，諸如療養院、監獄甚至是亞馬遜配送中心。在密蘇里州、德州和猶他州也出現了新的熱點，這些州的州長公開反對社交距離措施和口罩令。萊傑伍德在Data Robot輸出的資料中注意到一個現象，雖然疫情似乎正在從美國海岸往美國中部蔓延，但從這模式看來似乎沒有停止的跡象。到深秋和冬季時，顯然疫情會席捲全美。

還有一點也很清楚：它對每個人的影響將不會是平等的。

國衛院院長柯林斯對這個正在四分五裂的國家感到不安。在柯林斯的想法中，社會正義向來是一大主軸。五月二十五日，當手無寸鐵的黑人喬治・弗洛伊德（George Floyd）在明尼亞波利斯遭到警察殺害時，他和擔任遺傳學顧問的妻子黛安・貝克（Diane Baker）都感到震驚不已。弗洛伊德在警官德里克・蕭萬（Derek Chauvin）膝下昏倒前求助的影像看了就令人難受，即使對一個屢次目睹這種暴行的國家來說，這件事還是太超過了。這是在光天化日之下的當街殺人。在全國各地都可見到ＢＬＭ這三個大寫字母——「黑人的命也是命」（Black Lives Matter）——有的是掛在許多人家的窗戶上，或是畫在牆上，甚至是印在T恤上。在飽受封城和經濟困頓折磨的民眾所壓抑的痛苦中，弗洛伊德之死就像是一根扔進火藥桶的火柴。從洛杉磯、芝加哥到波特蘭，處處都爆出抗議活動。這些活動開始時很平靜，但有些演變成騷動，有人放火燒車、有人砸毀商家店面。

六月一日，柯林斯在這場遇害事件後給「國衛院家族」發了一條訊息，告訴他們他「對這個黑暗時刻的不公感到心碎」。這個機構需要處理「健康不平等的問題，這些不平等讓許多人無法體驗他們希望和應得的充實而完整的生活」。他的訊息以馬丁・路德・金恩（Martin Luther King Jr.）的一句話來作結，這句話似乎說明了在COVID-19疫情的時代，社會正義顯得格外重要：「我們陷入了一個不可避免的關係網絡中，束縛在一件命運的外衣中。任何直接影響一個人的，都會間接影響所有人。」

四天後，他和妻子戴著口罩和幾個抗議標語，前往華盛頓特區第十六街的行人徒步區，這裡最近更名為「BLM廣場」（Black Lives Matter Plaza）。在那裡，他們沉默地跪在地上八分四十六秒——這是（當時認為）造成喬治・弗洛伊德死亡的時間。之後，柯林斯的內心仍然充滿震撼。他知道在曲速行動中應當要加倍努力推動將黑人社群納入疫苗試驗，這一點至關重要，因為黑人是受COVID-19影響最大的一群人，而長期以來他們在臨床試驗中的代表性不足。如果國衛院不努力改正這一點，柯林斯認為他就是失責失職，愧對全國公民。

七月三日星期五晚上，柯林斯開始寫一封電子郵件，開頭先為毀了每個人的國慶日假期而道歉。他在郵件中要求國衛院團隊隔天下午在Zoom上召開緊急會議。「鑑於這種疾病重創非裔美國人和拉丁美洲人以及老年人和慢性病患者族群，必須要想辦法讓參與這些試驗的志願者有效代表這些族群的統計數據。」他在給佛奇、馬斯科拉、柯里和國衛院團隊的其他成員的郵件中這樣寫道：「我們還擔心相關公司可能會抵制這一要求，因為這可能會減緩試驗進度，花費額外的資金。」

在電話會議中，團隊討論可藉由全國黑人教會倡議（National Black Church Initiative）、國會黑人核心小組（Congressional Black Caucus）和全國西班牙裔醫學協會（National Hispanic Medical Association）等組織來增加少數族裔的招募。會議中也有人提議可用名人代言。也許可以找ＮＢＡ的球星勒布朗・詹姆斯（LeBron James）？或者歐普拉（Oprah Winfrey）？音樂劇《漢密爾頓》的創作者林—曼努爾・米蘭達（Lin-Manuel Miranda）和歌手珍妮佛・羅培茲（Jennifer Lopez）也都在名單上。

在線上會議結束後的幾天，馬斯科拉和柯里向施勞威的團隊提出這個問題。施勞威之前並沒有充分考慮這一點，但整個曲速行動團隊都覺得這值得採用。在這件事上，莫德納的札克斯也表示同意。在莫德納臨床試驗方案的附錄中，札克斯添加了一句話：「鑑於COVID-19不成比例地重創少數族裔和民族，此研究也會嘗試招募來自這些少數群體的參與者，獲得具有代表性的樣本，並且將隨之調整招募站點的位置。」不過，值得注意的是，這樣的文字措辭是沒有約束力的。

第19章

三億劑的疫苗

古斯塔夫・波爾納將軍很明白，無論這項任務多麼成功，三億劑的疫苗也不會一次到位。製造過程會緩慢上升、斷斷續續，而在秋季或冬季，第一批接受注射的人將成為眾所嫉妒的對象（至少在某些地方）。

在他的行動規劃中，波爾納需要決策者和公共衛生專家的指點，才能決定施打的優先順序。第一針是否要保留給最有可能罹患重症的COVID-19感染者，好比說老年人、糖尿病患者，或是肥胖症患者？那這個國家的兩千萬名衛生保健工作者呢？又或者是六千萬名生產國家糧食以及維持公共交通系統營運的基層勞工呢？在維持社會運作的勞工中，有很大的比例是少數族裔，他們更有可能在感染COVID-19時轉成重症。問題是，要是將每個人都納入優先考量，那根本就沒有人是優先的。

有鑒於這類決定事關重大，國衛院院長柯林斯希望能夠參與決策。他的第一個建議是委託美國國家醫學院（National Academy of Medicine）進行研究，制定出公平分配疫苗的初始策略。

亞特蘭大的疾管中心對於這個獨立機構將來要扮演的角色感到有些頭疼，它會不會侵犯疾管中心的地盤？或者只是擔任類似智囊團的角色，在疾管中心開始自己的討論與決策時提供協助與資訊？疾管中心的工作人員認為，如果只是後者，他們可以接受。

然而，直到美國國家醫學院委員會為此召開第一次會議後，行動團隊的參與者才意識到他們缺少了關鍵人才，一位老年學專家！畢竟，療養院和無障礙生活設施正受到COVID-19的摧殘，據估計，這些地方的病死人數就佔了總死亡人數的四十%。委員會很快請來了洛杉磯猶太之家的醫療主任邁克爾・瓦瑟曼（Michael Wasserman），這個療養院在南加州的設施中照顧了一千多名老人。早在二月份，當瓦瑟曼聽說華盛頓州療養院爆發的第一次疫情導致二十二位住民死亡時，他感到非常難過。「無論我們多麼努力防堵，這種病毒最後還是進來了。」他這樣告訴他的員工。

瓦瑟曼在夏天參加了諮詢委員會的線上會議，委員普遍認為曲速行動的初期施打對象必須納入療養院住民，以及最有可能接觸到病患的第一線衛生工作者，提供他們多一層的保護。等到二〇二〇年年底和二〇二一年年初疫苗產量增加時，再將接種範圍擴大到其他族群。為了發揮疫苗遏止疫情的全部潛力，接種人口需要跨越「群體免疫」（herd immunity）的門檻。為大眾接種疫苗就像砍樹來防止森林野火蔓延一樣，等到對冠狀病毒免疫的人夠多時，就算還有幾個零星的火花，也不會再引起嚴重的火勢。病毒的傳染性愈強，群體免疫的門檻就愈高。當時流行病學家估計，要阻止冠狀病毒傳播，大約要七十%的美國人接種疫苗，或是在感染後獲得抗體。

疾管中心的COVID-19因應小組是由旗下的國家免疫與呼吸系統疾病中心（National Center for Immunization and Respiratory Diseases）的南希・梅森尼爾擔任負責人，她最主要的工作是確保疫苗從工廠轉移到前線的過程。梅森尼爾是一位才華橫溢的科學家，個性有點控制狂的傾向，在疫情爆發的初期，她因為它的中心負責的檢測研究失敗而聲譽受損，但現在她有另一個機會在抗疫行動中發揮正面的影響。儘管波爾納的團隊在保羅・奧斯特羅夫斯基的監督下，會想辦法將疫苗送往各州，但她得負責與各州衛生機構合作，確保疫苗的最後一步順暢無誤。這兩套系統需要在中間碰頭。梅森尼爾告訴曲速行動團隊，她希望國防部協助規劃在兩、三個州的細項配送細節。

七月九日下午，黛博拉・柏克斯和其他為曲速行動提供建議的人前去白宮對面的艾森豪威爾行政中心，參加那場全員參與的疫苗分發會議。在會議前發送的電子郵件中已經提出幾個問題：「聯邦、州政府和商業分銷管道之間要如何劃分角色？」以及「疫苗配送的財務成本還有分配各種潛在接種者的行政管理支出，要由誰來買單？」

人在亞特蘭大的梅森尼爾則是透過網路參加會議，她簡介了疾管中心研擬的策略，這項策略有部分是根據他們二〇〇九年豬流感疫苗的分配計畫。她說這項計畫是利用疾管中心的「兒童疫苗計畫」所開發出來的工具和建立的關係。各州的地方和地區衛生系統可以透過系統來訂購疫苗，並且將它們分送到醫療院所。疾管中心可以追蹤每一次的接種，並且監測不良事件。

衛生部的首席資訊長阿列塔問到美國總共有多少個疫苗接種站，梅森尼爾回答說，大約有二十五萬個站點，分散在零售藥店、緊急護理中心到設備完善的醫院。這聽起來不錯，但隨後她坦承，疾管中心的「兒童疫苗接種計畫」僅與其中約四萬五千個站點建立聯繫。

「你打算如何縮小差距？」阿列塔問道。

這是一個棘手的問題。衛生部之前已經嘲弄過梅森尼爾要求提供五、六十億美元幫助各州資金短缺的衛生部門來分配和管理疫苗的要求。地方的衛生部門和醫院早因為COVID-19而獲得一千七百五十億美元的撥款，為什麼不能用在疫苗接種上？不過，最重要的是，曲速行動及其在衛生部總部的支持者早已預見到在這方面各州能發揮的作用較小，而私營部門的角色更大。

柏克斯對梅森尼爾在簡報中提出的曲速行動策略並不滿意。她說，疾管中心需要確保將疫苗送到社區衛生中心以及教堂和學校等大規模疫苗接種點，這就是美國在一九五〇年代遏制小兒麻痺症大流行的方式。「如果你把一切都推到醫院系統，就會錯過人口中最重要的部分。」她警告團隊。

這些疾管中心早就想過了，至少在內部討論時已提過。「我們之所以做這簡報，是因為曲速行動團隊告訴我們這是他們想要的。」梅森尼爾最後這樣說道。柏克斯惡狠狠地瞄了一眼會議上的曲速行動最高代表奧斯特羅夫斯基。

會議結束時柏克斯說她想更深入地了解疫苗分配和管理計畫，在那之前她是不會放行任由團隊行事的。梅森尼爾和她的團隊聽到柏克斯這番話感到驚訝不已，她竟然有權決定在慣例上應屬於疾管中心的內部業務，現在他們對於曲速行動的權限以及疾管中心下一步應該採取的措施感到更加困惑，超越以往的任何時刻。

對於阿札爾來說，好消息或者至少沒有消息意味著他又多一天可以留在他的部長位置，而最好的消息則是出現在川普最喜歡的節目之一《福克斯的朋友》（*Fox and Friends*）上。七月二十二日，阿札爾向福克斯的主持人史蒂夫・杜西（Steve Doocy）和安斯利・埃爾哈特（Ainsley Earhard）提供了一個充滿利多的獨家新聞。

「就在你的節目上，我們要發布一則新聞快報。」阿札爾說，「在總統的領導下，我們剛剛與全球製藥巨頭輝瑞簽署了一份合約，從今年十二月開始生產一億劑疫苗。」經過一個月的討價還價，政府與輝瑞的最終條款是每劑約二十美元，或者更精確的說，以十九・五億美元買下一億劑疫苗。

輝瑞的首席執行長艾伯樂想要讓波爾納將軍和施勞威出更高的價錢，但他們決定不甩他。由於不知道到底有哪些疫苗會成功，波爾納和施勞威不得不在除了輝瑞之外的其他五家疫苗製造商之間權衡風險。從波爾納的角度來看，輝瑞的主要問題是他們不願透露給政府其生產量能和第一批疫苗時間表的許多細節。波爾納曾警告輝瑞，要是不提供更多資訊，他就無法以《國防生產法》規定的訂單優先排序來幫助他們。他不能冒險讓輝瑞利用政府來從其他競爭對手那裡榨取資源。

在福克斯的節目上發表談話後，阿札爾並沒有從川普那裡得到什麼回應。當天稍晚，在一場與藥品定價無關的會議上，阿札爾在白宮內閣會議室遇見了他。川普的幕僚長梅多斯還有庫許納也坐在桌子旁。川普顯然不同意這個讓阿札爾滿心歡喜的提案。正如這位總統經常的行事風格，他會在腦中累積一整天的想法，任它們像五分硬幣一樣嘎嘎作響，最終則是如同吃角子老虎機那樣，突然一次噴出。「我們要把所有這些錢都給一家藥廠，」川普說。「輝瑞！他們拿到二十億。是誰批准的？」他問，轉頭向梅多斯。「馬克？是你同意的嗎？」

「總統先生，」阿札爾插話說，「是我批准的。」

川普轉向他這位衛生部部長，皺了皺眉頭。「哇，我真希望我能做你這份工作。」他環顧桌子周圍的其他人。「看看這傢伙的實力！給輝瑞二十億美元，我們最後可能什麼都沒拿到。」

梅多斯為阿札爾辯護：「我們一直都知道這件事，我們會花錢，但卻可能一無所獲。」

阿札爾解釋道，和輝瑞公司的交易並沒有要求政府支付一分錢。要是輝瑞在十二月之前沒有交付一億劑經食藥局批准的疫苗，交易就不成立。「總統先生，您到底是對哪裡感到不滿意？」他氣呼呼地低語。

庫許納繼續緩頰，透過談判來壓低價格是一個妙招。「這是筆不錯的交易。」川普說，在那之後，就變得平靜許多。

兩天後，輝瑞的首席科學長多爾斯頓專注地聆聽疫苗團隊向他和艾伯樂解釋他們現在遇到的兩難。多爾斯頓正在他位於長島威斯桑普頓（Westhampton）的避暑別墅的辦公室，在這個炎熱的七月下午，後院的游泳池正在向他招手。為了要搶先在莫德納前面，並且趕在冬季冠狀病毒疫情惡化前完成輝瑞的試驗，公司得趕緊決定要將哪些候選疫苗納入三期臨床試驗。「我們今天需要做出決定。」多爾斯頓告訴他在輝瑞和德國BNT的同事。

這間公司在五月時就開始進行四種候選疫苗的人體測試。多爾斯頓和團隊的其他成員一直對他們的自我增生RNA候選疫苗抱持期望，它不僅像莫德納的疫苗那樣會刺激細胞產生刺突蛋白，還會刺激生成它們自身RNA的副本。從理論上講，這所需的疫苗劑量將會少得多，而且有潛力擴大到國家或全球規模。問題是，RNA疫苗已經是一種新技術，而自我增生疫苗更是又往前邁進一大步，涉及到許多更複雜的序列和更多的未知數。所以多爾斯頓的團隊只好忍痛把它砍掉。第二個候選疫苗用的是完整的刺突蛋白，沒有使用卡塔琳・卡里科的修正mRNA技術，但它在一期臨床試驗時在人體中引發了強烈的反應。

因此最後剩下兩個：BNT162b2，保留全長的穩定刺突蛋白，與莫德納疫苗的序列幾乎相同，以及BNT162b1，即刺突最重要的末端，稱為受體結合區（receptor-binding domain）的那段序列。輝瑞的疫苗負責人凱瑟琳・詹森解釋說，全長刺突蛋白的疫苗可能效力較高。然而，公司目前擁有較多關於受體結合區疫苗的數據，因為它在幾週前就進入了一期臨床試驗。特別是在年長者身上的結果，看起來非常有希望。不幸的是，團隊還沒有全長刺突蛋白的數據可供比對。每個人都知道，要挽救最多生命，他們的疫苗絕對必須要避免老年人感染病毒，他們老化的免疫系統已經不能很好地儲存疫苗或以前感染的「記憶」。

研發團隊裡有一批人強烈支持使用受體結合區疫苗。除了對它的認識較為全面，而且掌握的數據較多外，團隊成員也認為這個片段更為獨特。包括莫德納在內的所有其他公司都選用全長的版本。「為什麼每個人都會選擇更大的片段？」多爾斯頓為此感到納悶。多爾斯頓和艾伯樂都曾參加過丹尼爾・康納曼（Daniel Kahneman）這位諾貝爾經濟學獎得主的心理學家培訓課程，這讓他們了解到自己的認知偏見。團隊偏好第一個候選疫苗是很自然的，但是輝瑞沒有什麼一定要與眾不同的理由，競爭實際上完全是取決於速度和規模。

多爾斯頓和艾伯樂最後傾向於BNT162b2，也就是編碼有刺突蛋白全長的那一個，他們說服了整個團隊的其他成員，儘管每個人的心中對此抱持相當大的疑惑。七月二十四日晚上，輝瑞向食藥局提交了繼續其三期臨床試驗的申請——就在莫德納申請後的幾天。

七月二十七日早上剛過六點，唐恩・貝克（Dawn Baker）驅車駛進了保羅・布拉德利（Paul Bradley）博士位於喬治亞州薩凡納辦公室的停車場。貝克是WTOC-11的當地新聞主播，他看到了城鎮周圍懇求居民「加入COVID-19疫苗研究」的標誌。這些廣告是由馬瑞迪安臨床研究機構（Meridian Clinical Research）支付的，當中承諾為志願參與者提供高達一千五百美元的試驗費用。貝克是位黑人女性，她甚至在晚間新聞中還稍微介紹了這一段。

在這個悶熱的南方早晨，她穿過長滿西班牙苔蘚的橡樹，穿過一排莊嚴的兩層紅磚建築組成的辦公區，直到她找到布拉德利辦公室的門。貝克在檢查室坐下，露出左臂。莫德納的疫苗放在一個不鏽鋼冰箱裡，冰箱上貼著「摧毀COVID」的標誌。「你準備好了嗎？」一位穿著白色實驗服的女人問道。

貝克毫不猶豫地說：「是的，女士。」這個女人便用酒精棉擦拭她的上臂，然後給貝克注射了她的第一劑莫德納疫苗，她成為第三階段冠狀病毒疫苗試驗的第一位志願者。當她任職的電視台問貝克為什麼自願參加試驗時，她回答說：「我認為這事真的比個人還重要，不過我希望讓大家明白，我們都很重要，我們都可以盡一份力，解決這個問題。」

喬治亞州黑人社群對此的回應可以在臉書上看出端倪。一些留言相當正面，稱讚貝克的勇敢，並祝她一切順利。其他則是在分享黑暗的迷因，比方說有一段影片顯示六個人組成的非洲葬禮隊伍，肩上扛著棺材跳舞。

「哦！女孩，不！別去打啊！」一條留言這樣寫道。

「她早晚會死掉。」另一則留言。

「我永遠不會冒生命危險來嘗試唐納・川普的東西。」

「所以，如果是比爾蓋茲基金會的疫苗，你會排在第一位嗎？好的。明白了。」

「我家不打疫苗。」

「我不禁覺得這是另一場塔斯基吉實驗。」

塔斯基吉（Tuskegee）梅毒實驗在臉書留言中出現了好幾次，這是指美國衛生部和疾管中心在一九三二到一九七〇年間進行的一項違反倫理且惡名遠播的研究。這項研究是想要了解不治療梅毒會對人體產生怎樣的影響，梅毒會感染神經系統和其他組織，導致失明、精神疾病和死亡。為了要招募六百名佃農參加，研究人員隱瞞他們的研究目的，還承諾免費醫療，儘管許多人從未得到診斷或治療，這不僅危害到受試者本人，他們的性伴侶也連帶處於危險之中。當這項研究洩漏出去，讓更多醫學界的人得知時，醫師對此群起表示憤怒，當時這也成為一九七二年七月二十六日《紐約時報》的頭版新聞。黑人社群對白人醫師的不信任似乎無法彌補，五十年後，許多人仍然不願意參與任何醫療類型的研究。

就在貝克成為莫德納的第一位志願者的幾小時後，輝瑞也為他們的第一位志願者接種了疫苗。生活中總是有些奇怪的巧合，監督輝瑞三期臨床試驗的比爾・格魯伯就是巴尼・葛拉漢在萊斯大學的老室友。一九九〇年代，在葛拉漢進入國衛院和格魯伯進入企業界前，這兩個人都在念醫學院，而且在范德比大學的時間還有重疊。格魯伯正在發起一項獨一無二的臨床試驗，預計在全球各地一百三十個站點執行，這是之前為了測試輝瑞知名的肺炎鏈球菌疫苗所設立的。他的公司也曾想使用某些學術機構的一些站點，但這些站點是COVID-19防治網的一部分，而賴瑞·柯里和約翰·馬斯科拉回絕了他們——表示一次只有一種mRNA疫苗。輝瑞就此向馬斯科拉抱怨，他告訴輝瑞，在莫德納的最後一批志願者接受第二劑後，非常歡迎他們使用這些站點。

謝謝，那就不用了，謝謝，輝瑞回答。在輝瑞的作業方案中，似乎每一項決定都是為了讓公司在速度上趕過莫德納並更具優勢。輝瑞的時間表是在三週後給試驗參與者注射第二劑，而莫德納的間隔時間是四週。莫德納要在第二劑施打後兩週才會開始計算在同群中感染病毒的病例，但輝瑞在一週後就開始計算。最後一點，輝瑞將在試驗累積到三十二例COVID-19後就開始分析期中結果，而莫德納在協議中則是定下五十三例。食藥局的統計人員強烈建議輝瑞要更為保守一點，但輝瑞就是想要在這場速度賽中獲勝。

在歷史性的一天到來前，又出現了另一個障礙。一群HIV社群的倡導者向國衛院院長柯林斯發表了一封公開信，表達他們對於被排除在試驗之外的憤怒。這是柯里在「曲速行動」的多次會議期間始終未能圓滿處理的問題。臨床試驗中總是有排除標準，避免在免疫系統受損的人身上測試新疫苗是很合理的。而在疫情嚴峻之際尤其如此，畢竟這時更會想要盡快到達終點線——為最廣泛的成年人口部署疫苗。只要有一人出現不良反應可能就會導致臨床試驗戛然而止。總是可以之後再回去對特殊人群進行後續研究，就像處理孕婦接種的問題一樣。

柯里早就知會過這些活動倡導者當前的狀況。他的臨床試驗網絡因為多年來的ＨＩＶ研究，一直和他們保有關係，但活動人士決定在臨床試驗網站上公開冠狀病毒疫苗研究的詳細資訊的那一刻就要動員。「他們曾向ＨＩＶ社群承諾，在COVID-19臨床試驗研發的各個面向上都會納入代表這個社群的人，……但如今我們所看到的只是拖延，現在看來這是刻意而為。」他們要求柯林斯竭盡所能，「與莫德納進行調解，扭轉這種排斥現象，並確保這種排斥不再發生。」韓福瑞大樓的焦點任務團隊在內部全都為此感嘆。「他們試圖干擾正在進行的試驗。」一名團隊成員抱怨道。一週之內，莫德納撲滅了這場大火，發布了一份聲明，稱該公司最終決定改變其作業方案，招募ＨＩＶ陽性志願者加入試驗。柯里再次取得勝利。

整個夏天，位於韓福瑞大樓的波爾納將軍的團隊與亞特蘭大的疾管中心之間的分歧日益擴大。一方面是因為政治因素，一方面是文化衝突。

幾個月來，疾管中心的最高領導階層一直感受到政府各派系的施壓。在七月那場關於疫苗分發的會議不久後，白宮疫苗協調官柏克斯指示醫院開始直接向最新的「衛生部保護網」系統登錄他們的數據，而不是向疾管中心之前建構的數據庫通報。在華盛頓參與該計畫的疾管中心工作人員迅速離開飯店，飛回亞特蘭大。在疫苗管理計畫上，疾管中心官員無法直接與各州分享各種資訊，甚至連他們自行建立網站的能力都遭到剝奪。最終疾管中心工作人員只能透過他們ShareDrive這套程式中預先建立檔案夾，祕密地將與疫苗相關的簡報檔案傳給各州衛生官員。

在接下來的幾個月裡，有許多例行公事的電話交流，但在機構層面是否有真正的合作呢？並不盡然。最後得靠真心想要推動這項計畫的個人行動，他們現在被推到同一個屋簷下，受到共同的使命感和無論如何都要繼續前進的願望所驅動。疾管中心藥劑師安妮塔•帕特爾（Anita Patel）在華盛頓特區和亞特蘭大之間兩頭跑，她大力協助與沃爾格林和CVS連鎖藥妝店等大型連鎖藥局建立合作夥伴關係，其中包括專門為療養院接種疫苗的計畫。至於聯邦層級的計畫則會補充疾管中心的不足，透過各州政府向診所和醫院提供疫苗。

然而，帕特爾和她的團隊被曲速行動的奧斯特羅夫斯基提問的強勢態度弄得措手不及。理了一顆平頭的奧斯特羅夫斯基散發著美軍教育班長的氣勢，要是有人在他問電話號碼時沒準備好，或是他的電腦開始發出煩人的噪音，他就會發飆。在規劃會議期間，他會接二連三地提問：你實際上可以在飛機上放多少乾冰？運輸標籤要在哪裡印製？那家診所幾點開門？公共衛生專家有時覺得自己受到攻擊，而且對此感到納悶難解，想知道到底是他們應該聽軍方的，還是軍方應該聽他們的？雙方的信任感處於歷史低點，而他們在亞特蘭大毫無後援，沒人能來幫助他們穿越這個雷區。

對於正在努力認識這個陌生的公衛新世界的軍人來說，這項工作也不容易。有些人日益質疑起要達成的這些推廣目標。七月二十二日下午六點，波爾納將軍與他直屬的軍方手下召開一次線上會議，傳達戰場上所謂的「指揮官意圖」（commander's intent）。他說：「我們的任務很明確：到今年年底要拿到三億劑。」他的團隊中的每個成員都是為特定任務精心挑選的。他們必須擬定出選項，確定行動的最大風險。「我已經對團隊說我們無法做到感到厭倦不已，」他嚴厲地說：「想辦法，搞定它。」

他這麼說是因為他的團隊「不是主導者」，他們得從後方來帶領行動。他繼續說道：「我們必須要找到方法。它必須是敏捷、靈活和創新的。」他重複了最後一句——敏捷、靈活和創新。「不要再說那些我們該接受什麼的廢話！不准再有息事寧人的回應！我唯一感興趣的就是這項行動的成功！」然後他加了最後一句：「通話完畢。」就像是在戰場上使用無線電。

第20章

血漿之亂

八月二十二日星期六早上，衛生部部長阿札爾接到了來自總統的電話。川普大吼：「你看到我的推文沒？為什麼食藥局還沒批准恢復期血漿？他媽的又是韓恩搞的鬼？」

頂上無毛、蓄山羊鬍的食藥局局長史蒂芬．韓恩不是華府內部人員。這名受人喜愛的放射腫瘤科醫師曾帶領德州大學安德森癌症中心（M. D. Anderson Hospital）度過財政危機。韓恩在二〇一九年被任命為食藥局局長後，與白宮發展出非比尋常的友好關係，新冠肺炎疫情爆發是原因之一。韓恩不但經常列席白宮新冠病毒疫情工作小組，也固定每週向約翰．弗萊明（John Fleming）簡報，弗萊明是白宮的醫師，也是川普幕僚長馬克．梅多斯的顧問。然而，川普隊沒有永遠的隊友。

阿札爾不常看總統的推特，不過比較聳動的推文通常很快會傳到他耳中。他用iPad滑著總統的推特帳號，發現川普發了：「食藥局有黑暗勢力在攪局，讓藥廠找不到人測試疫苗、測試療法。顯然這些人打算拖到十一月三日之後。現在最重要的是速度、是救人！」

疫苗研發還需好幾個月，但是川普希望在八月二十四日的共和黨全國代表大會中提早宣布好消息，再兩天就是八月二十四日了。「恢復期血漿」是從康復的新冠肺炎病患身上取得的血漿，可能可以用來治療新冠肺炎。這種療法於一個多世紀以前問世，使用簡單的設備，把一個人後天取得的免疫力轉移至另一個人身上，這種作法可能只能替住院的新冠肺炎病患提升康復機率。曲速行動當時依據「恩慈使用協定」（compassionate-use protocol），已經開始規劃恢復期血漿的規模部署，但是川普希望食藥局可以更進一步核發緊急使用授權。川普的推文會弄得阿札爾部內不得安寧。

「拜託，真的不要鬧！這事我們不是早就講過了。」阿札爾提醒川普，這樣做會讓大眾感覺食藥局任總統與取予求。「食藥局是官僚機構，反應不可能快。」阿札爾又補充說道。

阿札爾知道，他得要避重就輕才能避免部內生亂。私立實驗室的冠狀病毒試驗由食藥局負責管理，但衛生部在幾天前把這個職權從食藥局拔除。這已經讓韓恩在食藥局同仁面前處境尷尬，而且還搞得阿札爾很像壞人。阿札爾請川普不要擔心，表示食藥局已經在處理緊急使用授權了，明天早上可能就可以簽署。

川普說：「好，很好。我來宣布，我打個電話給凱萊，要開記者會。」魅力四射的白宮發言人凱萊・麥克納尼（Kayleigh McEnany）當時人在佛羅里達坦帕（Tampa），一接到消息便馬上跳上飛機返回華府。

針對恢復期血漿的使用，食藥局還沒有最終定案，但也不重要了。生物製品評估和研究中心主任馬克斯一向支持緊急授權，但是國衛院院長柯林斯被問到這個問題時，卻表示對數據品質有所疑慮。大眾於是對這兩個單位的立場開始出現論戰，白宮也加入戰局，試圖影響最後的結果。庫許納的菁英團隊打了電話給柯林斯和馬克斯。那週，亞當・柏勒對馬克斯說：「一定要想辦法通過。」星期六下午七點，馬克斯終於收到更多相關數據。他看到資料很是驚喜，因為從數據看來，恢復期血漿有顯著療效，至少在一小群受試病患身上是如此。「在我看來這絕對可行。」那天晚上，馬克斯發了封電子郵件給韓恩，把數據分析傳給他。

緊急使用授權慶祝典禮在隔天下午舉辦。馬克斯到西翼會議室羅斯福廳找柯林斯，廳內有張長木桌，壁爐架上有張畫像，畫像中的羅斯福總統騎在馬背上，準備赴美西戰爭戰場。阿札爾、凱雷克和衛生部主要發言人卡普托都已經到場。韓恩才剛從科羅拉多的家中搭飛機趕來。

全球疫情爆發後八個月，新冠肺炎病患的標準療程包含吉利德藥廠的瑞德西韋。瑞德西韋需於治療初期使用，重症患者則使用地塞米松（dexamethasone）類固醇進行治療。有了綜合藥物治療加上良好的照護（例如避開通風口），住院病患的死亡率從十七％降至了九％。即便如此，每天的死亡案例仍舊破千。恢復期血漿只是個小進展，若要推出，還需要善加擬定醫師與病患間的引導溝通策略。

阿札爾和韓恩穿越走廊前往總統辦公室，準備參加記者會。馬克斯、柯林斯和凱雷克則與卡普托留在羅斯福廳。堅毅不拔的共和黨領導人羅斯福從壁爐上方俯瞰著這群人。柯林斯在想，怎麼還沒開始。

「喔！開始了。」卡普托看著手機說。柯林斯和馬克斯湊到卡普托身邊，用超小的螢幕一起收看記者會。他們看到川普難掩興奮之情站上講台，說他很期待共和黨全國代表大會。

川普表示他要宣布「一件他一直想做的事情」，接著便開始大力推崇恢復期血漿，說這是「中國病毒之戰中，歷史性的突破」。

接下來，打著天藍色領帶的阿札爾先向食藥局的馬克斯與韓恩致意，感謝他們付出的努力。阿札爾說：「這種療法對八十歲以下、未使用人工呼吸器的病人時最有效，可以降低三十五%的死亡率。我想強調這點，因為我不希望大家小看這個數字。新藥可以降低三十五%的死亡率，這是我們的夢想。這在病患治療上是很大的進展，非常大的進展。」阿札爾也保證將來會有更多的新藥問世，而這都要感謝「總統的曲速行動計畫」推動新藥製造，「這些新藥若能符合食藥局在安全與保護力上的黃金標準，就可以開始讓病患使用，一天也不浪費。」

馬克斯心想，阿札爾把恢復期血漿說得太神了，但是這是阿札爾的策略，唯有如此才得以在川普時代生存。馬克斯的上司韓恩是該領域權威，他是食藥局的門面，有醫師身分。韓恩在醫學院畢業時宣示了醫師誓詞，保證自己絕不會做傷害病人的事。

韓恩站上講台說：「疫情開始蔓延全球的時候，總統便請食藥局簡化官僚程序，加快腳步讓藥品抵達供應商、病患以及美國消費者手中。」韓恩繼續向民眾解釋恢復期血漿究竟為何，以及他的優秀科學家團隊在檢視過「完整的數據」後，得到「生存率提升三十五%」的結論，他認為這是非常重大的臨床優勢。韓恩表示，若讓一百個感染新冠肺炎的病患接受

「血漿治療，可以拯救三十五人的性命」。

「天啊！他太誇大了！」馬克斯在羅斯福廳驚呼。

馬克斯和柯林斯害怕地互看了一眼。馬克斯當時和韓恩與阿札爾提的「三十五％」，指的是針對一小群病患「相對風險降低」的預估數值，並非指「絕對風險」。恢復期血漿不可能在一百個人中救活三十五個人，而是可以在這一群人中降低三十五％的相對死亡風險，實際上只能救活一百人中的七至十人。馬克斯心想，任何有職業道德的癌症醫師都不會談降低絕對風險！降低絕對風險根本是奇蹟。馬克斯在這個節骨眼做了各種努力想要保住食藥局的聲譽，卻被韓恩搞砸了，而韓恩搞砸就等於馬克斯搞砸。

阿札爾對這個大失誤完全無感。他下台回到羅斯福廳，馬克斯跟柯林斯都還在。阿札爾說：「彼得，你來一下。」他問過庫許納是否可以帶馬克斯到總統辦公室見總統，這是馬克斯首度跨過門檻，近距離見到川普總統。川普心情大好。阿札爾告訴川普：「彼得是曲速行動的大功臣，也是批准恢復期血漿的團隊領導者。」總統向馬克斯表示謝意，馬克斯個人不怎麼喜歡川普的政治態度，但也承認總統的溫暖讓他很感動。

然而，在接下來的二十四小時，韓恩因為這次失誤在媒體和推特上被砲轟得體無完膚，弄得所有人都很尷尬。到了下午，共和黨在北卡羅來納州夏洛特（Charlotte）召開代表大會，總統在會中提到恢復期血漿。韓恩知道他必須傳訊息給馬克斯以及其他團隊成員，表示自己跟他們站在同一陣線。那天晚上九點三十六分，韓恩在推特上發表道歉聲明，再度重申食藥局支持緊急使用授權，此外也表示，對他的言論做出的批評「全部合理」。

但是過了一週，眾怒仍未平息。八月三十一日，加州拉霍亞斯克里普斯研究所的心臟病學家艾瑞克・托波爾（Eric Topol）在醫界新聞期刊《醫景》（*Medscape*）中，針對恢復期血漿之亂發表了一篇公開信。《醫景》主編托波爾寫道：「韓恩醫師，這是你在這場全球疫情中挽救聲譽以及食藥局的信任的最後機會。請公開保證你具備擔任這個關鍵領導角色的能力與資格，並保證無論在任何情況下，你都不會在完成第三階段試驗或正式宣布官方決定之前，授權批准新冠病毒疫苗。」

倒不是托波爾一個人一段話就在食藥局內掀起波瀾，但他的尖銳批評確實有其影響力。過去這三個月，馬克斯本來是催生疫苗的曲速行動大功臣，現在卻要開始思考當初的作法是否太倉促了。馬克斯必須監督生物製品評估和研究中心底下一千兩百多名認真負責的公務員，他感覺這是重責大任。生物製品評估和研究中心的創立時間甚至早於食藥局。

生物製品評估和研究中心創立於一八八七年，最早只是紐約史坦頓島（Staten Island）海員醫院（Marine Hospital）頂樓一間房內的「衛生實驗室」（Hygienic Laboratory）。該實驗室當時隸屬美國公共衛生局（Public Health Service），業務內容相對簡單：替水手篩檢霍亂、黃熱病、天花以及瘟疫，避免這些疾病被帶回美國。四年後，衛生實驗室遷至華盛頓特區市中心，接著又搬到馬里蘭州貝塞斯達，那時差不多就成為了美國國家衛生研究院之前身。對，就是現在的國家衛生研究院。一直到一九七二年，疫苗相關規範皆由國家衛生研究院負責。

一九五五年是美國生物製劑控管實驗室的黑暗年代，沙克預防小兒麻痺的神奇疫苗於當時問世。一九四〇年代，小兒麻痺疫情不斷在各地爆發。雖然多數感染者都只有流行性感冒症狀，小兒麻痺病毒還是有可能造成大腦與脊髓受損。有些病患最後會癱瘓一隻腿或一隻手，最嚴重的重症患者，呼吸和吞嚥肌肉會癱瘓，最終可能導致死亡，或是要在「鐵肺」裡度過餘生。鐵肺是直徑三呎，長六呎的圓柱形鐵桶，鐵桶上連著一個風箱。到了一九五〇年代，每年平均有一萬五千名美國人因小兒麻痺癱瘓。暑假期間，父母都不敢讓孩子外出，通風器供不應求。政府開始限制人民移動，也在小兒麻痺案例較多的地方實施隔離政策。

大家都急著想要沙克疫苗。在一次早期試驗中，沙克發現用甲醛殺死病毒，再用死病毒製造出的疫苗，也許可以同時抵抗小兒麻痺的三種病毒株。這項研究結果一為媒體得知，就沒有回頭路了。「出生缺陷基金會」（March of Dimes Foundation）也立刻與五間藥廠簽約製造沙克疫苗。一九五五年四月十二日，第一批疫苗送出。不久後，當時的國家衛生研究院副院長詹姆斯．沙儂（James Shannon）就接到了洛杉磯健康部門官員的電話。該名官員得知兩起兒童注射新疫苗後感染小兒麻痺的案例。沙儂回想起當時的情況說：「他想知道該怎麼處理。」

原本值得慶祝的事，最終釀成悲劇。共有八十名接種疫苗的兒童確診小兒麻痺，並且把病毒傳染給共一百二十名親朋好友。五十六名接種這支危險疫苗的兒童癱瘓，五名死亡。這些出事的疫苗都來自同一家公司——位在加州柏克萊（Berkeley）的卡特製藥廠（Cutter Laboratories）。沙克的疫苗採用使病毒失去活性的作法，這種方式在製造少量疫苗時沒有問題，但是一但量產，就會有些疫苗帶有仍具活性的小兒麻痺病毒。而對國家生物製劑控管實驗室來說，更慘的還在後頭：沙克疫苗上市之前，政府的病毒學家伯尼斯・艾迪（Bernice Eddy）用十八隻猴子測試了卡特藥廠製造的疫苗，發現有些猴子出現小兒麻痺症狀，最後癱瘓，但是該實驗室的負責人並未告知疫苗授權委員會這項發現。

一九七二年，疫苗權責機構變成食藥局，在那之後，食藥局也經歷了自己的疫苗之亂——一九七六年的豬流感疫苗事件。這支豬流感疫苗後來被發現可能與一種嚴重的免疫系統疾病：格林—巴利症候群（Guillain-Barré syndrome）有關。雖然發生機率極低，但仍有風險。經過疾管中心的評估，接種豬流感疫苗導致格林—巴利症候群的機率是十萬分之一。一般臨床試驗根本不可能發現如此罕見的副作用，而馬克斯的生物製品評估和研究中心因擔心重蹈前人覆轍，在新疫苗申請核准上就更加謹慎。馬克斯底下的科學家都知道，批准過程只要有一個環節出了小差錯就有可能產生骨牌效應，對市面上行之有年的救命疫苗產生負面影響。這就是為什麼生物製品評估和研究中心以速度緩慢出名，因為要確保流程不出一丁點差錯。

在新冠肺炎全球疫情爆發初期，科學界有不少專家表示擔心新冠病毒疫苗可能會導致病情惡化——早在多年前，巴尼・葛拉漢研究呼吸道融合病毒減毒疫苗時，就已經注意到這個可怕的現象。在SARS減毒疫苗的研究中，科學家發現減毒疫苗有可能會使病情加劇，在免疫系統功能較差的年長老鼠身上尤其如此。「我們需要擔心這個問題嗎？」生物製品評估和研究中心疫苗辦公室主任瑪莉安・古柏（Marion Gruber）在二月初就問過了葛拉漢。

葛拉漢相信美國研發的疫苗一般不會有太大風險。曲速行動的六支疫苗中，有五支在設計上特別穩定了刺突蛋白結構，可以產生更多的中和抗體，也較不容易引發前述呼吸道融合病毒導致的危險過敏反應。葛拉漢建議疫苗製造廠進行測試，確保疫苗設計安全無虞。製造廠也應提供動物試驗相關數據，動物在接種劑量低到無法提供新冠病毒保護力的疫苗後，是否更容易產生重症？葛拉漢和科貝特在老鼠實驗中發現，莫德納疫苗達到了這個安全標準。接種超低劑量莫德納疫苗的老鼠，與未接種疫苗的老鼠相比，並沒有出現更嚴重的症狀。

六月底，馬克斯的辦公室公布了一份十九頁的新冠病毒疫苗指引給疫苗製造商。馬克斯聽取葛拉漢的建議，列出大規模臨床試驗前必須先進行的相關研究。生物製品評估和研究中心也定了第三階段臨床試驗完成後，該準備哪些資料來申請完整藥證。中心表示，疫苗至少要能提供五十%的新冠病毒保護力才能獲得批准，也就是說，平均而言，接種者當中的新增染疫人數，必須是未接種者的一半。此外接種後還要有六個月的觀察期（可視情況延長），確保沒有不良反應事件。

生物製品評估和研究中心僅在手冊的最後一頁提到加速製程的方式，也就是緊急使用授權。但是緊急使用的定義要「依據個案考量」，也要考慮到「現有的所有科學證據」。食藥局要求臨床試驗檢附安全性與保護力證明，但是緊急使用授權該檢附哪些相關文件卻沒有明定，也就是說，緊急使用授權可能會落入政治操弄。換句話說，要讓疫苗產業順利運作下去，除了科學以及法律規範之外，更要講信任。而在八月二十三日，信任破裂了。

對食藥局疫苗團隊的科學家來說，恢復期血漿之亂就像是部預告片。在美國，從來沒有疫苗可以通過緊急使用授權，而且疫苗要比恢復期血漿複雜多了。食藥局最初提供給疫苗製造商的指引不夠完善。馬克斯和古柏都很明白，臨床試驗時若是有什麼漏洞，哪怕是最微小的閃失，都有可能在幾千萬人接種後演變成大問題。

古柏的辦公室一直收到緊急使用授權申請的細節問題，製造商想要知道在完成第三階段試驗後，應該準備哪些安全相關數據才能申請授權。生物製品評估和研究中心在六月提出的六個月副作用觀察期是一般疫苗批准的標準程序，但是在全球疫情蔓延之時，這種作法似乎過於保守。過敏反應會在疫苗接種後幾個小時就發生，其他嚴重副作用通常會在接種後四十二天內發生。四十二天和六個月是很大的差距，食藥局應該把標準訂在哪裡呢？古柏說：

「我們盡量努力不受政治影響。」

曲速行動的成員和食藥局負責人偶爾會進行討論，但基本上這兩組人的關係頗為疏離。曲速行動並沒有打算影響食藥局的決策者，食藥局也沒有要開誠布公的跡象。

然而疫苗之戰已經進入了最終階段，曲速行動團隊開始意識到，自己不能再被當成局外人。九月一日星期二下午四點半，這兩組人馬開了一場關鍵線上會議。施勞威和波爾納將軍與六名曲速行動成員一同列席於韓福瑞大樓五樓會議室。會議桌的「另一端」是食藥局團隊，馬克斯和古柏也在場。

波爾納將軍在等待他的「N時」（N-hour），這是軍事用語，表示軍隊收到部署通知的那一刻。要及早部署疫苗，波爾納的曲速行動團隊以及合作廠商都必須知道該提供哪些資訊給食藥局才能申請緊急使用授權。食藥局尚未更新六月公布的指引，但是曲速行動已經聽說古柏辦公室四十二天觀察期的說法。這會放在公開指引中嗎？

不會，馬克斯說。食藥局會一一寫信聯絡藥廠並舉辦公開諮詢委員會來討論相關議題。

「六間藥廠都聯絡了嗎？」波爾納問道。

古柏表示食藥局和所有藥廠都討論過了。馬克斯補充說道：「信馬上就會寄出。」

「我們可以看信件內容嗎？」

「如果有廠商願意給我們看的話。」馬克斯表示。與藥廠的溝通內容都是機密，曲速行動合作藥廠也是一樣。

會議話題跳來跳去，但是波爾納努力把重點放在時程、交付與任務。通話結束前，他提出了最後一項請求：「我想要知道所有申請條件。」食藥局負責人不願意作出保證。

第21章

臨床試驗

到了八月第一週的尾聲，莫德納疫苗臨床試驗共募集到四千多名受試者。曲速行動這才發現受試者的人種比例問題：七十三％的受試者是白人，十二％的受試者是西班牙裔，五％是黑人。用總人口的人種比例來看，黑人樣本數只有不到一半，西班牙裔受試者也不夠多。從這個數據來看，藥廠和政府保證的受試者多元性可能無法達成。

國家衛生研究院明白藥廠合作的營利性臨床試驗機構有其限制，所以一直努力關說，希望可以由賴瑞・柯里「新冠病毒防治網」（COVID-19 Prevention Network）的ＨＩＶ病毒臨床實驗學術機構來負責部分的疫苗試驗。過去在替ＨＩＶ病毒進行臨床試驗時，這些學術機構也都能確保受試者包含低收入族群以及不同膚色的人種，但是速度不是他們的強項。上述學術機構分別隸屬於獨立的醫院或大學，要取得協議書和倫理委員會的批准，要一間一間獨立處理。有些機構空間不足，所以波爾納將軍向過去服務的雷德斯通阿森納（Redstone Arsenal）美國陸軍裝備司令部（U.S. Army Materiel Command）召集拖車，把這些拖車送至各學術機構做等候室。凱雷克與臨床試驗教主布列特・吉羅爾合作，替這些機構添購價值好幾百萬元的基因定序儀器，篩檢受試者是否感染新冠病毒。

國家衛生研究院的馬斯科拉保證學術網路內的機構不會拖慢速度，但是實際上在試驗開始時已經做好準備的學術機構少之又少。八月二十四日星期一，莫德納疫苗的營利臨床試驗機構已募集到一萬兩千七百四十一名自願受試者，而新冠病毒防治網僅募到九百七十六名。

不意外，黑人受試者的比例幾乎沒有提升。馬斯科拉知道，莫德納疫苗若要募集到足以反映美國人口組成比例的受試者，十三%的受試者必須是黑人。也就是說藥廠需要募集三千兩百五十名黑人受試者，這是過去一個月中募集到的黑人總數的十倍。

馬斯科拉和曲速行動的馬特・赫本打了通電話給莫德納總裁史戴芬・哈吉和他的團隊，討論受試者人口比例的問題。馬斯科拉告訴哈吉，莫德納的黑人受試者的人數至少要增加至兩倍。一小時的談話中，哈吉一直閃躲，不願接受建議調整受試者人數。在柯里的臨床試驗計畫鬧劇之後，有這個結果也不令人意外。當時莫德納一天約替將近一千人施打疫苗，也就是說，只要兩週的時間，就可以完成三萬人的疫苗施打。如果要募集更多黑人與其他膚色人種的受試者，莫德納會需要暫緩募集白人受試者的速度。

馬斯科拉的回應：莫德納是拿石頭砸自己的腳。疫苗試驗要成功，不能僅靠招募受試者的速度，也要考慮受試者的人口組成，以及最後成功阻止多少感染新冠病毒的「事件」。黑人感染新冠肺炎的速度是白人的二至三倍。朱莉・萊傑伍德帶領的預測分析團隊告訴馬斯科拉，招募更多黑人以及其他膚色人種的受試者，可以讓莫德納疫苗的試驗結果提早三至六週出爐，但是要招募更多少數族群對公司會是一個負擔。馬斯科拉這通電話沒有達成共識，哈吉告訴馬斯科拉，生醫研發局的合約中並沒有明定人種多樣性的條件，速度全取決於新冠病毒防治網。

馬斯科拉非常沮喪，當天晚上寄了一封電子郵件向施勞威解釋這個情況。施勞威是曲速行動領導人，也是莫德納董事會前成員，他是否能向莫德納施加壓力呢？馬斯科拉寫道：「當然我也理解公司的角度，他們想要完成研究、看到結果。但是這樣做對研究成果或疫苗成品不見得最好，對大眾整體接受度也不一定好。」馬斯科拉從對抗ＨＩＶ病毒的經驗來看，相信「只要專注致志並有明確的指引」，莫德納要達成目標，不用犧牲試驗速度。「看來必須說服班塞爾和哈吉。」

施勞威完全支持這個作法，但是他與莫德納的交手失敗了。莫德納的領導人照著合約上的白紙黑字行事，班塞爾已經親自聯絡黑人社群的意見領袖與牧師，最後還是表示，要提升黑人受試意願，他愛莫能助。葛拉漢在最後一期臨床試驗上並沒有發表意見的權利，但是他打了一通電話給班塞爾，誠懇地拜託他幫忙。葛拉漢說：「我跟他談的時候，態度很堅決。」但是班塞爾一個人不能決定什麼。他告訴葛拉漢，他會需要所有臨床試驗專家的支持。

馬斯科拉聯絡了國衛院院長柯林斯和佛奇——如果研究不中立，這兩個人必須向大眾和國會負責。馬斯科拉於八月二十七日寫道：「我能做的都做了。莫德納藥廠就只表示：謝謝，但我們有自己的玩法。這很不妙，因為莫德納疫苗的受試者大多是白人，白人感染新冠病毒的風險很低。」佛奇在給馬斯科拉的信中寫道：「如果需要我跟柯林斯出面，隨時可以找我。」結果柯林斯就是出面解決的人。柯林斯和莫德納的團隊不熟，但這是他最關心的議題。一向溫和的柯林斯一但燃起了熱情，就會全力以赴。柯林斯在八月二十九日與莫德納領導人的Zoom會議中表示：「我不能接受。」如果莫德納還要一意孤行，這項研究會「沒有公信力」。大家會開始批評莫德納走捷徑。「我們可以提供協助，但是絕對不可以照你們一開始的作法繼續執行。」

會議另一頭是一陣沉默。

那個週末，班塞爾和莫德納的疫苗團隊同意做出調整。他們會暫停營利性臨床實驗室的受試者招募，好讓新冠病毒防治網跟上腳步。這是雙贏策略——對美國和莫德納公司都有好處，但是投資人顯然不這麼認為。招募時間延長兩週的消息一傳出，莫德納的股價就下跌了三％。輝瑞疫苗這下望其項背，ＡＺ疫苗也不落人後。

二〇二〇年，流行病學家成了媒體寵兒，疫苗學家則根本是大明星。莎拉・吉爾伯特領導的牛津疫苗團隊正在研發ＡＺ疫苗，吉爾伯特甚至在英國《時尚》（*Vogue*）雜誌八月刊中被譽為「改變二〇二〇年的女性」。內向的吉爾伯特顯然已習慣面對鏡頭，雜誌的照片中，她套著亞曼尼（Armani）的女性襯衫，踩著Manolo Blahnik的靴子讓攝影師拍照。

然而疫苗研發者在媒體的地位很不穩，成敗端看研究的最新發展。八月底，ＡＺ和曲速行動提出了海外接種的初期數據——接種一劑牛津疫苗的七十歲以上年長者，僅能產生微弱的免疫力。接種第二劑後可以產生的中和抗體是第一劑的至少四倍，接種兩劑疫苗似乎勢在必行。雪上加霜的是，新興生物科技公司位於巴爾的摩的工廠量產速度比預期慢，到二〇二一年一月可能只能生產五千萬劑疫苗。這些疫苗就算通過核准，也只能施打兩千五百萬人。

《時尚》雜誌撰寫該文時，牛津團隊已在南非和英國招募了八千名受試者參加ＡＺ的臨床試驗，結果報告很快就會出爐。吉爾伯特表示：「我們沒辦法預估試驗完成的確切時間，但是十月絕對沒有問題。」

然而，美國的第三階段臨床試驗還沒那麼快開始。為了在美國進行臨床試驗，ＡＺ根據同步實驗計畫直接與曲速行動合作。八月三十一日星期一，ＡＺ的臨床試驗總算展開，而莫德納和輝瑞的臨床試驗已經進行一個月了。曲速行動的領導者知道這三間藥廠不可能在年底提供美國三億劑疫苗，若是少了ＡＺ，可能連一億劑都無法達標。

在九月一日曲速行動與食藥局的會議中，施勞威對ＡＺ的外國試驗表達疑慮。如果ＡＺ疫苗外國試驗結果很成功，食藥局要用什麼程序來批准ＡＺ疫苗呢？比起他廠疫苗，ＡＺ量產的可能性較大，但是如果食藥局不接受外國研究結果，曲速行動就會變成緩速行動。

彼得・馬克斯不知該怎麼解決施勞威的問題。他表示食藥局已經和ＡＺ進行私下討論，但是牛津在國外的規則朝令夕改，又很「粗糙」。食藥局根據牛津疫苗在國外的初期試驗分析，准許ＡＺ在美國進行第三期試驗，但是ＡＺ卻未能提供足夠的相關數據。「ＡＺ不夠透明公開，我們得知道他們做了些什麼。」馬克斯說。

施勞威想要解決這個問題，他希望在實驗數據出爐前就先制定好食藥局的外國試驗數據標準。如果牛津「公布的疫苗效力得不到背書」怎麼辦？他問。

「現在的情況非常棘手。」馬克斯嘆了口氣。

莫德納找了二十間最有機會改善受試者人口組成比例的臨床實驗機構，打算開始「廣徵一波」受試者。莫德納修改了招募廣告，用了更多的黑人照片，調整了電話招募的台詞，更加強調黑人參與實驗的重要性，也取得試驗站附近二十萬名少數人種居民的電子郵件，瘋狂發信。莫德納也同意讓臨床試驗更加公開、透明，開始每週在網站上更新當週受試者人口比例數據，也整理了一份親民版的臨床試驗計畫書，提供給受試者參考。

根據莫德納九月二日的公司內部投影片，要取得黑人族群的信任，其中一項必須面臨的挑戰是「媒體和受試者讓臨床試驗變得愈來愈政治化」。佛奇與柯林斯協同身為黑人的公共衛生局局長傑羅姆·亞當斯（Jerome Adams），建議每週與負責臨床實驗的醫師通話，鼓勵這些醫師積極招募少數族群。莫德納很願意配合。如果病毒傳播的相關預測正確無誤，莫德納也許還有機會跟上輝瑞的腳步，在十月公布實驗成果。

至少他們是這麼希望的。但是過了一、兩天，施勞威衝進阿札爾的辦公室說：「你知不知道食藥局幹了什麼事！」他告訴阿札爾曲速行動取得了食藥局寄給莫德納和嬌生的試驗指引。食藥局在信中告訴藥廠，若要申請緊急使用授權，必須提供接種第二劑後中位數兩個月的安全數據。這樣是六十天！不是四十二天！

阿札爾和施勞威都認為這樣很蠻橫，在疫情肆虐之時也顯得過於謹慎。這種根本沒有明確規範的主題，憑什麼食藥局說的算？軍隊可以向總統提出宣戰建議，但是無權決定是否宣戰。憑什麼在部署疫苗的時候，曲速行動要任食藥局擺佈？

阿札爾打了通電話給食藥局局長韓恩，表示他已經得知食藥局寄給藥廠的信件內容。

「我們沒有寄信啊。」韓恩表示。

「有。」

「沒有。」韓恩重申。

「我們現在眼前就是那封信。」阿札爾被激怒了。

韓恩掛了電話，沒過多久就發現果然是馬克斯和食藥局疫苗負責人古柏瞞著他寄信給藥廠。馬克斯和他的團隊築了四面牆，把食藥局內的生物製品評估和研究中心圍起來，免受曲速行動的政治操弄。這時韓恩馬上明白，自己如果不立刻表示支持生物製品評估和研究中心疫苗團隊的決定，就會有人向媒體爆料，局內同仁也會開始出走。

於此同時，藥廠也開始拉攏人脈以求自保。輝瑞執行長艾伯樂拿起電話打給嬌生執行長戈爾斯基。戈爾斯基在艾伯樂上任輝瑞執行長起，就一直以同輩的角色給予艾伯樂很多建議，在這場疫情之中，每每有新的政治變化，兩位執行長都會互相討論。那週，他們討論了恢復期血漿事件，以及川普政府似乎在找食藥局麻煩。這會打擊大眾對疫苗的信心——這可是他們的疫苗。艾伯樂說：「我們得公開做點表示。」戈爾斯基也同意。接下來的二十四小時中，他們共擬了一份「新冠疫苗藥廠聯合聲明」（COVID-19 Vaccine Maker Pledge），表示在疫苗批准上，藥廠會遵循食藥局六月公布的原版指引。

文稿擬定後，他們便開始致電曲速行動其他合作藥廠的執行長。艾伯樂第一個就先打給他的競爭對手：莫德納的班塞爾。他問班塞爾是否願意連署，班塞爾表示當然願意。九月八日星期二，國際製藥商協會聯合會（International Federation of Pharmaceutical Manufacturers and Associations）在官方網站上公布了這份聯合聲明，連署人有莫德納、輝瑞、AZ、嬌生、賽諾菲、Novavax以及默克（才剛取得曲速行動的經費）的執行長。聲明中並沒有提到食藥局寄給藥廠的信，但是班塞爾和其他藥廠執行長皆承諾，在申請緊急使用授權時，會提出「有大量多元受試者參與的嚴謹研究」。

莫德納受試者的人口組成開始有所改善——新受試者中，十%是黑人，二十三%是西班牙裔。輝瑞使用不同的策略來吸引多元的臨床受試者，莫德納的作法是放慢招募白人的速度，輝瑞則是直接把受試者總數從三萬人增加至四萬四千人。

然而，並非所有藥廠都已接近終點線。當週，英國藥物及保健產品管理局（Medicines and

Healthcare Products regulatory Agency）對ＡＺ在英國的臨床試驗喊停。ＡＺ試驗中，一名受試者感染了橫貫性脊髓炎，這種脊髓發炎症狀可能是由病毒或疫苗所引起。

食藥局是最後得知這個消息的。馬克斯接到《紐約時報》記者莎朗・拉弗蘭尼爾（Sharon LaFraniere）想釐清這起事件的來電，感到非常錯愕。食藥局向ＡＺ索取相關資料卻未能得到立即回覆，反而是從日本厚生勞動省的醫藥食品局取得這次的不良反應報告。ＡＺ不認為自己有必要立刻公開相關資訊。「這很怪。」馬克斯表示。而食藥局在美國臨床試驗開始一週後就立刻踩了煞車。

施勞威一週前才向食藥局表示，使用國外臨床試驗數據可能會有隱憂，這點現在看來確實需要討論。這次的安全事件非常嚴重，必須盡快處理，馬克斯和古柏想要更仔細檢視ＡＺ的相關數據。幾天後，牛津科學家吉爾伯特上了《政客》（*Politico*）雜誌的人物報導，報導標題為：〈牛津疫苗之亂內幕：大夢初醒〉（Inside Oxford's Vaccine Saga: From Wild Hype to Sobering reality）。臨床試驗不良反應的新聞，讓原本就對疫苗安全性存疑的人變得更加恐懼了。

第22章

多災多難

八月十五日星期六，《政客》雜誌健康政策線記者丹・戴蒙（Dan Diamond）驅車前往華盛頓特區東北部的岩溪公園（Rock Creek Park），準備與友人爬山。路上他用擴音跟線人通了電話。線人憤憤不平地表示，衛生部發言人卡普托一直在為難疾管中心的內部員工。

不意外，戴蒙心想。他知道疾管中心以難搞聞名，而且卡普托很難取悅。卡普托曾經用黑幫老大的態度，對著戴蒙滔滔不絕地講一件讓他很不滿的事，講了一個小時。與線人結束通話後，戴蒙把車停在登山步道口的停車場，寫了一些筆記，然後開始享受大自然的美好時光。

戴蒙不確定究竟是否能拼湊出可信的故事，但是他不斷地挖，最後終於挖出一件令他毛骨悚然的事。卡普托的科學顧問保羅・亞歷山大對疾管中心刊物《發病率和死亡率週報》（*Morbidity and Mortality Weekly Report*）上的資訊動了手腳。《發病率和死亡率週報》是「疾管中心的傳聲筒」，戴蒙知道這份期刊就是該領域的「聖經」，提供科學家和健康照護從業人員權威性的建議和資訊。疾管中心最出色的成就就是出版這類權威文章，衛生部官方發言人出手干預的情況前所未聞。

接下來的幾個禮拜，戴蒙取得相關信件，得知亞歷山大一直吵著要疾管中心主任雷德菲爾德修改兩篇已出刊的文章，身為顧問的亞歷山大認為這兩篇文誇大了孩童感染新冠病毒的風險，會影響川普想讓小孩回學校上學的決定。此外，戴蒙還聽說有篇關於奎寧處方的研究被卡普托的團隊壓稿，奎寧是川普在三月和四月大力背書的藥物。亞歷山大在信中表示，在他讀完文章並確認文章內容「公平、平衡」之前，這些資訊不可以外流。預防爆料小組長卡普托還不知道自己即將成為大爆料的主角。

這對卡普托來說根本是雪上加霜，他才正要開始處理疫苗不信任的問題。二〇二〇年五月至九月間，表示願意施打新冠病毒疫苗的人數從大約七十％掉到五十％。大多數人擔心疫苗批准速度太快，數據顯示，川普支持者本身就是最不願意接種疫苗的人，這讓卡普托非常困擾。除了努力找名人背書之外，卡普托還有另一個浮誇的策略，就是讓「耶誕老人兄弟會」（Fraternal Order of real Bearded Santas）的表演者優先施打疫苗，以此為宣傳手段。

九月的第一週，雷德菲爾德開完工作小組會議之後，來到卡普托的辦公室。疾管中心主任雷德菲爾德一向很好說話。那年夏天，卡普托在疾管中心頤指氣使，但雷德菲爾德還是對他很友善。卡普托有時會用辦公室的電磁爐煮濃縮咖啡給雷德菲爾德，兩人一邊討論共同的信仰，卡普托在人生最黑暗的時期信了天主教。「為什麼良善的神要在子民中間降下這場疫情呢？」卡普托大聲說出他的困惑。電話響了，卡普托把頭轉向左邊接電話。肥胖的疾管中心主任坐在椅子上，把身子往前傾，戳了一下卡普托脖子右側。「麥可，你的淋巴結硬得跟石頭一樣，你最好去看醫生。」雷德菲爾德說。

隔週，卡普托飛回紐約東奧洛拉（East Aurora）找他的家庭醫生看診，卡普托馬上被安排做電腦斷層掃描。九月十一日星期五，卡普托正在等待斷層掃描報告的時候，收到了丹・戴蒙的訊息。戴蒙在訊息中請他針對顧問亞歷山大干預《發病率和死亡率週報》文章出版的誇張行為做評論。過了幾個小時，戴蒙與卡普托通了電話，這時戴蒙才發現卡普托似乎搞不清楚亞歷山大行為的嚴重性。卡普托替亞歷山大辯護，特別強調亞歷山大受過牛津大學的訓練，也解釋這名反骨的學者其實只是「想要與其他科學家分享自己的看法」。

那天晚上，卡普托讀到戴蒙的報導「川普官員操弄疾管中心的新冠病毒報告」，感到非常憤怒。早就猜到，卡普托心想。卡普托替阿札爾解決了公關危機，而現在媒體的目標成了他本人。他知道戴蒙這篇報導只是一系列負面報導的開端，他也打算一一迎擊。到處都有洩密者，這些人想要弄倒卡普托，想要消滅川普的勢力。同時，卡普托的斷層掃描報告已上傳至醫院的系統，但是卡普托沒有上去看。隔天傍晚醫生致電卡普托，要他趕緊做淋巴結切片檢查。醫生表示沒辦法替他預約水牛城的檢查，建議他回到華盛頓特區再做。

星期天早上，卡普托坐在前陽台上，看起來頗為狼狽。他拿起手機，開始用臉書直播臭罵疾管中心的科學家。他說：「這些人就是見不得美國好，也不想美國有好消息，到處講壞話打算一路講到美國大選。各位，這根本是煽動叛亂。我哪都不會去，他們弄不掉我的。只有總統叫我走我才會走。說真的我是很想走……我的健康狀態出了問題，我的心理狀態也絕對出了問題。我不想要獨自待在華盛頓。我公寓屋頂上長長的影子孤零零地……問題出在，在華盛頓我不能帶槍。」

卡普托很快就把這段語無倫次的影片刪了，但是《紐約時報》搶先了一步。在《紐約時報》公開報導之前，卡普托就先替衛生部副幕僚長朱蒂・史帝克（Judy Stecker）打了預防針。史帝克很氣卡普托，但卡普托表示自己可能罹癌，史帝克的口氣就改變了。史帝克說不管發生什麼事，大家都會支持他。這就是卡普托的詭異特質，總讓人氣得牙癢癢，卻又無法真的討厭他。

卡普托在國衛院臨床中心做完切片檢查後，於九月十五日星期二清早，與他在韓福瑞大樓的團隊進行了最後一次Zoom會議通話。會議中，他的脖子上圍著一圈紗布繃帶。卡普托向大家道歉，自己發了這支影片，讓大家承受壓力。

沒多久後，他踏入了水牛城羅斯威爾公園癌症研究所（Roswell Park Comprehensive Cancer Center）的治療室，躺在巨大的直線加速器放射治療儀下，這台儀器的形狀就像巨型釘書機。儀器一邊用放射線照射他的脖子，一邊發出低沉的聲響。卡普托自備音樂來轉移注意力，他帶的是「死之華」（Grateful Dead）一九七七年五月在康乃爾大學的演唱會錄音。他的最愛。

接下來的五十天當中，卡普托接受了三十四次這樣的治療。他再也沒有回到工作崗位。

韓福瑞大樓公共事務部的走廊盡頭，阿札爾也一個頭兩個大。九月二十二日，阿札爾的幕僚長布萊恩・哈里森（Brian Harrison）和食藥局負責疫苗的高層官員進行電話會議，會議前他先按下擴音，似乎預知對方會出招。哈里森操著淡淡的德州口音說：「今天不是正式會議，請不要叫部長表示看法，部長也不會發表意見。」

為了重振美國人民對疫苗的信心，食藥局決定公開先前私下傳給藥廠的緊急使用授權指引。前一天，食藥局局長韓恩才把官方指引文件繳交至白宮預算辦公室，川普政府的預算辦公室有權批准各局處的新法規[9]。現在，阿札爾需要韓恩和生物製品評估和研究中心主任馬克斯解釋這份指引在疫苗製程的地位。

馬克斯說：「我認為這是緊急使用授權附加指引。」食藥局必須取得每一個受試者接種後中位數兩個月的追蹤數據。意思就是，一半的受試者追蹤時間會超過兩個月，另一半的受試者追蹤時間則少於兩個月。阿札爾掐指一算，知道依照這個計畫，十一月三日大選之日前根本不可能取得疫苗授權。

「我們不會出席典禮。」馬克斯表示這份指引並沒有約束力。食藥局當然可以表明期望，但是要審核藥廠的緊急使用授權申請，要依據整體數據以及疫情現況來做評估。阿札爾知道川普政府被逼到絕境了。一但美國聯邦政府公報發布了這份指引，川普政府就要負責。如果預算辦公室主任沃特不處理這份指引或是直接駁回，食藥局官員就都要倒大楣了。

會議過後幾個小時，指引相關細節就流入了《紐約時報》和《華盛頓郵報》手中。阿札爾懷疑是韓恩想要對川普政府施加壓力，所以爆料。川普打電話給阿札爾抱怨，他想開除韓恩。阿札爾把事情的始末告訴了川普，說這會影響民眾對疫苗的信心。「如果在這個狀態下開除食藥局局長，到時就沒有人願意打疫苗。」阿札爾又繼續補充說明：「這件事是由彼得・馬克斯負責，您見過他。」

「你不能直接批准疫苗嗎？」川普問。

阿札爾說：「不能。必須依照食藥局的程序進行，但是相信我，聽馬克斯的，可以解決問題。」

隔天，九月二十三日早上，麻薩諸塞州參議員伊莉莎白・華倫（Elizabeth Warren）又向曲速行動開了一槍。那天韓恩在國會備詢，華倫問他對施勞威利益衝突一事的看法。華倫宣稱施勞威未能公開他在龍沙製藥的股份，龍沙是莫德納疫苗在新罕布夏的製造廠。「韓恩醫師，你和其他負責新冠肺炎病毒疫苗的食藥局官員必須遵守利益迴避相關法律。你自己也才告訴我你很重視這件事情。是否能請你說明施勞威博士為什麼可以享受雙重標準？」

韓恩回覆道：「報告華倫參議員，我不清楚妳描述的事件所以沒辦法說明，但是我能告訴妳，我們在曲速行動和食藥局間劃定了非常清楚的界線。」

「施勞威博士在這件事上有利益衝突，為要提升大眾對疫苗的信心，是否應該請他處理

❾二〇一七年一月三十日，川普簽署行政命令第一三七七一號：「減少行政法規，控制管理成本。」

這個問題？」

韓恩在位子上扭動了一下身軀。他被強迫參與這齣政治劇。前一天他才在砲轟白宮，現在他卻要替白宮說話。政務官就是得面對這種困境。韓恩說：「華倫參議員，我不清楚妳說的利益衝突，所以我不便多做表示……我沒辦法……。」

華倫說：「好，那我這樣說好了，國會應該加強聯邦道德相關法律才能根除貪汙腐敗。第一個該下台的就是施勞威博士。」

施勞威從麥可・普拉特（Michael Pratt）口中得知這次質詢的事，普拉特是曲速行動溝通團隊的負責人。但是施勞威在辦公室看到質詢影片的時候，已經快要五點了。普拉特一直儘量不讓施勞威成為鎂光燈的焦點，只答應了幾次媒體訪問，讓施勞威可以專心工作。這就是曲速行動最重要的目標，要在總統的視線範圍外提供一個安全的空間，讓疫苗任務得以免受政治干預，但是安靜做事的施勞威如今卻成了民主黨攻擊的對象。施勞威打給普拉特時，口氣相當沮喪。「不能這樣下去，我不是壞人。我想要今晚上電視解釋。」施勞威說。

普拉特試圖想要勸退施勞威，說這麼晚的時段沒什麼節目可以上。CNBC馬上就要開始播放《創智贏家》了，克里斯・古莫（Chris Cuomo）的節目又很爛。而且要上節目還要白宮批准……。

施勞威說：「我才不管白宮准不准！」普拉特要施勞威稍安勿躁，他們可以自己拍攝影片，放上衛生部的社群網站。普拉特拿了一張曲速行動的標誌板到施勞威辦公室，把看板放在施勞威身後的桌上。兩人討論了施勞威的聲明內容，接著，普拉特便把自己的手機鏡頭對準穿著灰白格子寬鬆襯衫的施勞威。曲速行動的歐本海默眼眶裡轉著淚水，開始讀起他慷慨激昂的聲明。針對華倫參議員的問題，施勞威表示他同意若有利益衝突，國會確實應該要求相關人士開誠布公，但是他也表示華倫參議員說的龍沙股份事件是不實指控。雖然二〇二〇年初施勞威曾短暫列席龍沙董事會，但是在實際取得股份之前，施勞威就辭職加入曲速行動了。他因持有葛蘭素史克藥廠股份賺得的每一分錢，都會捐給政府。施勞威說：「疫情發生時，我放下了一切，有人問我是否願意接下這份工作，幫助美國人民控制疫情、拯救性命。這場疫情比我們每一個人都重要，比我重要、也比你重要。請實事求是，不要再干擾我和曲速行動團隊完成我們的使命。」

一週後，在九月三十日的總統大選辯論中，川普駁斥新冠病毒疫苗要到二〇二一年夏天才能普及一說。選舉前美國人就有疫苗可打。川普說：「我和輝瑞談過，和莫德納、嬌生、以及其他該談的人也都談過，他們都表示還可以更快。」川普押年底就會有一億劑疫苗——根據曲速行動的內部評估，最樂觀的情況是如此。

韓恩把疫苗指引交給白宮後，已經過了九天，預算辦公室仍未批准。疫苗在紐約已經泛政治化，紐約州州長古莫表示州政府的健康部門官員會制定一套自己的數據審核機制，審核通過才可以開始分派疫苗。

三天後，十月二日，七十四歲的總統踉蹌步出白宮，上了海軍陸戰隊一號。這好幾個月來，川普一直不理會各種警告，抗拒配戴口罩，最後感染了新冠肺炎。川普的症狀包括呼吸困難，血氧濃度也掉到八十幾。總統的醫療團隊恐怕川普會需要使用呼吸器，但是沒有公開讓大眾知道。他們表示讓總統住進華特里德國家軍事醫療中心是預防性作為。川普住進了醫院塔樓頂樓的總統套房，麥可・卡拉漢接到尋求醫療協助的電話。卡拉漢堅決不應讓川普使用白血球介素－6的阻斷劑，推薦使用法莫替丁，法莫替丁是胃灼熱使用的一般藥物，卡拉漢在武漢的時候注意到這種藥物。總統也會接受瑞德西韋、地塞米松的「吸到飽」治療，以及抗體雞尾酒療法（antibody cocktail）。

過了幾天，總統康復了。當川普正忙著發他在總統套房批公文的照片時，馬克斯和韓恩展開了一項顛覆性的大計畫。他們與食藥局的外部顧問小組安排了一場會議，準備討論緊急使用授權程序，會議過程會以線上直播的方式供大眾收看。雖然疫苗指引不能作為公開政策，但是並沒有規範限制食藥局公開會議討論事項。

阿札爾對此感到憤怒，但也對川普幕僚長梅多斯表示木已成舟。「你也只能批准。」阿札爾說。幾個小時後，預算辦公室批准了這份指引。食藥局向美國人民證明，不管川普怎麼說、怎麼做，科學家仍掌控全局，什麼時候推出疫苗，由科學家決定。

四部曲

問世

2020年10月—2021年1月

第23章

你怎麼知道？

加略山浸信會教堂（Mount Calvary Baptist Church）坐落在馬里蘭州洛克維（Rockville）一條安靜小路的盡頭，就在三個好友祕魯烤雞餐廳（Polleria Tres Amigos）以及家庭超商（Family Market）的對面。教堂是棟樸實的白磚建築，有尖型屋頂，外觀像是高中體育館。十月八日星期四傍晚，葛拉漢步入這間大教堂，在祭壇旁邊的木椅上坐了下來。兩個高台上插著橘褐色系的秋季花卉，座位席空無一人。在場只有聲音洪亮的貝瑞・莫楚（Barry Moultrie）牧師以及其他幾名教堂成員，準備替這場特別的佈道會錄影。

前一天葛拉漢才得知禮來大藥廠向食藥局提出申請，他們的單株抗體 bamlanivimab 可以獲得批准，這項藥物是他和馬斯科拉在國家過敏與感染疾病研究所疫苗研發中心的研究。有了葛拉漢的穩定刺突蛋白才能開發出這種抗體，曲速行動已經搶先預購了數萬劑bamlanivimab。凱雷克的衛生部防備應變處團隊負責把這種單株抗體分配至疫情熱區的醫療院所，但是這類型的治療只能幫助美國暫時頂過冬季，結束疫情還是要靠疫苗。曲速行動的疫苗大多結合葛拉漢的穩定刺突蛋白設計，但葛拉漢還是不確定這種設計是否能成功終結疫情。

葛拉漢被加略山浸信會選為二〇二〇年弟兄日的講者，其中一個原因是，他每週六早上都會參與教會的三十人弟兄小組聚會。這名低調的科學家也許是小組內最有名望的成員，加略山浸信會的信徒以黑人為主，大家也都知道葛拉漢經常指導基茲梅基亞・科貝特，科貝特本身也頗有名氣。葛拉漢站上講台，拿下口罩。發明疫苗對他來說還不夠，他覺得必須說服民眾接種疫苗。

「我們身處在百年未聞的疫情之中。」葛拉漢開始他的佈道演講。他列舉了一連串世界性的大災難，像是社會正義危機，以及蝗蟲肆虐非洲、印度，吞噬作物。「這使人想起聖經中記載的瘟疫，也代表末日不遠了。這在國家與國際層面都造成政治緊張，恐懼導致獨裁主義和民族主義勢起，也造成人類在想法和生活上更加疏離、不安。」葛拉漢表示美國痛失了很多「偉大的正義之士」，像是以利亞・卡明斯（Elijah Cummings）、約翰・路易斯（John Lewis）和拜德・金斯伯格（Bader Ginsburg）。他說：「許多人都在想，到底是怎麼了。我腦中一直浮現馬文・蓋（Marvin Gaye）的那首歌。我們怎麼知道這是真的？我們能相信誰呢？為什麼事情會變成這樣呢？所以，今天我想要探討的問題是：你怎麼知道？」

葛拉漢提到使徒保羅的故事，使徒保羅是「受過良好教育的學者」，大可以用他的口才說服群眾，但是保羅卻認為各人在信仰上需要有自己的體悟。HIV病毒疫情肆虐時，葛拉漢與他在納許維爾的牧師艾德溫・桑德斯（Edwin Sanders）針對這點意見分歧，互相角力。他們認為這是「信心與事實間的困境」，也就是說，在一個充滿不信任的環境之中，「告知大腦事實」並沒有辦法解決「心靈」層面的問題。

葛拉漢提到新冠病毒對黑人以及其他有色人種造成的威脅。他告訴在座信徒，神給了每一個人自我判斷的能力，也提醒大家在面對新冠病毒疫苗時，千萬不能道聽塗說或相信陰謀論。他談到駭人聽聞的塔斯基吉梅毒研究，以及該事件如何影響個人對科學或政府的信任。信徒要用「心」來理解信任問題，他說。「另一方面，冠狀病毒對個人健康以及家人生命都造成威脅。接種疫苗、了解特定療法，這些都是保護自己的方式，而你可以用『腦』來理解這類問題。」

葛拉漢最後用一段話做結：「我向神禱告，願神讓我們在這段時間中，學會如何傾聽彼此的聲音、加強彼此的連結。」

當下看來，應該是輝瑞的mRNA疫苗可以最先送食藥局審核，也最有潛力成為首批提供給民眾施打的疫苗。輝瑞疫苗的製程要一百一十天，並且需要使用分別位在三個州的設施。輝瑞疫苗和葛拉漢一樣是中西部的孩子，輝瑞疫苗來自密蘇里州赤斯特非（Chesterfield）的一間工廠，位於聖路易斯（Saint Louise）市中心以西約二十分鐘處。

赤斯特非谷（Chesterfield Valley）過去又名「秋葵湯平原」，因為密蘇里河水漫過河岸時，粉沙狀的土壤就會變成濃湯質地。肥沃的氾濫平原上蓋著統一樣式的房屋、購物中心，以及輝瑞佔地五英畝的工廠與實驗室。這些工廠和實驗室焚膏繼晷，努力製造效力仍未經證實的疫苗。

赤斯特非谷的工廠內，一名員工從冰庫取出一種叫做質體（plasmid）的環狀ＤＮＡ，這些質體內含疫苗定序，準備用來製造第一批疫苗。工廠會把質體植入用三百公升塑膠袋培養出的大腸桿菌，每一個塑膠袋中都能產生足夠的質體，作為五十萬劑疫苗的原料。接下來會在大腸桿菌上倒上一種化學物質，使細菌細胞破裂，釋放質體。下一步是測試質體純度，確保DNA已正確複製到質體上。接著要使用分子剪刀在質體上剪一個缺口，這樣質體才可以伸展開來，準備進行下一個階段。這整個過程需要十天。

再來要純化線狀質體，把純化後的質體冷凍送至輝瑞位在麻薩諸塞州安多弗（Andover）的另一個工廠。這間工廠會把質體浸泡在酵素與核苷酸內，酵素與核苷酸是RNA的原料，會在線狀質體邊列隊排好。幾個小時後，DNA質體就轉錄到RNA上了。下一步是把RNA與DNA分離，並檢查RNA定序的正確性。

最後會把RNA溶劑存放在華氏負二十度的冷凍環境下，用飛機運至密西根的卡拉馬如（Kalamazoo），在那裡用錶面大小的儀器解凍，並與四種專利脂肪混合，輝瑞的員工都稱這種儀器為「攪拌器」。這個儀器的正式名稱叫做「噴射衝擊混合儀」（impingement jet mixer），可以在四百磅的壓力下混合脂肪與mRNA。輝瑞過去一直努力想要製造更大的攪拌器，以便疫苗量產，但是這時他們先暫緩這個計畫，反而打造了一組由十六台電腦控制的幫浦，在疫苗製程中用來移動原料。「最後的藥物成品」會裝入至少有五劑劑量的小瓶內，存放在可以維持華氏負八十度的超低溫冰櫃中。這些小瓶要靜置四週才能開始進行滅菌測試。

葛拉漢在教會佈道的時候，輝瑞已經做出了第一批一百五十萬劑疫苗。但是輝瑞的科學家和高層卻開始擔心，他們投資了十億元的這支疫苗，很有可能不會是疫苗之戰的贏家。輝瑞的疫苗試驗採盲測，所以葛拉漢前室友格魯伯（現任輝瑞臨床試驗負責人）無法得知疫苗預防新冠病毒的效力是否高於安慰劑。

輝瑞和莫德納都在幾個月前就已經把臨床試驗程序送交食藥局。一般來說，藥廠在臨床試驗完成之前不會公開試驗程序，這樣才有競爭優勢，但是來自大眾的壓力使曲速行動合作藥廠不得不在九月中就公開完整的試驗程序。現在，格魯伯和他的團隊也算是看過了莫德納葫蘆裡賣什麼藥，可以推測莫德納什麼時候會開始分析數據，又會如何分析數據。前面已經提過，輝瑞和莫德納在程序上的一大差異是（輝瑞其實很早就知道了），莫德納會根據接種疫苗兩週（或更久）後的確診案例來評估疫苗效力，而輝瑞打算在接種後一週整就開始統計確診數據。格魯伯知道，僅過一週，抗體在某些人的體內不會產生完全的保護力，也就是說，這些人感染的風險比較高。這可能會讓輝瑞疫苗最終的分析報告不太好看。

美國確診案例逐漸攀升，輝瑞在布宜諾斯艾利斯的臨床試驗中心確診人數也在增加，輝瑞已經沒有時間修改程序了。盲測試驗很像遊戲節目《來做個交易》（*Let's Make a Deal*），參賽者很有可能因台上三個未知的布簾而輸了大獎。布簾後的獎賞可能是一台新車，也可能是「銘謝惠顧」（一隻活生生的駱馬或一雙生肉做成的休閒鞋這類搞笑禮物）。藥廠最怕的就是銘謝惠顧。布簾拉開之後就不能改變心意了，但是格魯伯知道，如果輝瑞現在選擇另一個布簾，銘謝惠顧的機率比較低。何況食藥局現在要求藥廠蒐集接種後兩個月的安全數據，所以根本沒差。

十月十一日星期日，食藥局的彼得・馬克斯踏出維吉尼亞州亞力山卓（Alexandria）的雅典娜畫廊（Athenaeum Gallery），緊繃的狗繩另一頭是他一百一十磅重的狗艾迪（Eddie）。此時，他接到了輝瑞的艾伯樂的電話。艾伯樂告訴馬克斯，公司想要改變試驗程序，效法莫德納，只計算接種後兩週或兩週以上的確診數據。馬克斯很震驚，到了這麼後期才改變關鍵評估方式，實在太過大膽，而且這樣會讓大家感覺輝瑞偷看過布簾後的物品了，這對提升疫苗信心沒有幫助。接下來的兩週，輝瑞和食藥局達成協議：輝瑞必須提供同時接種一週後和兩週後的數據分析。

不管輝瑞最後是否拿到「銘謝惠顧」，在那之前，輝瑞還想和曲速行動再簽一個一億劑的合約，但是曲速行動高層不確定輝瑞是否可以於時間內交出約定好的劑量。其中一個問題在於，根據《國防生產法》，曲速行動必須優先提供其他合作藥廠製造疫苗需要的零件和原料，輝瑞被排除在外。原物料廠商理應先處理莫德納以及Novavax的訂單，然後才輪到輝瑞。輝瑞自己在交付日期上不夠公開透明，曲速行動又未能提供足夠的製造協助，最終導致雙輸局面。

事實上，當初曲速行動團隊才花了很多時間和輝瑞的製造團隊討論這個問題。因為供應鏈問題，輝瑞預計在年底提供的劑量從原本艾伯樂希望的一億劑減少至只剩五千萬劑。施勞威說他會打給艾伯樂索取更多相關資訊。施勞威對他的團隊說：「輝瑞必須透明公開，不公開資訊我們也愛莫能助。」也許葛拉漢在加略山教會說的對，是時候加強彼此的運結了。

韓福瑞大樓內，凱雷克把波爾納將軍拉到一邊。這幾個月來，他一直希望可以讓默克藥廠負責製造嬌生的單劑疫苗。他注意到合約藥廠新興生物科技公司在量產過程上有困難，該藥廠最近才丟掉了好幾批疫苗。默克是老字號藥廠，擁有許多製造工廠，但是默克的企業文化比較謹慎。默克的兩支活性減毒新冠病毒疫苗仍在進行第一階段臨床試驗，而默克和曲速行動在九月才達成合作協議。施勞威常在開會的時候說：「曲速有曲速時間，默克也有默克時間。」

凱雷克感覺這是個好機會，他半開玩笑地對波爾納說：「用《國防生產法》搞他們。」他指的是《國防生產法》的第七部分，可以強迫公司合作，讓合作公司免受《反托拉斯法》約束。然而波爾納認為這樣違反了曲速行動的初衷，政府已經簽了八億劑疫苗，跟默克合作也沒辦法加速美國達成疫苗量產。默克的工廠和新興生物科技一樣需要改建，最快也要在二〇二一年秋季才能完成。

凱雷克告訴波爾納將軍：「我的工作是看著下一個山頂，然後問：『該怎麼上去？』」凱雷克把他的任務稱作「未來行動」，這是軍事用語。再怎麼說，他還是防備應變處團隊的助理部長。凱雷克表示，努力做到曲速行動組織架構內不能做到的事，是他的「職權範圍」。阿札爾也支持他的想法。

凱雷克在防備應變處默默負責著幾項專案。過去的六個月中，他的工作基本上都是低調進行。雖然川普政府成功挖走他的團隊成員，還把他晾到一邊，他在韓福瑞大樓以及曲速行動內的親信仍持續提供情報，並尋求他的指導與協助。但是凱雷克醫師跟政府的關係卻變得愈來愈複雜。

陰陽怪氣的神經放射學家斯科特・阿特拉斯（Scott Atlas）在保守派的胡佛研究所（Hoover Institution）擔任研究員，凱雷克對他加入政府團隊感到一陣不安。庫許納夏天時在白宮召開新冠病毒會議，邀請了阿特拉斯，阿特拉斯在白宮冠狀病毒工作小組內說話也愈來愈有份量。阿特拉斯反對封城措施以及普篩。他在七月時對福斯新聞表示：「如果隔離所有人，連健康的人也一起隔離，只會讓疫情延長，因為這樣會阻礙群體免疫。」阿特拉斯認為，只要有二十%的人染疫就可以達到「群體免疫」的標準，看法不同於流行病學家一般估計的七十%染疫門檻。十月十七日，阿特拉斯發了一則推文：「口罩有用嗎？沒有。」他在推文中附上一個自由市場智庫的文章連結，宣稱口罩政策違反了「美國的立國原則」。

這幾個月來，凱雷克固定會和史蒂夫・卡許（Steven Cash）以及肯尼斯・溫斯坦（Kenneth Wainstein）兩位老友通話。卡許是前中情局官員，也是律師，凱雷克曾在他的顧問公司服務；

溫斯坦曾擔任小布希的國土安全顧問，這兩人都對川普政府對美國以及國內機構造成的傷害感到恐懼。卡許是自稱「穩態」（Steady State）的國家安全專家小組成員，該團隊提供公職成員一塊淨土來討論自己面臨的困境，鼓勵他們好好考慮不同的解決方案。

那年夏天，穩態在一封公開信中寫道：「許多公務人員現在都面臨到人生最困難的抉擇：該留在政府想辦法平息政策中心無能邪惡的暴風嗎？這個抽象的表述說白一點就是：我該什麼時候辭職？我該什麼時候表示意見？我該什麼時候扮演吹哨者？我該什麼時候說『不』？」

接下來的大選，同為共和黨員的卡許與溫斯坦都支持川普的對手拜登，他們也試圖想要說服凱雷克辭去公職。他倆在數通電話以及一次會面中，不斷對凱雷克說：「你不屬於那裡。」

凱雷克想要捍衛自己的立場。「我在替美國人民做該做的事。」但是卡許和溫斯坦太有說服力了，他們告訴凱雷克，他有改變選舉結果的潛力。凱雷克可以在投票那一週辭職，發表公開信或是特約稿，仿照里克・布萊特，上《六十分鐘》節目把一切說清楚。

但是凱雷克不確定這種作法是否有幫助。已經有多少像他這樣的官員辭職，這些人辭職又帶來了什麼影響嗎？他不如佛奇那樣家喻戶曉；也不如布萊特有魅力。他沒有把世界抹黑或塗白的能力。凱雷克在這場戰爭迷霧中的道德與策略判斷，根本很難向美國百姓解釋明白。多數人只會認為他是只顧自己的機會主義者，在最後關頭棄船。但是他一點都不想棄船。凱雷克致電溫斯坦，重申了他的決定：他要堅守崗位。他說：「我有任務在身。」

凱雷克一向是個果決的人，因為特種部隊的訓練就是要你果決。但是這場疫情突顯了他的另一面。他是個會反覆思考的人，他無法不去想過去這一年發生的種種，他的努力最後總是因為川普政府的失敗而付之一炬。凱雷克心想，或許我真該請辭。

十一月一日星期日，總統大選的前兩天，凱雷克打了通電話給佛奇。凱雷克看著廚房窗外，一邊告訴他的老戰友，他快崩潰了。佛奇說：「鮑伯，不要走，我們需要你。你挺我我就挺你。」

凱雷克掛了電話，深吸了一口氣。他決定放下自己。疫苗隨時有可能問世，凱雷克醫師仍有任務在身。

第24章

冬季疫情高峰

十一月四日星期三，大選隔天，美國下一任總統究竟是誰尚未揭曉。郵寄選票還在計算中，兩位候選人也都尚未達到兩百七十張選舉人票的勝選門檻。下午三點，波爾納將軍把每週簡報的影片發給五角大廈國防部高層：部長艾斯培、副部長諾奎斯特以及參謀長聯席會議主席麥立。

波爾納已經在曲速行動上砸下了一百二十億美元，他希望在曲速行動計畫結束時，總資金可以達到兩倍。他向上級報告，現在有四支疫苗的進展速度很理想。輝瑞和莫德納已經在準備申請緊急使用授權，授權通過後二十四至四十八小時內，波爾納就可以開始部署疫苗。UPS和聯邦快遞已經在配送中心打造了冷凍櫃，可以在超低溫的環境中存放輝瑞疫苗，而莫德納疫苗存放在一般冰庫即可。疫苗相關用品——兩億支針筒、針頭以及酒精擦布，會存放在賓州的托比漢納軍事倉庫（Tobyhanna Army Depot），屆時跟著每一劑疫苗進行配送。另外兩支領先疫苗AZ以及嬌生，也可以在二〇二一年初完成。

二〇〇九年豬流感疫情時，軍隊可以優先施打疫苗，但是這次國防部成員會跟全國一起排入階段性施打。新冠肺炎疫情的這一年中，國防部共有將近三十萬人染疫，但是國防部員工年紀比較輕，只有一％至二％的染疫者需要住院。至於整體人口，波爾納表示幾乎每一州都已經送出疫苗部署計畫，並表示接下來幾週會等待疾管中心提出建議，依照建議來決定哪些較弱勢族群需要優先接種。

波爾納告訴艾斯培，這可能會對曲速行動的規劃產生漣漪效應。他不知道應該部署多少疫苗給各州。要按照每州人口來分配嗎？還是像佛羅里達這類年長公民較多的州，應該部署較多疫苗呢？全國疫苗部署這項麻煩的工作，與尚待解答的公共衛生議題以及政策問題產生了衝突。艾斯培警告波爾納：「不要管，不要讓軍隊來處理優先順序的問題。」

接下來的兩天，大選結果仍懸而未決。拜登獲得超過兩百九十張選舉人票，川普則獲得兩百一十四張，但是川普還沒打算宣布敗選。川普胡亂指控賓州監票人員是「貪腐的民主黨機器」，並打算向多州提告選舉舞弊。

十一月六日早上，阿札爾部長的會議室內，凱雷克感覺到曲速行動領導人和科學顧問間有股緊繃的氣氛。這些人聚在一起準備討論疫苗部署的問題。柏克斯從白宮過來，佛奇人在貝塞斯達，以電話參與。波爾納將軍主張按比例分配疫苗給各州，認為這個邏輯最直接。疾管中心主任雷德菲爾德也同意波爾納的想法。他說：「笨蛋，不要搞得太複雜。」（K.I.S.S，Keep it simple, stupid）。多數州的部署計畫都已經通過了疾管中心的審查。

柯林斯提到他在夏天時請美國國家醫學院提出的報告。該報告建議染疫風險最高的醫護人員以及弱勢族群優先施打。

柏克斯納悶該怎麼定義弱勢族群，她問：「合併症要如何列入考量？年長者要如何定義？」柏克斯與九十歲的雙親同住，表示很擔心接下來的冬季疫情高峰。她才剛從新冠病毒重災區北達科塔州回來，對全國疫情感到憂心。柏克斯認為七、八十歲的人口因染疫而死亡的風險，是三十幾歲人口的六十倍，所以這個族群應該要優先接種。

七月那場會議之後，柏克斯就再也沒有機會對疾管中心的執行計畫提出建議，對此她感到相當失望。柏克斯一直都非常關心年長者，最近也才請佛奇建議莫德納的班塞爾向疾管局提出恩慈使用申請，讓照護中心的居民在人體實驗尚未完成時就優先接種。莫德納拒絕了，輝瑞也拒絕類似提議。柏克斯認為這是因為沒有藥廠想要被認為是在大選前替川普拉票。

柏克斯知道曲速行動和藥局合作提供照護中心年長者疫苗，但是年長社區怎麼辦呢？像她一樣多代同堂的家庭又怎麼辦呢？政府可以取得老人健保的數據資料，查出美國五千五百萬名六十五歲以上人口的居住地。是否能優先分配疫苗給最需要的地區以及族群？

波爾納解釋，問題在於由聯邦政府提出優先接種策略並不合理。這會需要依照每週收到的新數據，滾動調整疫苗的地理分配，但是調整後還需要一至兩週的時間，新策略才能完全上路，這中間會有時間差。疫苗數量以及施打速率瞬息萬變，所以分配問題最好不要碰。會議結束時，大家似乎已有共識，第一批疫苗應該按照各州人口比例來分配。疾管中心能做的只有提醒各州最好讓哪些族群優先接種，讓各州自己處理這個問題。

但是柏克斯似乎還是不滿意。她感覺自己的聲音在決策過程中不受重視，而且她還是不清楚人民究竟要怎麼打到疫苗。幾天後，她在副總統彭斯的工作小組會議中再次提出這個問題。柏克斯認為冬季疫情高峰在即，工作小組應該發布清楚的指引，告訴各州應該優先施打七十歲以上的民眾，以及暴露在病毒高風險環境的醫護人員。彭斯買單，便請他的工作小組開始擬定如何分配疫苗給各州，以及哪些人口應該優先施打。

下一週，庫許納打了電話給阿札爾，提醒他疫苗分配的問題會在白宮吵個沒完。彭斯似乎想要拉攏曲速行動，他請波爾納的團隊來白宮向柏克斯以及工作小組進行簡報。

阿札爾在二月被工作小組除名後，就一直覺得彭斯這種無聊的獨裁專制很不討喜，所以極力防堵彭斯在這個歷史性的行動中佔有一席之地，或讓白宮的派系勢力來攪局。萬萬不可，這個計畫可是阿札爾的孩子，由總統本人親自認可，韓福瑞大樓必須掌握全權。

庫許納站在阿札爾這邊，他在談到工作小組時表示：「不能讓聯邦政府取得控制權。」阿札爾和庫許納都認為州疫苗部署不應有優先順序。疾管中心已經開始研擬給州政府的指引。沒錯，年長者優先。庫許納動了個念：要佔地主優勢。可以讓曲速行動的四星上將在韓福瑞大樓頂樓替彭斯簡報。

隔天，十一月七日星期六早晨，川普的嗆辣律師魯迪・朱利安尼（Rudy Giuliani）召開記者會說明「費城四季」疑似選舉詐欺事件。不是費城的四季飯店，是「四季全面園藝造景」（Four Seasons Total Landscaping），川普在推文中澄清。這則推文完美呈現總統的混亂治國風格。隔天，另一場對美國人民更為重要的會議即將在康乃狄克州格林威治（Greenwich）、輝瑞的小辦公室內展開。

輝瑞終於要公開臨床試驗數據。長長的會議桌上擺滿了沙拉和三明治。沒過多久，輝瑞首席科學長多爾斯頓和其他高層抵達了幾個月來第一次實體會議的會場。大家小口吃著三明治，保持著彼此間的距離。輝瑞總算要公開數據了，但此時確診病例增加速度實在太快，臨床試驗中共有九十四名受試者感染新冠肺炎，人數是預估值的將近三倍。實驗結果可能會是閃亮的新車，也可能是銘謝惠顧，端看確診案例在疫苗組與安慰劑組間的分布情形。

執行長艾伯樂環顧會議室，請在場所有人預測疫苗效力。有些人猜測疫苗保護力很低，約六十%；多爾斯頓在內的其他人則認為疫苗保護力應該可以達到八十%。

疫苗團隊高層凱瑟琳・詹森和比爾・格魯伯則在Zoom的私人會議室內，聽著獨立數據監督委員會的簡報。他們坐著聆聽委員會在冗長的簡介中告訴研究員，輝瑞的臨床試驗是「品質優良的研究」。

回到格林威治，已經過了一個小時，三明治也吃完了，艾伯樂還是沒有來自疫苗團隊的消息。艾伯樂和多爾斯頓已經坐立難安。終於，詹森和格魯伯來電，詹森說：「好消息，成功了。」

輝瑞高層齊聲歡呼、彼此擁抱。「我們的疫苗超他媽的成功！」艾伯樂表示。大家開了香檳，把香檳倒入塑膠杯內。但，數據呢？成功是多成功呢？終於，艾伯樂得到了數字：疫苗的保護力是九十%。

多爾斯頓坐在椅子上往後一靠，舉起雙臂，大叫了一聲：「不可思議！」他環顧四周的同事，大家也都對這個數字感到震驚。輝瑞照著自己的遊戲規則走，贏了比賽。

那天晚上，佛奇人在鄰居家後院，參加社交安全距離晚餐聚會，此時他的電話響了，是艾伯樂打來的。「安東尼！你坐著嗎？」艾伯樂說。

「等我一下。」佛奇邊說邊跑到前院沒人的地方。艾伯樂告訴了佛奇這個消息，表示疫苗保護力超過九十%，他不斷重複數據委員會提供的初步估計值。「我的天啊！」佛奇太震驚了。輝瑞做完一百九十四名確診案例的最終分析後，保護力又提升至九十五%。一萬八千多名接種輝瑞疫苗的受試者當中，只有八名染疫。雖然計算病例的方式在最後一刻做了調整，大家措手不及，但是這個調整幾乎沒有對輝瑞造成影響。[10]根據公司當初的試驗計畫內容，現在安慰劑組的所有受試者也可以接種輝瑞疫苗。

艾伯樂提醒佛奇：「不要跟任何人說。」

疫苗成功的消息還是傳到了馬斯科拉耳中，那天晚上，馬斯科拉又告訴了葛拉漢。葛拉漢人在家中的辦公室，靜默不語。他心想，呼吸道病毒疫苗從來不曾有這麼高的保護力。九

---

[10] 如果不用接種第二劑後的十四天來計算，改用七天標準，染疫人數會增加一名。

十%的保護力讓新冠肺炎疫苗和麻疹疫苗並駕齊驅，成了史上最有效的疫苗。葛拉漢的兒子丹尼爾（Daniel）和孫子狄傑（D.J.）以及孫女安娜雅（Anaya）都在，他們從亞特蘭大北上探親。大家坐在早餐室的餐桌邊，葛拉漢的妻子辛西雅也在場。葛拉漢漫步走來，臉上掛著微笑，喃喃說道：「看樣子疫苗成功了。」

語畢，他立刻回到自己的辦公室癱坐在椅子上，開始啜泣。知道自己推動的疫苗變革終於獲得認可，這十一個月以來身上累積的壓力，就這樣釋放了。輝瑞的mRNA疫苗和莫德納疫苗幾乎如出一徹。對這位來自堪薩斯州的疫苗學家來說，一支疫苗的成功，就是全體的成功。

葛拉漢的家人紛紛跑來他的辦公室，對泰迪熊身形的葛拉漢伸出手臂，給他一個團體擁抱。「不哭，逼啵。」逼啵是狄傑對葛拉漢的暱稱。隔天，葛拉漢打了電話給科貝特。柯林斯已經告訴科貝特這個消息，但他倆還是在電話上交換興奮之情。當天早上，輝瑞記者會的前幾分鐘，施勞威也接到了艾伯樂的電話。

十一月十五日，也就是下一個週日，相同的戲碼又上演了一次，這次主角是莫德納。馬斯科拉焦慮地坐在書房等國家衛生研究院的艾蜜莉・埃貝爾丁（Emily Erberding）通知。中午剛過，埃貝爾丁傳了一封簡訊：「正在會議室聽安弗匯報。」安弗指的是安東尼・佛奇。幾分鐘後，她又發了另一封簡訊：「疫苗保護力有九十五%。」未接種疫苗的組別有九十名受試者確診，接種疫苗的組別只有五人確診。接種疫苗的確診者都沒有重症症狀——這是賴瑞・柯里堅持要拿到的重症相關資料，非常珍貴。總而言之，莫德納疫苗在保護力上的表現也非常出色。

馬斯科拉打給葛拉漢，沒接，幾分鐘後，葛拉漢回電了。葛拉漢仔細地聽著電話，沒有表現出太大的情緒。他說：「沒想到成果這麼好。」這下他的科學家地位保住了。葛拉漢放下電話後好一陣子，才真實意識到這件事情的重要性，然後再一次情緒潰堤。這兩支mRNA疫苗都使用他的刺突蛋白設計，兩支都相當成功。葛拉漢的震驚轉為興奮，他也意識到，這款疫苗絕對有終結疫情的潛力。

這一天總算來了。

德州西部傳來消息，艾爾帕索（El Paso）許多醫院都在崩潰邊緣。艾爾帕索郡人口八十四萬，每天通報的新增案例都超過兩千。冬季疫情高峰來了。十一月十五日，一位名為邦妮・索莉雅・納赫拉（Bonnie Soria Najera）的女性，叔叔因感染新冠肺炎過世，疫情爆發以來，這是她家族中第六個因染疫過世的家人。在《早安美國》（*Good Morning America*）節目中，納赫拉列出了因染疫喪生的家人姓名，也回想起幾個月前她接到醫院的電話，告訴她父親心跳停止了。醫護人員試著用心肺復甦術給予急救，但是失敗。院方希望納赫拉可以同意放棄急救。納赫拉對節目主持人說：「怎麼可能做這種決定？是自己的父親。」

不久後，泰勒・賽斯通（Taylor Sexton）在華盛頓住家附近的健身房預約了晚上七點的精華時段，他在健身房踩著跑步機，手機卻響個不停。賽斯通是來自德州的流行病學家，與凱雷克合作，負責把藥物在正確的時間分派至正確的地點，提供給需要的病患。今年夏天，這個藥物是瑞德西韋；現在，他們的配送任務變成了單株抗體藥物。禮來的 bamlanivimab 在十一月十九日獲得緊急使用授權，艾爾帕索的同事都迫不及待想知道什麼時候可以收到第一批 bamlanivimab。賽斯通稍早傳給德州緊急事務管理長尼姆・基得（Nim Kidd）的UPS追蹤號碼有問題，所以基得又開始奪命連環扣，基得在訊息中寫道：「追蹤號碼什麼時候才會上UPS系統？」

雖然曲速行動的主要任務是疫苗，但至少還要一個月才能開始疫苗分配。因為製造問題，輝瑞和莫德納都減少了年底預計推出的疫苗數量。就算是最樂觀的情況也要到二〇二一年四月或五月，美國才能達到群體免疫。也就是說，凱雷克的團隊會需要單株抗體這類的治療來控制死亡人數。

凱雷克早在十月就想說服德州州長阿博特，讓防備應變處的醫官長約翰・雷德以及他的醫療團隊前進德州，但是跟州政府打交道實在不容易。州長覺得接受聯邦政府的幫助就等於是承認失敗，無論共和黨州還是民主黨州都一樣。凱雷克覺得所有州長都是麻煩鬼，但他最後還是成功說服阿博特，讓醫療協助團隊在人滿為患的艾爾帕索會議與表演藝術中心（El Paso

Convention and Performing Arts Center）加裝五十張病床。

有了剛批准的抗體，賽斯通現在要處理的是：該如何替病患施打單株抗體？在弱勢病患染疫初期尚未住院時使用單株抗體效果最好。醫院需要照顧重症病患，沒辦法分出寶貴的人力或是為了讓病患施打單株抗體而佔據病床一小時。賽斯通的第一步，是把單株抗體送到艾爾帕索的會議中心。

那天晚上，賽斯通踏出健身房，打了幾通電話給韓福瑞大樓的員工。賽斯通傳訊息給基得，表示單株抗體已經「上路了」，隔天下午十二點半就會送達。基得回覆：「感謝。」

韓福瑞大樓八樓，副總統彭斯眼前的螢幕出現了他的家鄉印第安納州的地圖，他便馬上開始發表意見。十一月十九日，波爾納將軍在八〇〇室向彭斯副總統做簡報。八〇〇室內有一道玻璃拉門，拉門外的陽台可以俯瞰國家廣場全景，室內擠滿衛生部以及曲速行動的高層，這場簡報比想像中還要順利。

波爾納解釋了疫苗分配繁瑣的環節，也提到疾管中心已有清楚的程序來替州政府擬定優先施打指引，副總統工作小組改變疫苗分配措施的想法就煙消雲散了。

疾管中心主任雷德菲爾德提出了時程表。他表示食藥局核准第一批疫苗後，外部醫師與專家組成的疾管中心疫苗接種諮詢委員會（Advisory Committee on Immunization Practices）就會在四十八小時內召開會議舉行投票，決定哪些族群應該優先施打。疾管中心主任雷德菲爾德會接著依據投票結果來制定官方建議。

眾人愣了一下。什麼？

波爾納和各州政府需要在疫苗核准前就知道該把疫苗送到哪裡，每拖一天就多犧牲好多生命。理想狀態是，波爾納在十二月四日就和各州確定疫苗配送計畫。衛生部法務長查羅提到，疾管中心的疫苗接種諮詢委員會於法並沒有決定接種順序的實權，疫苗接種諮詢委員會的權責是投票決定各種疫苗的補助應由老人健保或私立保險公司來負擔。

阿札爾回應，應該讓疫苗接種諮詢委員會參與整個過程，他說：「有委員會的建議，可以提升大眾的信心。」阿札爾桌上擺著他最愛的馬克杯，上面印著邱吉爾的名言：「一路挺進」（Keep Buggering On）。在一片混亂的川普政府底下，阿札爾還是抱持信心，認為可以在展開行動之前就制定好清楚的程序。當初他在處理聯邦政府胎兒組織研究時，也抱持著這樣的信念。

庫許納也跳進來發表意見，他問：「諮詢委員會不能在緊急使用授權下來之前開個會嗎？」委員會可以先公布優先施打建議，這樣各州就可以在疫苗出廠之前制定最終的優先施打計畫。

彭斯點了點頭，說：「傑瑞德說的很有道理。」雷德菲爾德表示委員會本來就計畫在十一月二十三日星期一開會，他可以請委員會成員提供初步的優先施打建議，之後再進行投票決定定案。

彭斯說：「就這樣辦。」

會議結束時，危機似乎已經解除。但是柏克斯又向曲速行動開了最後一槍，問道：「你們說按比例分配是按什麼比例？」

波爾納表示他是用各州總人口數來計算疫苗的分配比例。柏克斯說：「不是所有人都有接種疫苗的資格。」莫德納和輝瑞疫苗只有成年人可以接種。各州兒童人口比例有十％至二十％的差異，這會導致年長州的疫苗資源不足。柏克斯說：「至少要按照有接種資格的人口來分配。」

波爾納沒想到自己居然漏掉這麼重要的關鍵，也同意採取這種作法。這下應該是真的結案了。在那之後，副總統彭斯就再沒要求簡報。

第25章

長者優先

隔天，十一月二十日星期五，兩名武裝特勤驅車前往食藥局在馬里蘭州銀泉（Silver Spring）的行政院區，開向編號七一號的大樓。這棟附有中庭的現代磚塊建築就是生物製品評估和研究中心，由彼得・馬克斯負責管理。兩名特勤停好卡車後，從車上拿了一個硬碟，親手送至G一一二室，也就是文件控管中心。控管中心的團隊立刻把硬碟接上伺服器，上傳硬碟內的檔案：輝瑞的緊急使用授權申請。

馬克斯隨即收到一封電子郵件提醒他資料已上傳至系統。疫苗審核負責人塢莉安・古柏也收到了一樣的通知。他們兩個都用安全金鑰登入食藥局的網路，開始閱讀巨量的數據資料。整份申請文件總共有十五Gb，其中有九十二頁的簡報文件以及支持研究結果的原始數據，約四萬四千名受試者的醫療紀錄也都包含在內。美國食藥局的作法和歐洲、英國不同，美國會在批准產品之前重新分析藥廠提供的原始數據。一般來說，整個過程要花上好幾個月進行資料審查，召開無數場會議，還會向藥廠索取更多數據資料。但是為了快速取得緊急授權，馬克斯和他的團隊打算把整個時程壓縮在三週。

感恩節假期，馬克斯在辦公桌旁邊吃三明治邊趕工，凱雷克則與家人以及岳母艾佛達・佛提斯（Elfrieda Vrtis）共享佳節大餐。佛提斯二〇一二年曾經中風，目前在維吉尼亞州的伍德布里居（Woodbridge）過著獨居生活，距離凱雷克家約十五分鐘。

這家人在感恩節前就已經做過新冠病毒篩檢，但是團聚兩天後，佛提斯感覺有點昏沉、精神狀態不佳。佛提斯被送至醫院，結果確診新冠肺炎。確診頭兩週，佛提斯似乎與病毒和平共處，沒有什麼併發症，但後來她的症狀卻每況愈下。整個冬天佛提斯都感覺呼吸急促、身體疲倦，這幾個月過得非常痛苦。凱雷克感覺，好像所有人身邊都會有個親人染上新冠肺炎（金鋼狼隊友卡特‧梅契爾的母親之後也因染疫過世）。

參與多場曲速行動疫苗部署會議的凱雷克，看法與柏克斯一致，認為應該盡快讓年長者接種第一劑疫苗。美國每天的新增確診案例從九月的四萬左右，到感恩節連假後已經攀升至將近十八萬。每天都有四千人因新冠肺炎死亡，往後的情況只會更糟。

阿札爾目前面臨一個問題，疾管中心的獨立顧問團隊，也就是疫苗接種諮詢委員會，忽然來了個急轉彎。雖然尚未投票定案，十一月二十三日的會議中，委員會成員開始感覺美國的兩千一百萬名醫護人員應該要優先接種。除了安養院總計三百萬名的員工與住戶，委員會現在不太傾向讓年長者或弱勢成年人（包含住在團體家屋內的人）優先接種。而且委員會還希望把原本要提供給年長者的疫苗，轉派給美國的八千七百萬名「必要工作者」，這些工作者中很多都是黑人或其他有色人種。

接下來這一週，阿札爾與疾管中心主任雷德菲爾德以及政府其他頂尖醫師通了兩次電話，其中包括柏克斯、佛奇，以及柯林斯。阿札爾認為不論州政府的衛生官員與學者決定如何處理美國挹注了三百億美元的疫苗，政府都不應照單全收。阿札爾的團隊中有世界頂尖的醫師，這些人大多也都認為在確診案例急速飆升的情況下，應該讓年長者優先接種。應該讓這些人來協助疾管中心做出決定，他說。

十二月一日，諮詢委員會召開第一次投票會議，曲速行動預測到了年底只會有兩千萬劑疫苗。委員會首先討論的問題包括，兩千一百萬名醫護人員中，是否僅就部分人員提供優先接種權，好比在第一階段限加護病房人員優先施打。這些人接種完畢後，各州可以再視情況安排替最需要的人施打疫苗。

佛羅里達基層醫療醫師傑森・古德曼（Jason Goldman）代表美國醫師學院（American College of Physicians）列席委員會，他認為所有醫護人員都應優先接種。他說：「加護病房的醫生需要照顧重症病患，所以比小診所容易取得個人防護裝備。我很擔心小診所或私人診所打不到好疫苗，尤其是在龐大的健保體制中。」他又補充表示，「辦公室員工」也應列為「前線作業人員」。下午五點前的投票結果與醫師團體的看法一致。

當天晚上阿札爾人在日本大使館，因為安全考量必須把手機留在禮車上。阿札爾回到車上時，看到疾管中心主任雷德菲爾德的未接來電。他回了電話，感覺雷德菲爾德有點緊張。雷德菲爾德告訴阿札爾委員會已經完成投票，他要宣布疾管中心接受委員會的建議，要各州政府把醫護人員列為第一階段優先施打對象。

阿札爾爆炸了：「鮑伯，你不能這樣做。」世衛組織與英國都建議讓年長者以及高風險醫護人員同列為優先施打對象。「健康的二十五歲牙技優先接種，有許多疾病的八十歲年長者卻不行，怎麼可以？」阿札爾提醒雷德菲爾德，疫苗接種諮詢委員會的建議並沒有法律效力。雷德菲爾德答應他會在白宮找柏克斯以及其他醫師一起討論這件事。阿札爾說：「現在就必須決定官方建議。」阿札爾不希望衛生部或是川普政府往後再發出不明確的訊息。

雷德菲爾德說：「總之我得準備明天審核要用的書面文件。」

阿札爾說：「能不能至少把範圍限縮在高風險的醫護人員，然後把年長者和弱勢者也納入優先接種對象？」阿札爾掛了電話，打給了團隊中的兩個人：保羅・曼戈與布萊恩・哈里森。阿札爾告訴他們他覺得雷德菲爾德怪怪的，說：「盯著他遵守我的指示，不要讓他宣布指引。」

隔天，十二月二日早晨，雷德菲爾德逃避問題的原因水落石出：原來他已經簽署備忘錄，同意接受疫苗接種諮詢委員會的建議，但又不想告訴阿札爾。優先施打建議會於隔天登上疾管中心的「聖經」——《發病率和死亡率週報》。

柏克斯和其他醫師都嚇了一大跳。阿札爾看到消息便氣急敗壞地打給雷德菲爾德要他解釋清楚。雷德菲爾德告訴阿札爾，疾管中心高層領導者梅森尼爾和首席副主任舒查特等人把備忘錄拿給他簽，還告訴他疾管中心主任一向接受疫苗接種諮詢委員會的建議。雷德菲爾德說：「他們說這是我的職權範圍。」

雷德菲爾德和食藥局局長韓恩做出一樣的決定，無論如何，要與自己的團隊站在同一陣線。阿札爾覺得這立場太可笑。他告訴雷德菲爾德，衛生部和白宮會出另外一個版本的指引。阿札爾部長原本對部內團結還抱有的一絲希望已經正式破滅。

十二月八日星期二，午後一點剛過，凱雷克在西北十七街和州廣場路口打著哆嗦，這裡是艾森豪行政辦公大樓（Eisenhower Executive Office Building）的訪客安檢入口。曲速行動的其他成員都已經在大樓內，準備參加臨時召開的疫苗高峰會，慶祝即將下來的疫苗授權，白宮卻沒發安全通關給凱雷克。他感覺又是庫許納搞的鬼事。

上週，保羅．曼戈請凱雷克在高峰會主持問答，但是庫許納的團隊決定讓衛生部的助理部長吉羅爾來主持，吉羅爾是川普的死忠支持者，在疫苗計畫中沒有什麼貢獻。這件事發生後，凱雷克根本不想參加這場鬼高峰會，但是阿札爾堅持要他出席。去你的，凱雷克心想。他打給助理，請助理叫司機掉頭回來接他。他寧可辦公。助理說：「凱雷克醫師，您不能不參加，我來處理。」

在外面待了四十分鐘之後，凱雷克終於進入會場，才剛坐下，川普總統就上台解釋曲速行動創造的「奇蹟」。總統開始談論政府如何擬定讓年長者與醫護人員同時優先施打的政策。川普補充說道：「最終決定權還是在各州州長手上，我們呼籲各州州長優先考量美國年長者的利益。」

白宮也邀請了輝瑞和莫德納高層與會，但是兩間藥廠都表示不克出席，顯然是不想讓自己的品牌捲入政治風暴。馬克斯在高峰會會場答應接受訪問，因為他以為這只是與各州州長的私下討論，沒想到訪問其實很隆重，川普最愛把事情搞大。稍後會由亞當・柏勒來訪問馬克斯。

馬克斯站上講台，柏勒感謝他過去幾個月的努力。柏勒問馬克斯，為什麼美國人該信任這些疫苗。馬克斯告訴柏勒食藥局的分析非常徹底，徹底到有時甚至會發現藥廠都沒發現的問題。馬克斯表示疫苗製造過程相當嚴謹、公開透明，接下來就讓美國人民親自驗證疫苗的成果。

柏勒問：「下一步是什麼？大家都希望可以趕快批准緊急使用授權，假設授權下來了，假設通過審核，下一步是？」

馬克斯說：「波爾納將軍會取得疫苗，並開始配送。」

柏勒再次強調馬克斯達成的成就，說：「華府不太好混，但是你和你的團隊證明了這不是黨派的成果，而是美國人的成就，在此僅代表美國人表達對你和團隊最高的謝意。」

阿札爾也參與了高峰會的小組討論，另外四位與談人分別是：德州州長阿博特、路易斯安納州州長約翰・貝爾・愛德華茲（John Bel Edwards）、田納西州州長比爾・李（Bill Lee）以及佛羅里達州州長羅恩・德桑蒂斯（Ron DeSantis）。阿札爾稱讚四位州長提出了「最周全的疫苗分配計畫」，可以做「全國的榜樣」。阿札爾問德桑蒂斯在制定優先接種對象時，考慮了哪些面向。

德桑蒂斯表示前線醫護人員以及年長者都能優先施打疫苗。「我們認為可以根據十二月底的數據開始分配年長者的疫苗，一月努力擴大年長者的接種涵蓋率。我們非常期待這項政策，也很盡心盡力。」

阿札爾說：「想想看，接下來的幾週之內，佛羅里達安養院內的所有年長者都可以受到疫苗保護。」過了一會兒，他又補充說道：「當然，疾管中心和諮詢委員會會提出接種指引，但是州長仍有權決定各州的優先接種順序。」

第26章

疫苗部署

十二月十一日星期五，彼得・馬克斯凌晨四點起床，到家裡的地下室開始工作。前一天晚上他得到消息，知道食藥局諮詢委員會支持輝瑞疫苗的緊急使用授權。現在，馬克斯和他的團隊要開始進行下一步，這樣疫苗才能在週六早上取得授權。馬克斯逐一閱讀團隊發來的文件，盡量強迫自己不關注大選最新動態的新聞。德州提出的選舉訴訟有一百多名共和黨國會成員連署支持，打算訴請聯邦最高法院判支持拜登的其中四州選票無效，這可是好幾百萬張選票。川普還是不想讓步。

早上八點左右，馬克斯收到食藥局局長韓恩的訊息。韓恩找他共同致電川普幕僚長梅多斯。馬克斯向梅多斯報告目前進度：團隊已經努力在趕件，週六就可以核發緊急使用授權。梅多斯回：「絕對還可以更快。」接著他便開始痛斥韓恩因為官僚作風而拖慢速度，他說：「如果今天以前不能取得授權，你最好準備好辭呈。」

馬克斯掛了電話，打給團隊成員進行群組通話，告訴他們事情的經過。「沒有人想要把局長丟在一旁不管。」馬克斯想起之前的事。大家都記得，局長在九月時支持疫苗指引，表示自己願意為食藥局同仁赴湯蹈火，面對政府。

馬克斯正在替疫苗標籤文字做最後審核，疫苗送至醫護人員手中時，必須跟著標籤。標籤上包含疫苗保存方式、疫苗施打對象，以及可能的副作用等資訊。這類標籤通常會送到疾管中心讓高層審閱並提出建議，但是這次馬克斯用群組通話請所有人即時同步逐字審閱。

緊急使用授權不同於標準審核程序，緊急使用授權的藥品標籤必須包含分配、監督等所有細節。有人發現標籤上寫到輝瑞疫苗必須置於原廠箱內，施打時才能取出。可容納九百七十五劑疫苗的特製原廠箱內放有乾冰，只能維持低溫狀態數日，而且箱子進不了冰櫃，勢必得事先取出疫苗。馬克斯劃掉那一行。

當天下午稍晚，馬克斯把文字傳給輝瑞做最後審查。接著他拿起電話打給輝瑞執行長艾伯樂，告訴他食藥局準備要批准輝瑞疫苗了，馬克斯說：「我們很期待盡快部署輝瑞疫苗。」

為了準時展開部署，波爾納使用軍事演習的方式，反覆確認所有環節都沒有差錯，甚至實際在全國進行疫苗運送模擬，有些地方打算出動美國法警替第一批疫苗運輸護航。但是對曲速行動來說，週五晚上批准授權是最糟的狀況。將軍不可能隔天就開始配送寶貴的疫苗，因為週日送達，診所也沒開。

此外，這個週六，第一百二十一屆陸海軍美式足球賽會在西點軍校的米基體育場（Michie Stadium）隆重登場。波爾納坐在韓福瑞大樓的辦公室內一邊追球賽，一邊確認部署行動一切順利。陸軍以十五比〇擊敗海軍，辦公室的人都在歡呼。施勞威稍晚也穿著美國海軍球衣現身韓福瑞大樓，故意要刺激波爾納。

十二月十四日星期一，疫苗開打日終於來到。早上九點二十三分，長島猶太醫療中心

（Long Island Jewish Medical Center）的護理師珊卓拉・琳賽（Sandra Lindsay）捲起護士制服的左袖，在紐約州接種了第一劑輝瑞疫苗。琳賽是非裔美國人、女性，她在州長古莫的接種直播中表示：「我相信科學。身為一名護理師，我的工作必須根據科學，所以我相信科學。」她鼓勵所有看到直播的人都去接種疫苗。

到了中午，第一梯一百四十五批疫苗中，已有五十五批送達美國各地的疫苗分配站，民選官員和醫護人員也在典禮中宣布新冠肺炎疫情即將終結。波爾納將軍以「持續不斷的鼓聲，揭開序幕」來描述這場盛事。到了當週尾聲，就會有一千五百二十二個接種站可以施打疫苗。據說疾管中心負責協助擬定聯邦政府安養院疫苗接種計畫的藥師帕特爾對波爾納感到萬分敬佩，因為在他的命令之下，疫苗才能順利推出，幾乎沒有閃失。公共衛生從業人員不太習慣這種作風，但他們現在也見證了軍事風格的威力。

十一個月前，美國第一例新冠肺炎確診案例出現在華盛頓州，現在共有三千九百劑疫苗抵達了華盛頓大學醫學中心（University of Washington Medical Center）。星期二，醫護人員以及安養院內的人就可以施打第一劑疫苗。華盛頓州州長傑伊・英斯利（Jay Inslee）會在當週收到六萬兩千四百劑疫苗，下一週可以再收到七萬四千一百劑。

但是開放施打兩天後，英斯利收到了壞消息：華盛頓州的第二批疫苗要減量四十%。英斯利發了一則推文：「這會造成嚴重後果，令人非常失望。要在實務上成功，就需要準確、可預測的數字。」英斯利的推文是個導火線，其他州的州長也生氣了。各州州長都對不能收到承諾的劑量感到非常憤怒。

這時大家就開始互踢皮球了。阿札爾上電視表示輝瑞在製造上遇到問題，而且輝瑞並沒有把製程完全向政府公開。輝瑞執行長艾伯樂立刻大發雷霆、嚴正否認。艾伯樂堅稱輝瑞已提供政府要求的所有相關資料，製造也沒有遇到問題。輝瑞董事會成員史考特・高特里布（Scott Gottlieb）在消費者新聞與商業頻道抱怨川普政府錯失了在十一月推出一千多萬劑疫苗的大好機會，搞砸了。高特里布輕描淡寫地談到輝瑞這幾個月來一直與曲速行動保持距離，只有在需要政府幫忙搞定疫苗原料時，才會忽然改變態度。

州長因為疫苗分配大吵大鬧倒是容易，軍隊就只能閉嘴做事，保持政治中立。但是波爾納將軍知道，他早就告訴各州州長疫苗分配量只是估計值。他知道疫苗製造就像是塞車的高速公路，一點點微小的騷動都會造成大影響，導致動彈不得的車輛愈來愈多。輝瑞各廠已經卯足全力在製造疫苗了。

然而，即便波爾納將軍在這七個月當中獲得了許多疫苗產業相關知識，他還是犯了個大錯。他忽略了疫苗製造的一個關鍵步驟。他知道疫苗出輝瑞的生產線之後，要先冷凍保存放置一個月才能進行無菌測試。但波爾納不知道的是，要在食藥局收到無菌測試分析報告證明書的四十八小時後，才能開始配送疫苗。第一批疫苗的證明書早就交給食藥局了，所以不受這四十八小時影響。但是第二批疫苗才剛出生產線，問題於是產生。美國西北部的冬季暴風降下了兩英寸的積雪，雪上加霜。

十二月十九日星期六，波爾納試著在莫德納取得緊急授權後的記者會上化解這件事。波爾納坐在韓福瑞大樓一間房內，背景是美國國旗，他說：「溝通上的問題，我個人會全權負責。」他承諾未來會盡力讓溝通更加清楚。曲速行動已經分配第一批兩百九十萬劑輝瑞疫苗至全國各地，莫德納疫苗也在前往配送中心的路上。共會有三千兩百八十五個接種站收到莫德納疫苗。波爾納相信，一月的第一週可以配送兩千萬劑疫苗，沒有問題。波爾納說：「每配送一批疫苗，就是往前挺進了幾碼。但是優秀的球員和教練都知道，要結束比賽，防守和進攻同等重要。」波爾納鼓勵民眾勤洗手、戴口罩、保持社交距離。「把疫苗這顆球推往終點就會得分，就可以進入達陣區，但是需要時間。」

回到韓福瑞大樓，那是個寧靜的午後，再兩天就是聖誕節了，凱雷克站在部長辦公室，抬頭看著提庇留（Tiberius）系統介面，提庇留是曲速行動的疫苗部署計畫，以《星際爭霸戰》企業號艦長詹姆士・提庇留・寇克（James Tiberius Kirk）命名。已經有將近一千萬劑疫苗被分派至全國各地，但是在取得第一批緊急使用授權後的十天中，施打數量卻只有一百萬劑。沒有人知道究竟為什麼施打速度這麼緩慢，也許是大家一開始的期望太高。

使命必達的凱雷克醫師看著南加州醫院病患滿載，疫情最嚴重的熱區是靠近墨西哥邊境的農業區帝國谷（Imperial Valley）。凱雷克打算在申特羅（El Centro）地區的醫療中心部署他的策略醫療團隊，協助當地醫事人員，並打算增加單株抗體的使用。他的醫官長約翰・雷德也和州政府官員討論使用老人健保資料庫來追蹤年長者，不管是單株抗體或是州政府疫苗接種計畫，年長者都應是優先對象。

當晚下班後，凱雷克和過去的軍中同袍羅伯特・史蒂芬（Robert Stephan）來到喬治城一間樸素的法國餐廳「小茅屋」（La Chaumière），坐在石爐旁的座位。凱雷克近日才到阿靈頓國家公墓（Arlington Cemetery）獻花圈給一位已故同袍，這位同袍在一九九三年一場直升機意外中喪生。兩人先是回憶起軍中點滴，後來話題轉至幾週後的總統交接。

總統大選前凱雷克曾樂觀表示，他認為自己還可以在防備應變處繼續服務六至八個月。但是後來川普拒絕宣布敗選，他的職位就可能不保。拜登的交接小組讓布萊特加入新冠病毒顧問委員會，曲速行動的奧斯特羅夫斯基也在十一月底第一次向小組進行簡報，但是凱雷克和其他政務人員卻遭到排擠。凱雷克發了電子郵件，表示願意私下向拜登團隊的另外兩名成員（包括可能接手防備應變處的人選）做簡報——但他的信卻石沉大海，沒有收到回音。

餐廳服務生替凱雷克再添滿深紅色的瓦給雅斯紅酒，凱雷克一邊抱怨：「我又不是政治打手，卻受到這種對待？如果他們覺得我判斷力很差，我倒要看看他們多厲害。」

凱雷克其實只是想要分享自己所學，幫助白宮順利運作。凱雷克醫師三十年的生物安全傳奇終於要畫下句點了嗎？世人還不知道「美國強盛」計畫的未來會如何，也不知道凱雷克是曲速行動的校長兼撞鐘。凱雷克非常氣餒，他說：「我只能說，不經一事，不長一智。」凱雷克在過去幾週當中達成了不少成就，距離卸任也還有些時間，他還可以拯救更多生命。但是他也知道，這樣做會讓他染上臭名，他難過地說：「染上川普的臭氣會很難洗掉。」

他吃了一口多佛比目魚，然後提起他的「最終反抗計畫」，眼裡閃爍著希望的光芒。他說在過去這幾週當中，他寫了一篇觀點文，文章名稱是〈二十一世紀的馬歇爾計畫〉（A Marshall Plan for the 21st Century）。一九四八年的馬歇爾計畫中，美國政府挹注了一百五十億美元的資金幫助重建二戰後的歐洲。凱雷克在後川普時代的疫苗外交中看到了機會，美國可以藉著送疫苗至外國，重新建立世界領導者的地位。

凱雷克打算讓默克藥廠負責製造嬌生的單劑疫苗，嬌生單劑疫苗一劑要價僅十美元，疫苗外交的想法可以搭這個順風車。隔天早晨，凱雷克和曲速行動疫苗負責人金鋼狼的馬特・赫本通了電話，把他已經告訴波爾納將軍的事再說一遍：他可以以不影響曲速行動的整體目標為前提，「完成這項任務」。

赫本說：「是時候了。楊森製藥會成為眾人關注的焦點。」楊森是嬌生的疫苗部門。

赫本會這樣說，是因為莫德納和輝瑞疫苗進展速度還是比預期中慢，ＡＺ疫苗短期內也似乎無法在美國獲得批准。施勞威的預測沒錯，ＡＺ疫苗對牛津在巴西和英國的臨床試驗數據太過樂觀了。ＡＺ表示自家疫苗有高達九十％的保護力，但是這個數據是來自其中一小組受試者，這群受試者意外接種了劑量只有一半的第一劑疫苗。受試者在完成兩季的接種後（曲速行動在美國的臨床試驗也必須接種兩劑），疫苗保護力降至六十二％。低空飛過合格門檻。嬌生只要一劑就可以提供更好的保護力。

賽諾菲和默克藥廠宣布初期試驗結果不理想，默克宣布退出，這讓曲速行動的疫苗預測又再度受到打擊。Novavax的候選疫苗雖然有緩慢的進展，但是Novavax和食藥局以及曲速行動之間的關係變得有點緊張。儘管如此，默克藥廠對於嬌生合作案還是躊躇不前，因為默克藥廠必須預留一些生產量能給他們挹注了四億兩千五百萬資金的新冠病毒候選藥物。凱雷克對這種「應急」藥物感到嗤之以鼻，雖然這種藥物有潛力可以拯救小部分重症患者，但是比起疫苗，藥物能發揮的還是非常有限。

要簽下嬌生合作案，可以靠國衛院院長柯林斯牽線，柯林斯和嬌生科學長保羅・史托佛斯（Paul Stoffels）交情很好。但是對於布萊特事件最後的發展，柯林斯還是對凱雷克有些不悅。布萊特接受委任負責國衛院診斷相關事宜的五個月後，他又氣呼呼地辭職了，還惡意揭發內幕想要拖垮柯林斯。然而因為柯林斯的身份地位，多數人沒把這當一回事。柯林斯應該可以安全在拜登政府裡保留原職。

不過柯林斯還是同意幫忙牽線。一月四日，柯林斯、阿札爾和凱雷克找來史托佛斯以及默克藥廠執行長弗雷澤，召開電話會談。這場談話非常順利，兩間公司也都同意合作，用弗雷澤的話說，他們要攜手幫助美國與世界。

不論有沒有凱雷克的參與，全球疫苗大計畫已經逐漸成型。國會不顧川普總統，撥了四十億美元的預算給世界衛生組織的疫苗全球取得機制「COVAX」，而國家安全會議（National Security Council）則積極計畫把剩餘的疫苗直接捐給其他國家。

一月五日一大清早，凱雷克在二七〇號州際公路上往西北行，離開首都。那天的天氣涼爽多霧，馬里蘭近郊是綿延的山丘。距離城市一小時，過了非德里克（Frederick），凱雷克轉上一條通往卡托克廷山林公園（Catoctin Mountain Park）的小公路，歷史聞名的總統休閒勝地「大衛營」（Camp David）就在這裡。阿札爾獲准帶十個人到大衛營重振士氣，他邀請了曲速行動的幾位關鍵人物，包括施勞威以及生醫研發局局長迪斯博。波爾納將軍也收到了邀請，但是只能以電話參與，因為他的妻子蘇珊（Susan）感染新冠肺炎，身體不適。

政策幕僚長保羅・曼戈坐在月桂小屋（Laurel Lodge）內的大桌旁，詢問團隊成員覺得曲速行動哪些方面表現優異，又哪些方面還有待加強。很多人提到整體計畫的組織架構非常成功，讓監察「不受干涉」，決策「沒有偏頗」，以及扁平式的組織架構。因為如此，曲速行動才有能力處理施勞威「危險大膽的目標」。阿札爾表示一切都在於對的人，也不得不提到兩起關鍵事件：喬伊・格羅根四月辭職離開川普政府，以及曲速行動不受副總統與副總統幕僚長操控。

至於缺失，凱雷克覺得新興生物科技和其他合約藥廠未能因應這次全球疫情挑戰擴大量產規模，非常可惜。阿札爾和衛生部法務長查羅則抱怨食藥局過於嚴苛，用審核完整執照的方式來審核緊急使用授權申請書。波爾納表示，在他看來，一大缺失是應該要把「最終目標」放在「成功讓人民接種疫苗」。他們太專注於把疫苗分配至各州，疫苗分配只是階段性目標。目前的疫苗施打總量僅一千三百萬劑，比阿札爾當初承諾的年底兩千萬劑要少。媒體已經開始大肆批評疫苗施打速度。

施勞威說：「疾管中心是個挑戰。」阿札爾表示同意。曼戈問：「接下來兩週該怎麼做？」

阿札爾表示曲速行動必須專注在疫苗接種以及取得接種率的精確數據。團隊最後的結論是，有些州還是太遵守疾管中心的優先施打指引，所以會需要鼓勵州長更靈活一些。紐約州州長古莫甚至揚言要讓插隊接種犯罪化，這種作法反而會導致疫苗浪費，釀成悲劇。古莫堅持疫苗接種必須公正平衡，但如此便無法讓最需要的年長者優先施打疫苗。

反觀疫苗競賽的領頭羊西維吉尼亞州，該州與獨立藥局合作，已經開始替安養院住戶施打疫苗。西維吉尼亞州州長吉姆・賈斯提斯（Jim Justice）和佛羅里達州與德州州長一樣，不顧疾管中心優先施打醫護人員的指引，選擇針對新冠病毒高風險醫師和藥師先行施打。西維吉尼亞州計畫開設十個疫苗接種站，讓所有八十歲以上的年長者以及五十歲以上的「必要工作者」、教師、醫護人員接種疫苗。賈斯提斯把這項計畫命名為「拯救智者行動」（Operation Save Our Wisdom）。

在大衛營的團隊成員決定與全國各大連鎖藥局合作，啟動早已規劃好的聯邦零售藥局計畫。必須替醫院和安養院清除所有障礙，目標是把數量仍有限的疫苗施打到民眾身上。但是這下曲速行動會面臨到一個問題，也就是現在是否適合釋放第二劑儲備疫苗。如果疫苗施打速度比預期慢，製造速度得以跟上腳步，也許可以減少儲備疫苗的數量？這個想法是很合理。

會議結束外出踏青前，阿札爾提出了曲速行動「過渡期管理」的問題。阿札爾希望在一月二十日退任之前可以找到一名部內員工（生醫研發局的蓋瑞・迪斯博看似是合適人選）負責處理《國防生產法》的緊急決定，至少做到拜登政府正式任命衛生及公共服務部部長為止。每個人都希望事情的發展可以順順利利。

第27章

耐力賽

隔天早晨，凱雷克跟核心成員回到了韓福瑞大樓。那天是一月六日星期三，大批川普支持者打算在白宮前示威，抗議國會計算選舉人票有瑕疵。川普發了一篇推文：「來參加，會很狂！」

凱雷克覺得這次示威活動可能會導致交通大亂，影響他的團隊上班。他讓多數團隊成員在家辦公，部長指揮中心的員工則會在華盛頓特區西北部統一地點遠距辦公。凱雷克一名員工在近午時分跑到他的辦公室說：「遊行示威的人要到國會大廈了！」副總統彭斯當時在國會內舉辦大型典禮，宣布各州勝選者。

凱雷克上了八樓會議室，走上陽台，那裡可以清楚看見國會大廈。已經有十幾名衛生部的員工在陽台上看熱鬧。凱雷克看到了阿札爾，阿札爾也是從自己的辦公室過來看看究竟有多少示威群眾。有報導指出這次示威遊行聚集了好幾萬人，但是阿札爾看起來人數根本不出幾千。兩人都看到其中一間參議員辦公大廈被投了煙霧彈，接著，阿札爾好像看到國會大廈屋頂有張布條緩緩展開。

「怎麼有人有辦法上去？」阿札爾問。接著他們就看到了電視新聞報導。示威民眾不是在屋頂上，他們突破了大廈的安檢。下午兩點十三分，副總統彭斯由保全人員護航離開參議院議場，因為有暴民在大喊：「吊死麥可・彭斯！」阿札爾要他的員工立刻返家。接著他便和凱雷克從空無一人的部長指揮中心拿了一個警用廣播接收器，前往部長會議室。會議室裡只有他倆，他們聽著廣播傳來國會大廈警力請求緊急支援的聲音。

阿札爾搖著頭，不發一語。凱雷克從沒見過阿札爾如此憤怒。「我也覺得不可置信。」凱雷克吐出這句話只是為了打破凝重的空氣。阿札爾深深嘆了一口氣，繼續搖著頭。凱雷克表示需要暫離會議室，關心一下他的員工。他在大廈各處找到了他的十名員工，要他們不能落單，每個人都要安全回到家。

凱雷克回到部長辦公室，發現阿札爾坐在那，神情恍惚。「現在我們該做些什麼？」阿札爾問。

「向您報告，我的人都找到了。」凱雷克答道。

「好的，感謝。」

凱雷克在約在四點三十分離開韓福瑞大樓，他開上了獨立大道，在交通號誌前停了下來，看著一大串川普支持者步行離開國會大廈。綠燈了，這些人停下來讓他的車通過。

回到家後，凱雷克在電視上看到不少人計畫在週末到各州首府進行抗議示威，也就是說可能還會有更多暴力集會。凱雷克兩個大學的女兒都在替春季開學做準備，全家最愛擔心的凱雷克急著想辦法保護女兒。

薩曼莎要回去找威廉和瑪莉，她在他們家頂樓租了一間房。那年秋天父母幫薩曼莎搬家時，凱雷克還指給她看火災最佳逃生窗，他說：「等等，這些窗戶都被油漆封死了，我去找把刀。」

安說：「鮑伯，不要啦。」

凱雷克說：「好吧。如果發生了什麼意外情況，就拿把椅子朝窗戶丟。」

瑪格莉特則要回德州大學奧斯丁分校。她希望畢業後可以加入寬提科（Quantico）海軍陸戰隊預備軍官學校（Marine Corps Officer Candidates School）。凱雷克和瑪格莉特的父女關係不是太好，但他很以勇敢的女兒為榮。聽說了德州州政廳可能會有暴動，凱雷克要瑪格莉特在家多待一週，一月二十日總統就職典禮過後再回去。他以前在特種部隊的一位同袍甚至還寫信跟他說些莫名其妙的「匿名者Q」陰謀論，信中寫道：「加入我們。」這讓凱雷克更加緊張。某天早上，凱雷克在上班前圈出《華盛頓郵報》一篇關於有人密謀暴動的報導，把報紙留在桌上給瑪格莉特看。

那天晚上，瑪格莉特告訴凱雷克她還是打算隔天回去。凱雷克求她至少等到週末。瑪格莉特說：「不可能，我要離開這裡。」瑪格莉特不想被困在維吉尼亞，她已經在這待了整個夏天，跟朋友相隔十萬八千里。

「妳不待在家，我就不能保護妳。」凱雷克說。

凱雷克的口氣聽起來很痛苦，瑪格莉特有點難過。「我接受過你的訓練，我是你女兒。」

「確實是，妳說的沒錯。」

「別擔心，我根本不會去奧斯丁。我會在聖馬科斯（San Marcos）顧狗。」

「總之……記得打電話給我，好嗎？」

「爸，一定打給你。」

巴尼・葛拉漢決定註冊推特帳號。他的疫苗貢獻兩度登上《紐約客》（*The New Yorker*），也上過《美國人生》（*This American Life*）以及其他媒體，但是他感覺是時候用他自己的視角來說故事了。他寫道：「這是我的第一則推文，我打算寫下這一整年的新冠病毒疫苗研發紀事與觀點。」那天是二〇二一年一月十日星期日，武漢人類病毒基因定序資訊在網路上公布滿一年的的日子。

麥克拉倫首先表示歡迎，科貝特也替他打氣，寫道：「你各位！我的計畫主持人，鼎鼎大名的巴尼・葛拉漢加入推特了！趕快追蹤，看他娓娓道來過去這一年的各種進展！」葛拉漢的女兒安妮也湊一腳說：「他的帳號上寫著『疫情防治』跟『社會正義』。我覺得這個組合很對！好喔，說完新冠肺炎的故事之後還可以說伊波拉、茲卡病毒，以及通用流感疫苗的故事。」安妮這段話還附上一個小女孩微笑的動圖。共有數百名新的追蹤者在他的推文底下留言，四千人按讚。哈迪・雅辛寫道：「你的專業是上天賜予的禮物，必須分享給世人。」

雅辛好幾年前還是博士後研究員的時候，有次到麥加朝聖時，發現了人類冠狀病毒HKU1。

現在葛拉漢的成就除了疫苗研發大突破之外，還有一萬四千多個推特追蹤者。

他也相當盡責地在隔天發了一篇後續，解釋他的疫苗設計流程：「刺突蛋白外結構區、脯胺酸替代物×2、無斷裂位、折疊三聚區塊和抗原標記，用於結構和酶免疫吸附純化；有AVI標籤的類似蛋白質的單株抗體；無標籤蛋白質的候選蛋白質疫苗。」

葛拉漢的老婆辛西雅首先開嗆他的疫苗推廣文，她在推特上回：「這一定要重寫，這樣才能……。」

女兒安妮補了一句：「媽媽，好了。他現在是寫給科學家看的，改天會再寫給我們這些平民看。」

過了幾天，葛拉漢說：「我叫他們不要煩我，我不知道自己幹麼要用推特。」那天是一月十五日星期五，他正走進國家過敏與感染疾病研究所疫苗研發中心的電梯。葛拉漢掛著口罩，口罩上的圖案是重複的新冠病毒刺突，再過六天他就要接種第一劑莫德納疫苗。佛奇和柯林斯都已經在十二月打了第一劑。

葛拉漢看見科貝特在他的辦公室外晃來晃去，一手拿著筆記型電腦，另一手拿著她和探索頻道（Discovery Channel）訪談時使用的小燈。葛拉漢開玩笑說：「她現在比我還出名。」科貝特給人的感覺確實很有活力，也是很有說服力的科學大使，和葛拉漢相較更是如此，因為葛拉漢很容易亂了思緒。幾分鐘後，科貝特來到葛拉漢的辦公室，葛拉漢給科貝特看另一個同事給的禮物，葛拉漢本來要拿出來但忘了。那是顆塗成銀色的保麗龍球，上面有紅色刺突，插著一支針筒——是個聖誕裝飾。

科貝特說：「好可愛！」再過不久科貝特就會離開國家衛生研究院到哈佛大學擔任教授，雖然科貝特非常期待單飛，但她也會想念這裡。另一方面，科貝特和葛拉漢兩人的合作關係似乎沒有結束的一天。

那週出了個緊急狀況，所以團隊又再度聚在一起。病毒每複製一次，複製過程就有可能不小心出錯，就像卡式錄音帶每複製一次音質都會耗損一樣。但是病毒和錄音帶不同，病毒複製時的差錯可能會導致病毒進化。新的病毒株的感染力可能會更強，在病人體內複製的能力也可能會更好。南非就出現了一株新冠病毒變異株，數據也顯示這個變異株的R0值比其他目前流行的病毒株高出了五十％。南非變異株後來被標為beta病毒株，beta病毒株的刺突蛋白上有很多突變，「鎖撬」受體結合區的尖端上也有突變。突變是RNA序列中的一個字母改變所造成，刺突蛋白序列第四八四個的麩胺酸氨基酸（E）變成了離胺酸（K）。

GNYNYLYrLFrKSNLKPFErDISTEIYQAGSTPCNGVKGFN

雖然這只是一個小突變，卻有可能讓染疫產生的抗體或莫德納疫苗製造的抗體保護力降低。疫情延燒愈久、愈多人染疫，就愈有可能發生這樣的情況。如果疫苗普及速度不夠快（不僅是美國，是全世界），病毒就會繼續演化、改變，人類就會被鎖在與病毒永無止盡的軍備競賽中。這是最可怕的情況。

競賽已經開始。葛拉漢與科貝特再度與莫德納密切合作。國衛院正在研發新的刺突蛋白，用來測試初代疫苗產生的抗體。科貝特希望葛拉漢可以批准四千美元預算，好在週末寄送新的樣本給莫德納，讓莫德納進行變異株測試。葛拉漢沒有異議。科貝特說：「不過我本來就打算要做了。」從這句話可以看出她當初吸引葛拉漢的膽識。

樓上，馬斯科拉坐在他四樓的辦公桌後方，計畫著下一步。他身後是一扇面北的窗，窗外是他的未來：現在疫苗研發中心旁邊要清出一塊地，擴大研發中心的規模。這項計畫醞釀已久，總算藉由《冠狀病毒援助、紓困和經濟安全法案》取得需要的資金。葛拉漢原型病原體的構想，現在是馬斯科拉疫苗研發中心的願景。研發中心的目標是預防未來有未知疾病爆發。同時，馬斯科拉和他底下的科學家也會繼續努力研發ＨＩＶ病毒疫苗，其中也包括與莫德納合作的一支疫苗。ＨＩＶ病毒疫苗的研發確實比新冠病毒疫苗研發更耗時，馬斯科拉估計可能還需要十年，但是他也將會見證研發中心達成佛奇最初的創辦目標。

隔天，一月十六日，馬克斯帶著他的狗艾迪在喬治城河濱公園散步。艾迪是德州路上撿回來的阿根廷杜高犬，發現當時，艾迪瘦到皮包骨，現在艾迪已經增了四十磅的肌肉，看起來輕輕鬆鬆就可以制伏瘦骨嶙峋的主人。波多馬克河上部署了幾艘巡邏艇替拜登就職典禮做準備。河邊也被圍了起來，四周放滿刺絲網圍欄。管制站駐有軍力，國會大廈、白宮以及國家廣場屋頂上也都有警察。

不管怎樣，馬克斯心情很好，因為十一月和十二月的壓力都已經解除了。但是他一想到他一手打造的曲速行動就這樣忽然被晾到一邊，又不開心了起來。馬克斯說：「做性格測驗的時候，理想主義的相關題目我總是得高分。」艾迪上了大號，是融化冰淇淋的質地，弄髒了草地。馬克斯從口袋抽出一個塑膠袋，盡量把地上的穢物包在塑膠袋裡。

從很多層面來看，曲速行動最大的贏家都是班塞爾，因為他終於向世界證明莫德納疫苗不是空談。美國三大藥廠：默克、賽諾菲、葛蘭素史克在這次疫情的疫苗競賽中都失敗了，班塞爾浮出檯面成為贏家。班塞爾的第一批疫苗產品已經上市，雖然輝瑞和BNT緊追在後，班塞爾努力拓展業務，總算有了豐碩的成果。

一月十一日下午，班塞爾在摩根大通線上健康醫療大會（J. P. Morgan Healthcare Conference）中，激動地談著這次的疫苗成就。班塞爾說：「我相信二〇二一年會是莫德納藥廠的歷史轉捩點。過去，我們認為mRNA疫苗有可能會成功……現在我們知道mRNA疫苗確實可行。」他也提到一九八〇年起，世界各地發現了八十餘種新型人類病毒，但是審核通過的病毒疫苗卻不到四％。班塞爾說：「各位想想，二〇一九年，全世界的疫苗收益是五十億美元。如果有人能開發大量的傳染性疾病疫苗，五到十年後，疫苗市場會有多大？」

班塞爾表示，根據莫德納藥廠和各國政府簽署的新冠病毒疫苗合約，莫德納藥廠可以在二〇二一年底創造至少一百一十七億美元的收益。莫德納藥廠累積的戰備基金愈來愈多，也開始大舉投資另外八種疫苗，其中包括葛拉漢很久以前的研究，也就是難纏的呼吸道融合病毒疫苗。莫德納另外也和國衛院合作開發ＨＩＶ病毒、立百病毒（Nipah）等致病病毒的疫苗，立百病毒和新型冠狀病毒一樣由蝙蝠帶原。不過還不只這樣，班塞爾說。莫德納藥廠也打算努力開發mRNA療程市場，包括治療癌症、罕見疾病、自體免疫疾病以及心臟疾病。班塞爾告訴觀眾，他已經等不及要見證接下來的十年會有什麼發展，他說：「我相信現在只是個開始。」

在接下來的幾個月中，輝瑞也會宣布拓展mRNA業務。輝瑞會逐步結束與ＢＮＴ的合作關係，並招募五十名新員工來幫助公司，用自己在這場疫情中累積的製造專業與製造能力，開始單打獨鬥。輝瑞執行長艾伯樂向《華爾街日報》（*Wall Street Journal*）表示：「我們與ＢＮＴ合作相當愉快，但是不靠他們，我們也能經營。」至於卡里科調整mRNA的作法後來也獲得了更近一步的認可。新聞報導指出，德國公司CureVac因不願意花大錢調整mRNA，他們的疫苗在第三期臨床試驗時，終告失敗。

川普卸任時，曲速行動剩下的三支疫苗仍朝著終點線的方向掙扎往前。接下來的幾個月中，嬌生疫苗會取得緊急授權，但是合約製造商新興生物科技公司卻因為尚未取得授權的AZ疫苗汙染了隔壁生產線的嬌生疫苗，不得不丟棄一千五百萬支疫苗。然而，凱雷克努力推動的默克嬌生合作案，也終於在拜登上任頭幾週內成功簽署。另一方面，Novavax的蛋白質疫苗在美國的臨床試驗中，展現了九十％的保護力，但是Novavax打算至少等到二〇二一年九月再向食藥局申請授權。雖然Novavax在美國疫苗競賽中落後其他藥廠，卻仍未被遺忘。流行病預防創新聯盟替Novavax從世界各地籌措量產資金，這支低價疫苗仍有潛力可以在貧窮國家防止新冠肺炎疫情危機。

施勞威不會留在職位上見證美國的疫苗曼哈頓計畫邁向終點，他的任期將於二月結束。但是波爾納將軍會留任，並在二〇二一年夏季繼續帶領前身為曲速行動的「對策加速團隊」（Countermeasures Acceleration Group）。

這時，張永振仍一如以往在上海市公共衛生臨床中心實驗室做著他的工作。二〇二〇年十月二十六日，張永振造訪武漢參加國際基因組學大會（International Conference on Genomics），於會中獲頒「數據分享傑出獎」。張永振雙手緊握、抬頭挺胸站在講台旁。一位年輕女士述說著他的豐功偉業，當時因他認為應該上傳第一支新冠病毒基因體至Virological.org網站，才得以拯救許多寶貴的生命。

然而，這位女士宣稱當初公開基因定序時間有所延誤，並非因為中國的禁令，而是因為張永振最先使用的美國基因資料庫作業時間過長，這種說法感覺就是中國自家的宣傳手段。她並沒有提到美國這個基因資料庫「基因銀行」（GenBank）的主要目的是分享科學出版中出現的基因定序，而這些基因定序只有在通過審查，並且上傳者提供最終審查結果之後，才能公諸於世。這種新型冠狀病毒的起源究竟是自己從自然界跨至人類圈感染人類，或是實驗室做實驗時意外出了問題，目前仍不得而知。不論真相究竟為何，看樣子中國在短期內是很難為終結疫情而公開相關數據。

阿札爾在韓福瑞大樓的最後幾週，仍因疫苗配送的問題飽受媒體抨擊。某天他在參加員工早會時，手機上準備了十九世紀作家查爾斯・麥凱（Charles Mackay）寫的一首詩。他告訴團隊成員耶誕假期他終於追完Netlix的影集《王冠》（*The Crown*）。某一集中，頭髮梳得乾淨整齊的英國首相柴契爾夫人向女王伊麗莎白二世讀了這首詩的其中幾行來反映現況，阿札爾想讀給大家聽。「你說自己沒有敵人？朋友，那並不值得炫耀。」他繼續讀下去：

勇於上陣作戰，敢於謹守崗位之人，定必樹敵。
無數敵者，其功業必微。
從無憤然抵抗叛徒，從無凜然糾正謊言，從無挺身撥亂反正。
臨陣退縮，一介懦夫而已。

大家在會議室內安靜嚴肅地聽著，一邊點著頭，表示同意阿札爾想傳達的訊息：他們必須堅強。世人終究會看見他們忍受的責難、做出的犧牲。至少，他們必須這樣相信。

一月十三日早上有場大型會議，與會者有阿札爾部內高層。阿札爾在會議中對所有人說，雖然演了國會暴動這場「鬧劇」，各位在韓福瑞大樓的努力確實換來了成果。阿札爾對於自己在曲速行動的成就感到非常滿意，此外，他也達成了他最在意的初衷，也就是讓藥品價格公開透明。會議中他也詢問部內高層覺得自己達成了哪些目標。凱雷克表示自己經歷過兩次戰爭、五次外派作戰，但是在衛生部的這幾年，卻是美國面對「最大挑戰與苦難」的日子。凱雷克說：「能在這種史無前例的時刻效忠國家，是我的榮幸。你們每一位偉大、英勇、無私的貢獻，我會永遠銘記在心。」

那週，凱雷克開始打包辦公室物品，幾位員工主動表示要幫他把東西拿下樓，凱雷克揮了揮手，拒絕了。他說：「這是我自己該做的事。」大家在下午四點左右開了一瓶酒，紛紛向他敬酒致意。卡拉漢本來說那週會經過華府，但一個影子都沒有，一如以往愛搞消失。有人謠傳卡拉漢接種了俄國疫苗Sputnik V，但他隨後表示這是無稽之談，他打的是輝瑞BNT疫苗。每個人眼眶裡都轉著淚水，環顧著凱雷克這三年累積的物品。凱雷克的前幕僚長克里斯・米金斯（Chris Meekins）送他一幅裱框圖畫，畫中有隻綁著幾顆氣球的企鵝飛在天上，另外兩隻企鵝抬頭看著牠。圖說寫道：鮑伯才不管酸民。

一月二十日早上八點，防備應變處助理部長凱雷克執行了他的最後一項勤務。國家廣場上人聲鼎沸。他來到史密森尼（Smithsonian）學會一棟建築內找他的醫學團隊，然後在就職典禮開始前，跟他們來到華盛頓紀念碑底下。協助就職典禮是防備應變處一直以來的責任，雖然團隊成員通常都待在國家廣場上的棚子內。凱雷克祝大家好運，給了每一位成員一枚印著防備應變處標誌的挑戰幣。挑戰幣一面有四個小圖案，其中一個圖案是醫徽——雙蛇交纏圖——另外還有疫苗針筒。挑戰幣外圍刻著防備應變團隊肩負的重任，有「國家災難醫療體系」、「公共衛生安全」以及最重要的「強大的領導能力」。

這群人站在一起，凱雷克望向白宮，看著海軍陸戰隊一號起飛，載走卸任總統。終於擺脫了，他心想。上午十一點五十九分，凱雷克走向他的福斯Jetta，準備最後一次以川普政府成員的身份跨越波多馬克河，前往維吉尼亞。當天下午共有一百五十萬名美國人接種新冠病毒疫苗，美國的累積施打劑量達到兩千兩百一十萬劑。鮮少人知道羅伯特・凱雷克在這場免疫競賽中扮演著重要角色。前一天，川普頒發了總統表揚給五十餘人，感謝他們在曲速行動上的卓越貢獻。

凱雷克醫師不在表揚名單上。

後記

撰寫這段文字的同時，美國每日新冠肺炎確診人數從二〇二一年一月初三十多萬人的高峰，已經降至少於一萬五千人；死亡人數與住院人數也降至冬季大流行時的八分之一。人數之所以可以大幅銳減，無疑是因為已有超過一億六千萬名美國人接種了至少一劑疫苗，一億三千萬人已完成接種兩劑。輝瑞疫苗已獲得青少年接種許可，輝瑞和莫德納也開始準備向食藥局申請完整許可證，冀在公共衛生危機解除後，疫苗仍可於市場流通。

五月十二日下午，我在洛杉磯騎著腳踏車前往凱薩醫療研究所，準備接種我的第二劑莫德納疫苗。疾管中心取消了室外戴口罩的建議，那天我在路上看到的笑容比過去一年看到的還要多。我把腳踏車鎖在日落大道上一個號誌旁，在醫院一棟大樓外的棚子底下，繞著排隊路線往前走。不到十分鐘，一名護理師就替我打好了針，在我的新冠病毒疫苗接種卡上蓋了第二個章。

美國和其他富裕國家的疫情似乎已逐漸趨緩，但是貧窮國家的情況還是很糟。二〇二一年入春那幾個月，全球確診人數不減反增，主因是南美洲和印度有些醫院氧氣瓶不足。全球最大的疫苗製造廠印度血清研究所（Serum Institute of India）承諾要在今年提供低收入國家上億劑疫苗，但是在印度政府的壓力之下，該研究所目前仍把疫苗屯在印度供國人使用。雖然美國已經開始把剩餘的疫苗捐給需要的國家，目前看來要達成群體免疫仍有難度，新的病毒變異株一直出現，疫情仍不受控的地區尤其嚴重，我們必須一直追趕病毒變異的速度。我們希望，或許在幾年之後，新型冠狀病毒造成的威脅可以減輕，變成類似過去的冠狀病毒或一般感冒，就算老弱婦孺感染也只會有輕微症狀。

二〇二一年一月二十日中午拜登上任，拜登政府提升、加強了新冠病毒整體緊急反應機制，挹注了幾十億美元作為疫苗預算，讓團隊中的醫師和科學家扮演關鍵角色，並計畫讓美國重返世界衛生組織。拜登政府比較懂經營管理，也比川普政府更有同理心，但是我在春季的訪談中，似乎看出韓福瑞大樓的軍備人員有著一絲惆悵。這風風雨雨的八個月中，他們建立起深厚的情誼，完成了偉大的歷史任務——曲速行動。就像是軍人一起從沙場歸來，雖然戰時經歷各種苦難，但是新的生活卻少了戰爭的刺激感。「曲速行動」這個充滿故事的名字被封印了，好似成了一個群龍無首、令人不悅的官僚機構。不論當時政治局勢為何，曲速行動的成就都不會被抹滅，也會成為美國人堅毅不拔的見證。

要為下一個生物威脅做好準備，會需要花上好幾年，維持穩定的生物醫學研究以及公共衛生監控科技，此外還需要敏捷有效的行動反應計畫。美國未來要面對的疫情也許不是另一種冠狀病毒，甚至可能根本不是病毒，或許是產生抗藥性的細菌，或是致命的黴菌如耳念珠菌（Candida auris），過去這一年當中，醫院感染耳念珠菌的案例愈來愈多。下一場全球疫情似乎沒那麼容易爆發，但當初也沒人覺得會爆發新冠病毒疫情。

拜登團隊出現防備應變處解散的風聲，未來相關職掌可能會由疾管中心負責，反對聲浪認為防備應變處是個失敗的實驗。凱雷克可不這麼認為，上一次跟他談話時，他正在自主整理結案報告，統整新冠病毒回應措施，替未來做準備。

參議員理查・波爾於三月致電凱雷克，詢問他回美國國會督導參議院健康委員會（Senate Health Committee）的意願。

凱雷克無法拒絕。

布蘭登・波瑞爾

二〇二一年六月十七日

謝辭

衷心感謝在疫情蔓延的這一年中，信任我、讓我參與生活的人。特別感謝羅伯特・凱雷克、麥可・卡拉漢、約翰・馬斯科拉和彼得・馬克斯。他們經常接到排山倒海的採訪請求，手邊又有各種待處理的重要工作，但是面對我的一再來電，他們總是不吝分享又善解人意。如果不是在二〇二〇年三月連絡上卡拉漢，問他當時手上有些什麼有趣的工作，這本書不可能問世。卡拉漢起初不願意和我多談，擔心這會波及他中國的合作對象，對他們之間成果豐碩的合作關係造成威脅，但是他最後替我聯絡了凱雷克，凱雷克提供了我衛生及公共服務部以及曲速行動的寶貴內情。凱雷克對我唯一的要求是：據實以報。

我想感謝美國國家衛生研究院的溝通團隊，在我每次詢問訪談事宜時，都能及時回覆。感謝安東尼・佛奇以及法蘭西斯・柯林斯願意在各種不同的場合接受訪談。也要感謝輝瑞在這個忙碌的節骨眼，讓我和團隊幾名成員進行訪問。著手開始這份報導的初期，我和疫苗研發的各路專家進行了許多訪談，出於各種考量，這些人在書中未能有應得的篇幅，但是有了他們的洞見，整體過程才得以更加順利。埃卡德・維默爾（Eckard Wimmer）：我經常想起你和你太太在疫情期間，每天早上聆聽古典樂的CD。也要感謝所有慷慨借用時間、與我分享知識的相關人士，因為私人因素，這些人請我不要公布他們的姓名。有你們，才有平衡、正確的報導。

感謝我勤奮的經紀人蘇珊・卡納凡（Susan Canavan），是她在二〇二〇年五月鼓勵我提案撰寫疫苗競賽的書籍，雖然當時我根本不知如何下筆。在此也向我朋友彼得・安德烈・史密斯（Peter Andrey Smith）致意，他告訴我卡納凡的提議很好。謝謝我的編輯笛安・艾美（Deanne Urmy）很有技巧地告訴我寫書的「可」與「不可」，也向我解釋什麼叫做章節內容「爆炸」，因為我的內容常常爆炸。我永遠不會忘記截稿日前最痛苦的那幾個月，來回審閱章節，每天與妳討論每一章要傳達的內容，我在妳身上學到了很多。也要感謝艾莉莎・歐帕（Alisa Opar）在編輯上提供建議，喬伊・可恩（Joy Crane）替我核對事實，以及崔西・若（Tracy Roe）用醫師銳利的眼光幫我檢查文章。

疫情剛爆發那段時間，各大雜誌社給了我機會冒昧打給相關專業人士，一頭栽入未知領域。感謝《連線》（*Wired*）雜誌的丹・恩柏（Dan Engber）刊登我的第一篇新冠病毒疫苗競賽文，也一如以往給我許多精闢的建議；感謝《科學》（*Science*）期刊的提姆・艾本柴勒（Tim Appenzeller）刊登卡拉漢深入武漢系列報導的第一篇。也要感謝《國家地理》（*National Geographic*）雜誌的彼得・葛溫（Peter Gwin），讓我撰寫郵輪疏散事件以及卡拉漢的相關報導；感謝蜜雪兒．奈胡斯（Michelle Nijhuis）讓我可以替《大西洋》（*Atlantic*）雜誌做疫苗佐劑的深度報導。

因為有一大群眼光犀利的讀者，才能讓這本書更好。特別感謝艾利．多爾金（Elie Dolgin），他對mRNA疫苗的知識相當豐富，我望塵莫及；也要感謝阿波瓦．曼達維利（Apoorva Mandavilli）傳授我免疫知識。查爾斯．希恩（Charles Sheehan）、育弗．艾伏諾（Yuval Avnur）、馬修．邁德羅（Matthew Medeiros）、約瑟夫．歐蘭尼查克（Joseph Oleniczak）和克里斯多夫．所羅門（Christopher Solomon）各對本書有不同的貢獻。我的父母和姊妹也自願當第一批受試讀者，在撰書過程中提供許多寶貴建議。

我的傑出伴侶裘蒂．肯茲（Jodi Kuntz）在我懶得做飯時餵飽我，在我不想寫作時和我出去踏青，在我告訴她自己很爛時對我翻白眼。是妳讓這整個過程變得更加美好，我會找機會好好補償妳。還有梅西（Mazzy），我知道我們不像以前一樣常往戶外跑，但是謝謝你每天陪著我，在我的書桌旁蜷著身子，在我每次要進行Zoom訪談時，叼來吱吱叫的玩具。

註解

我的報導是根據一百多名受訪者的訪談。在二〇二〇至二〇二一年期間，我也多次造訪華盛頓特區與重要人物見面，參觀關鍵地點。書中佔有許多篇幅的角色，都至少受訪過一次，另外我也請教了許多不具名人士。許多情報來源是現任或過去的政府官員以及川普政府成員，他們提供我許多未納入書中的寶貴背景知識，也請我不要暴露他們的身份。

書中有一手及二手對話的重現。有些情報來源在文字紀錄中附上引言，與我分享；有些是電話通話時由第三者分享，或是在得知對話內容後直接與當事人確認。我並未刻意將兩次對話或兩場會議結合在一起，但是時有針對同一主題，短時間內接連開了好幾場會議的情形，難以分辨哪些話是哪一次所說的。

我也盡力參考各種公開或非公開文件來證實手上的情報，如新聞資訊、電子郵件、簡訊、照片、行事曆項目、影音檔以及即時筆記。若有官方逐字稿或推文等文字紀錄，我會修正文字紀錄中的文法錯誤，避免造成讀者閱讀上的困擾。紀錄或記憶出現衝突時，我會盡力判斷，選擇最可靠的版本。

下面的註解提供的次要公開資料，都是書中曾引用或大幅依據的重點內容，考慮到寫作風格，需於註解提供資料來源。

前言

樣本送達時間以及基因定序時程相關細節來自查理・康貝爾（Charlie Campbell）的〈替第一支新冠病毒進行基因定序的中國科學家親談這項工作的爭議〉（The Chinese Scientist Who Sequenced the First COVID-19 Genome Speaks Out About the Controversies Surrounding His Work），《時代》雜誌，二〇二〇八月二十四日。武漢病患的臨床資料以及定序數據來自吳凡等人的〈導致人類呼吸道疾病的中國新型冠狀病毒〉（A New Coronavirus Associated with Human respiratory Disease in China），《自然》期刊五七九（二〇二〇年二月三日）：二六五—六九。武漢人類病毒基因定序與上傳資訊可參考以下網址：https://virological.org/t/novel-2019-coronavirus-genome/319。

我並未親自與張永振談話，張永振的個性和背景來自我在二〇二〇年九月十六日與愛德華・霍姆斯的訪談以及「圍牆倒下會議」（Falling Walls Conference）網站上的張永振訪談影片：https://falling-walls.com/discover/videos/breaking-the-wall-to-redefine-the-rna-virosphere/。

當時華南市場可能販售貉、竹鼠和蛇的資訊是由肖瀟等人的著作推斷：〈武漢海鮮市場在新冠肺炎疫情爆發前販售野生動物〉（Animal Sales from Wuhan Wet Markets Immediately Prior to the COVID-19 Pandemic），《科學報告》（*Scientific Reports*）期刊一一（二〇二一年六月七日）。也有其他研究指出該市場販售竹鼠與蛇，美國有線電視新聞網也公布了二〇一九年華南市場內出現貉的影片，雖然影片內容未經證實。

第1章：聽起來像是，可能有戲

史戴芬・班塞爾於二〇二〇年十二月十七日與《麻省理工科技評論》（*MIT Technology Review*）安東尼奧・里格拉多（Antonio Regalado）的訪談中提到，國家衛生研究院和莫德納不約而同提出「一樣的（疫苗）設計」。資料指出，葛拉漢當初決定保留完整的弗林蛋白酵素斷裂位，刺突蛋白可以藉著弗林蛋白酶酵素在這個位置一分為二。葛拉漢可以改變弗林蛋白酵素斷裂位讓刺突蛋白更加穩定，但是他感覺這個斷裂位就像是在摺紙時特地切的一個小切口，可以使免疫反應更加靈活。葛拉漢不認為莫德納也會做出這種違反直覺的決定。

第2章：勇氣與懷疑

我從公開資料、與史戴芬・班塞爾的弟弟克里斯多・班塞爾以及好友伯納德・蒂爾利（Bernard Thierry）的訪談中，拼湊出班塞爾的生活樣貌。其他公司程序相關細節，包括漢米頓・班尼特的引言，整理自凱薩琳・艾爾頓（Catherine Elton）的〈莫德納疫苗競賽不為人知的故事〉（The Untold Story of Moderna's race for a COVID-19 Vaccine），《波士頓》（*Boston*）雜誌，二〇二〇年六月四日。

達沃斯有一百一十九名億萬富翁的資訊來自湯姆・梅特卡夫特（Tom Metcalf）的〈達里歐、戴蒙和另外一百一十七名億萬富翁造訪達沃斯〉（Dalio, Dimon and 117 Other Billionaires Descend on Davos），Bloomberg.com，二〇二〇年一月十六日。

「唯一可以確定的是……」出自德瑞克・羅威（Derek Lowe）的〈離開莫德納〉（Leaving Moderna），「管線之中」部落格（In the Pipeline），《科學轉化醫學期刊》（*Science Translation Medicine*），二〇一五年十月十四日。

牛津大學的莎拉・吉爾伯特討厭鎂光燈的描述來自史蒂芬妮・貝克（Stephanie Baker）的〈新冠病毒疫苗領先者已超越對手好幾個月〉（COVID Vaccine Front runner Is Months Ahead of Her Competition），《彭博商業周刊》（*Bloomberg Businessweek*），二〇二〇年七月十五日。

第一個新冠病毒確診案例的描述來自蜜雪兒・霍許（Michelle Holshue）等人的〈二〇一九美國新冠病毒零號案例〉（First Case of 2019 Novel Coro），《新英格蘭醫學雜誌》（*New England Journal of Medicine*）三八二（二〇二〇年三月）：九二九—三六。

第3章：沒有禁止，也沒有授權

麥可・卡拉漢談到自己二〇二〇年三月二十五日造訪武漢參加波士頓醫學交流社團（Exchange Club of Boston）；參考索盧・佩德森（Thoru Pederson）的〈對數時代的冠狀病毒對話〉（Coronavirus Conversations, in a Time of Logarithm），《美國生物實驗學學會聯合會會刊》（*FASEB Journal*）三四（二〇二〇年五月四日）：六〇〇三—五。後來卡拉漢也在二〇二〇年四月十三日和我的五小時訪談中，近一步描述武漢行的細節，並且回頭查找當時的行程表，於二〇二〇年四月二十三日的電話對談中，提供我確切日期。

第4章：我們的竊聽器和瓦斯檢查員

二〇二〇年一月二十八日當晚情形以及後續與疾管中心協商的相關描述，皆來自與防備應變處團隊的訪談以及新聞報導。其他當時面臨的挑戰，可參考衛生部法務部門二〇二〇年四月二十四日的執行報告書。

疾管中心儲備的相關問題可參考二〇一七年衛生部檢察總長辦公室的報告：〈若發生緊急公衛事件，疾管中心的國家戰略儲備系統可能會措手不及〉（Readiness of CDC’s Strategic National Stockpile Could Be at risk in Case of a Public Health Emergency）。

凱雷克專注處理生化恐怖主義，遭到不少批評。尤其他為了保護美國免受炭疽病襲擊，一年就用掉了防備應變團隊五分之一的年度預算。可以參考史蒂芬妮・阿莫（Stephanie Armour）、亞歷山德拉・柏森（Alexandra Berzon）以及詹姆斯・格里馬爾迪（James Grimaldi）的〈美國緊急應變單位為了處理戰爭威脅而罔顧疫情〉（Nation's Top Emergency-Preparedness Agency Focused on Warfare Threats Over Pandemic），《華爾街日報》，二〇二〇年六月九日。這樣的批評並未考慮到防備應變團隊並非單純的科學機構，而且面對疫情威脅，當時並沒有太多後期或商業上的對策。帶領加爾韋斯頓國家實驗室（Galveston National Laboratory）的微生物學家詹姆士・勒杜克（James LeDuc）告訴我：「事後諸葛很好當：『你當時應該這樣做才對』。如果這真的是生物武器攻擊，大家就會覺得他是天才。」想了解更多亞歷克斯・阿札爾和喬伊・格羅根間的幹細胞之戰，可參考伊蓮娜・普洛特（Elaina Plott）和彼得・尼可拉斯（Peter Nicholas）的〈被遺忘的白宮團隊如何在川普時代重新掌權〉（How a Forgotten White House Team Gained Power in the Trump Era），《大西洋雜誌》，二〇一九年六月二十七日，以及伊蓮娜・約翰森（Eliana Johnson）和丹・戴蒙的〈反墮胎團體施壓，衛生及公共服務部禁止聯邦政府進行胎兒研究〉（Pushed by Anti-Abortion Groups, HHS restricts Fetal Tissue research）《政客》雜誌，二〇一九年六月五日。

第5章：穩定刺突

巴尼・葛拉漢、摩根・基爾曼（Morgan Gilman）和傑森・麥克拉倫的〈結構型疫苗抗原設計〉（Structure-Based Vaccine Antigen Design），《藥品年度審核》（*Annual Review of Medicine*）期刊七〇（二〇一九年一月）：九一－一〇四，整理了當初為了對抗HIV病毒而開發，後來卻在預防呼吸道融合病毒和冠狀病毒上反而更有效力的疫苗技術。然而冠狀病毒第一代疫苗使用的S-2P技術並不如預期中穩定。麥克拉倫的實驗室接著設計了置入六個脯胺酸的刺突蛋白，他們把設計稱為HexaPro，這種技術可以製造出較多的融合前刺突蛋白，耐熱也耐凍。亦可參考謝慶霖等人的〈藉由高解析度的蛋白質結構為藍圖，設計次代棘蛋白，並維持正確的構型〉（Structure-Based Design of Prefusion-Stabilized SArS-CoV-2 Spikes），《科學》期刊三六九（二〇二〇年九月）：一五〇一－一五。用這種技術做出的低成本蛋白疫苗，於二〇二一年四月在越南以及泰國展開了人體試驗。

第6章：老派和新派

格瑞格里・葛倫交接的相關描述來自凱倫・溫特勞布（Karen Weintraub）和魏百思（Elizabeth Weise）的〈新冠病毒疫苗衝刺賽於一月展開，終點就在前方〉（The Sprint to Create a COVID-19 Vaccine Started in January. The Finish Line Awaits），《今日美國報》（*USA Today*），

二〇二〇年九月十一日。催生Novavax疫苗平台的關鍵研究是史密斯（G. E. Smith）、桑默斯（M. D. Summers）和弗萊瑟（M. J. Fraser）的〈帶有桿狀病毒表現載體的昆蟲細胞中，人類β型干擾素的製造〉（Production of Human Beta Interferon in Insect Cells Infected with a Baculovirus Expression Vector），《分子與細胞生物學》（*Molecular and Cellular Biology*）期刊三（一九八三年十二月）：二一五六—六五。

第7章：疫情爆發

衛生部和白宮預算辦公室之間的預算協商可見於亞斯敏・阿布塔列柏（Yasmeen Abutaleb）等人的〈新冠病毒疫情肆虐，美國面臨拒絕與失能之困境〉（The U.S. Was Beset by Denial and Dysfunction as the Coronavirus raged），《華盛頓郵報》，二〇二〇年四月四日。從疫情控制到疫情緩解這段時間內發生的事，可見於《紐約時報》的長篇報導〈川普早該預見疫情發展：政府對抗新冠病毒失敗的原因〉（He Could Have Seen What Was Coming: Behind Trump's Failure on the Virus），《紐約時報》，二〇二〇年四月十一日。這些文章激怒了不少白宮內部人士，他們感覺阿札爾是因為二月底被工作小組冷落，進而展開報復。

第8章：完全在掌控中

卡拉漢在二〇二〇年二月表示擔心瑞德西韋會造成肝臟負擔，但是瑞德西韋的毒性事實上沒有卡拉漢想的嚴重。然而，卡拉漢表示食藥局在十月核發瑞德西韋的完整藥證後，仍未見過有新冠肺炎病患符合瑞德西韋的投藥標準。

當時有眾多媒體爭相報導疾管中心試驗方式引發的問題。關於這起慘劇，最詳盡的報導是詹姆士・班德勒（James Bandler）等人的〈疾管中心殞落內幕〉（Inside the Fall of the CDC），ProPublica，二〇二〇年十月十五日。

里克・布萊特的生醫研發局產業日演講影片如下：https://vimeo.com/364826086/e38fe6de5d。

第9章：總統的會議

更多柯克蘭療養中心的相關資訊，可以參考凱蒂・恩格爾哈特（Katie Engelhart）的〈十號房發生了什麼事？〉（What Happened in room 10?），《加州星期天雜誌》（*California Sunday Magazine*），二〇二〇年八月二十三日。

第10章：這還沒結束

「這還沒結束……」來自崔西・杜利（Tracey Tully）的〈因新冠病毒痛失五位親人的家庭

的訊息〉（What a Family That Lost 5 to the Virus Wants You to Know），《紐約時報》，二〇二〇年六月三十日。我的描述整理自多家媒體的報導，以及我在二〇二〇年十一月二十五日與伊麗莎白・福斯科進行的訪談。新冠病毒在美國人口間的傳播數據，是由加彼列・戈（Gabriel Goh）的疫情計算機（https://gabgoh.github.io/COVID/index.html）算出的估計值，數據也經過科羅拉多大學波爾德分校的丹尼爾・拉勒莫爾（Daniel Larremore）審核。

第11章：一間公司的誕生

光是莫德納的故事就可以寫成一本書，創業初期的酸甜苦辣也已有其他記者大幅報導。舉例來說，我幾乎沒有談到莫德納用固體脂質奈米顆粒（lipid nanoparticles）把mRNA送入細胞的技術，這又是另一場專利大戰。更多相關資訊可參考萊恩・克羅斯（ryan Cross）的〈若沒有這些脂質載體，新冠病毒的mRNA疫苗不可能問世〉（Without These Lipid Shells, There Would Be No mRNA Vaccines for COVID-19）《化學化工新聞》（*Chemical and Engineering News*）雜誌九九（二〇二一年三月六日）。

「在血液中穩定個幾秒鐘」出自丹尼斯・席柏（Denise Silber）的〈新冠病毒疫苗競賽：莫德納執行長是哈佛校友〉（When a Harvard Alum Is the CEO of Moderna Therapeutics, in the race for the COVID-19 Vaccine），哈佛企業家校友（HAE Invites）網路廣播，二〇二〇年六月二

十四日，https://www.harvardae.org/podcasts/2020/6/22/when-a-harvard-alum-is-the-ceo-of-moderna-therapeutics-in-the-race-for-the-covid-19-vaccine。

第12章：搶購一空

法蘭克・加布林的故事以及簡訊內容來自阿拉斯泰爾・吉（Alastair Gee）的〈第一名戰死新冠病毒沙場的美國急診醫生〉（America's First ER Doctor to Die on the Frontline of the Coronavirus Battle），《衛報》（*Guardian*），二〇二〇年四月九日。

傑瑞德・庫許納在疫情反應中扮演的角色，可以參考凱瑟琳・埃班（Katherine Eban）的〈這是他們的問題：傑瑞德・庫許納如何讓市場決定美國疫情的未來〉（That's Their Problem: How Jared Kushner Let the Markets Decide America's COVID-19 Fate），《浮華世界》（*Vanity Fair*），二〇二〇年九月十七日。

根據眾議院監督委員會（House Oversight Committee）內民主黨人士取得的信件紀錄，白宮顧問彼得・那法若是飛利浦案的主要協商者，而實際簽下這個案子的則是亞當・柏勒。可以參考海蒂・普爾茲貝拉（Heidi Pryzbyl）的〈白宮民主黨人士踢爆川普政府超支預算添購呼吸器，花費上看五億美元〉（House Democrats Find Administration Overspent for Ventilators by as Much as $500 Million），美國國家廣播電視公司新聞，二〇二〇年七月三十一日。

「我們需要幫助」來自阿維托・切席克—古施密特（Avital Chizhik-Goldschmidt）、喬恩・卡里許（Jon Kalish）和茉莉・柏根（Molly Boigon）的〈喪葬協會建議設計新的下葬儀式：布魯克林殯儀館屍滿為患〉（Burial Society Organization Suggests New rituals; Brooklyn Funeral Home Overwhelmed），《前進》（*Forward*）刊物，二〇二〇年三月三十一日（https://forward.com/news/442844/borough-park-funeral-home -coronavirus/）。

第13章：普發口罩

參議院健康委員會一名資深員工向我解釋，三十五億美元的經費是為了協助國家衛生研究院「與生醫研發局、食藥局以及疾管中心共同」進行研究。該事件的背景是，防備應變處和生醫研發局已經取得第一批新冠病毒補助款，國衛院則尚未取得經費。這名資深員工表示：「我們聽到這個急轉彎都很震驚。」

細胞介素抑制劑對新冠病毒的效用仍未確定。生醫研發局出資的兩項試驗中，尚未出現成功救命案例。國家衛生研究院的多重藥物試驗中，納入了另一種細胞介素抑制劑，也就是禮來的 baricitinib。試驗發現，這種藥物與瑞德西韋一併使用，可以減少一天的住院時間。英國的康復試驗中有項開放標籤研究（open-label study），研究中的醫師和病患都知道究竟投了哪種藥，研究結果可以看出，基因泰克的托珠單抗（tocilizumab）對住院病患可以產生療效。

四月六日白宮戰情室會議的相關資訊來自凱雷克的記憶，我也獲得彭斯副總統前員工奧利維亞・特洛伊（Olivia Troye）的證實。四月八日，Axios 新聞網報導該計畫已喊停；見凱特琳・歐文斯（Caitlin Owens）和強納生・史旺（Jonathan Swan）的〈川普政府免費提供百萬個口罩的計畫無疾而終〉（Trump Administration Plan to Provide Millions of Free Face Masks Fizzled），Axios，二〇二〇年四月八日，https://www.axios.com/hanes-face-masks-white-house-a09a360f-4d52-4c08-baee-4a85e1f6562f.html。

「川普奪回控制權」出自鮑伯・伍德沃德的《憤怒》（*Rage*，紐約：賽門舒斯特出版社，二〇二〇）。

第14章：不可能的任務

成功來自眾人的努力，而催生曲速行動的關鍵事件，仍是眾說紛紜。就算不是病毒學家，一般人也都知道到了三月底，美國就會需要一個強大的組織來開發疫苗。那時有一群非政府人士自稱「對抗新冠病毒的科學家團隊」（Scientists to Stop Covid-19），他們也努力想要說服川普政府推動類似於曼哈頓計畫的疫情終結計畫；可參考羅伯・柯普蘭（Rob Copeland）的〈推動新冠病毒曼哈頓計畫的科學家和億萬富豪地下組織〉（The Secret Group of Scientists and Billionaires Pushing a Manhattan Project for COVID-19），《華爾街日報》，二〇二〇年四月二十七日。無論如何，曲速行動之所以問世，有賴於凱雷克和馬克斯兩人起初的火花以及對彼此的尊敬。

於此同時，曼哈頓計畫二・〇和RADx也打算展開合作，國衛院院長柯林斯想要建立公私部門之間的合作關係，並把該項合作計畫稱作「新冠病毒藥物暨疫苗加速研發計畫」（Accelerating COVID-19 Therapeutic Interventions and Vaccines，ACTIV）。起初各項計畫有些重疊，與企業界的溝通也不甚順暢，而且各單位還有金錢、權力角逐的問題，這些相關細節我並未在書中詳述。四月二十九日，凱雷克表示曼哈頓計畫二・〇是「新冠病毒藥物暨疫苗計畫加速研發計畫的推動器」，國衛院於是擔起了臨床試驗設計主要顧問的角色。於此同時，生醫研發局成為了國防部、疾管中心以及其他疫苗製造／分配單位間的溝通橋梁。

第15章：重新掌權

到了二〇二一年六月時，里克・布萊特爆料一事仍未有最終定案。他現在是洛克菲勒基金會（Rockefeller Foundation）疫情預防回應團隊（Pandemic Prevention and Response）的負責人。

第16章：快馬加鞭的賽局

協調版試驗方案首見於賴瑞・柯里等人的〈美國暨全球新冠病毒疫苗臨床開發與評估：

國家過敏與感染疾病研究所疫苗研發中心扮演的角色〉（Briefing Document on Involvement of NIAID in Development of Public-Private Partnership for the Clinical Development and Evaluation of COVID-19 Vaccine for US and Globally），國家衛生研究院，二〇二〇年四月九日。

更多關於新冠病毒起源的辯論，可參考凱瑟琳・埃班（Katherine Eban）的〈實驗室流出說：揭祕新冠病毒的起源〉（The Lab-Leak Theory: Inside the Fight to Uncover COVID-19's Origin），《浮華世界》，二〇二一年六月三日。

第17章：戰爭節奏

卡羅・納塔瑞斯特法尼二〇二〇年六月四日的造訪以及後續報告，記載於謝里爾・蓋伊・斯托伯格（Sheryl Gay Stolberg）、莎朗・拉弗蘭尼爾和克里斯・漢比（Chris Hamby）的〈政府高層認為新冠病毒疫苗廠應受「嚴密監控」〉（Top Official Warned that COVID Vaccine Plant Had to Be 'Monitored Closely'），《紐約時報》，二〇二一年四月七日。

第18章：試驗方案的主導

「未能提供……證據」來自基茲梅基亞・科貝特等人的〈mRNA-1273 疫苗在非人類靈長類動物體內的新冠病毒保護力評估〉（Evaluation of the mrNA-1273 Vaccine Against SArS-CoV-2 in

Non-human Primates），《新英格蘭醫學雜誌》三八三（二〇二〇年）：一五四四—五五。

第19章：三億劑的疫苗

曲速行動和輝瑞間的關係來自政府內部許多祕密情報人。此外，也有一位參與者的筆記提到兩者之間的緊張關係一直持續至十月。一份報導指出（見約翰・羅爾曼〔John Lauerman〕和萊利・葛里芬〔Riley Griffin〕的〈輝瑞加碼提供美國一億劑疫苗〉〔Pfizer to Supply U.S. with 100 Million More Vaccine Doses〕，彭博，二〇二〇年十二月二十三日），輝瑞最後政策轉彎，於十二月中請求使用《國防生產法》。引述自蒙塞夫・施勞威的話：「如果你請求政府搬出《國防生產法》，政府於法有權干預你的製造過程。」然而輝瑞執行長艾伯樂在與我的訪談中，堅稱輝瑞已經把政府需要的所有製造相關資料都提供給曲速行動了。他說：「所有狀況他們都很清楚，全部的資訊都公開給他們了。」

「你準備好了嗎？」出自WTOC-TV的唐恩・貝克疫苗接種報導，於二〇二〇年七月二十七日發布於臉書。

第20章：血漿之亂

「兩起……感染小兒麻痺」出自愛德華・肖特（Edward Shorter）一九八七年的著作《健

康世紀》（*The Healthy Century*），書中也談到生物製品評估和研究中心前身為生物實驗室。卡特製藥事件相關細節可參考保羅・奧菲特（Paul Offit）的《卡特事件：美國首支小兒麻痺疫苗導致疫苗危機》（*How America's First Polio Vaccine Led to the Growing Vaccine Crisis*）（康乃德克紐黑文，耶魯大學出版社，二〇〇五）。

第21章：臨床試驗

AZ疫苗試驗問題最完整的懶人包，可參考雷貝卡・羅賓斯（Rebecca Robbins）等人的〈致命的錯誤——美國對疫苗先鋒失去信心〉（Blunders Eroded U.S. Confidence in Early Vaccine Front- runner），《紐約時報》，二〇二〇年十二月九日。

第22章：多災多難

《發病率和死亡率周報》之外，麥可・卡普托和川普政府其他成員，包括黛博拉・柏克斯和布列特・吉羅爾，也改寫了疾管中心發布的某些指引文件。拜登政府上任後，新任疾管中心主任羅切爾・瓦倫斯基（Rochelle Walensky）下令審查這些文件，找出了三份「非由疾管中心擬定審核」的文件，表示這些文件小看了這次疫情。

第23章：你怎麼知道？

輝瑞疫苗製程出自艾瑪・考特（Emma Cott）、艾略特・德布恩（Elliot deBruyn）和強納森・科羅姆（Jonathan Corum）精采絕倫的〈輝瑞如何製造新冠病毒疫苗〉（How Pfizer Makes Its COVID-19 Vaccine），《紐約時報》，二〇二一年四月二十八日，以及蘇・哈爾彭（Sue Halpern）的〈為什麼新冠病毒疫苗不能普及〉（Why COVID-19 Vaccines Aren't Available to Everyone），《紐約時報》，二〇二一年三月十三日。攪拌器的細節來自喬・瓦森（Joe Watson）的〈幹大事：輝瑞如何製造百萬劑疫苗〉（Making Moonshot: How Pfizer Makes Its Millions of COVID-19 Vaccine Doses），《辛辛那提紀事報》（*Cincinnati Chronicle*），二〇二一年四月二日。

第27章：耐力賽

蒙塞夫・施勞威於二〇二一年二月十日離開曲速行動。那個月，他的前雇主葛蘭素史克藥廠收到一封來自員工的信，宣稱施勞威在擔任該公司董事時曾經對她性騷擾。經過調查，葛蘭素史克藥廠於二〇二一年三月二十四日宣布該指控屬實，並已和施勞威脫離關係，也會重新命名馬里蘭州洛克維的施勞威疫苗研究中心。施勞威在當天下午發表聲明，向該員工「毫無保留」地致歉。施勞威寫道：「我會更加努力，藉此彌補受到這次事件影響的所有人。」

張永振獲獎之相關資訊以及頒獎影片請上EurekaAlert：https://www.eurekalert.org/pub_releases/2020-11/g-cdh111020.php。

全球視野

疫苗戰爭：全球危機下Covid-19疫苗研發揭密，一場由科學家、企業、政府官員交織而成的權力遊戲與英雄史詩

2021年11月初版　　定價：新臺幣450元

有著作權・翻印必究
Printed in Taiwan.

著者	Brendan Borrell
譯者	吳國卿
	王惟芬
	高霈芬
叢書編輯	陳冠豪
校對	吳美滿
內文排版	林婕瀅
封面設計	兒日

副總編輯	陳逸華
總編輯	涂豐恩
總經理	陳芝宇
社長	羅國俊
發行人	林載爵

出版者	聯經出版事業股份有限公司
地址	新北市汐止區大同路一段369號1樓
叢書編輯電話	(02)86925588轉5315
台北聯經書房	台北市新生南路三段94號
電話	(02)23620308
台中分公司	台中市北區崇德路一段198號
暨門市電話	(04)22312023
台中電子信箱	e-mail：linking2@ms42.hinet.net
郵政劃撥	帳戶第0100559-3號
郵撥電話	(02)23620308
印刷者	文聯彩色製版印刷有限公司
總經銷	聯合發行股份有限公司
發行所	新北市新店區寶橋路235巷6弄6號2樓
電話	(02)29178022

行政院新聞局出版事業登記證局版臺業字第0130號

本書如有缺頁，破損，倒裝請寄回台北聯經書房更換。　ISBN 978-957-08-6115-0 (平裝)
聯經網址：www.linkingbooks.com.tw
電子信箱：linking@udngroup.com

Copyright © 2021 by Brendan Borrell
Published by arrangement with Waxman Literary Agency, through The Grayhawk Agency.

國家圖書館出版品預行編目資料

疫苗戰爭：全球危機下Covid-19疫苗研發揭密，一場由科學家、企業、政府官員交織而成的權力遊戲與英雄史詩/Brendan Borrell著．吳國卿、王惟芬、高霈芬譯．初版．新北市．聯經．2021年11月．416面．14.8×21公分（全球視野）

譯自：The first shots: the epic rivalries and heroic science behind the race to the coronavirus vaccine.

ISBN 978-957-08-6115-0（平裝）

1.嚴重特殊傳染性肺炎　2.傳染性疾病防制　3.疫苗　4.預防接種

412.471　　110018421